杏林要方

余元泰　编著

全国百佳图书出版单位

中国中医药出版社

·北京·

图书在版编目（CIP）数据

杏林要方 / 余元泰编著 . —北京：中国中医药出版社，2020.7（2023.3重印）

ISBN 978 - 7 - 5132 - 6270 - 5

Ⅰ.①杏…　Ⅱ.①余…　Ⅲ.①方剂—汇编　Ⅳ.① R289.2

中国版本图书馆 CIP 数据核字（2020）第 104418 号

中国中医药出版社出版

北京经济技术开发区科创十三街 31 号院二区 8 号楼

邮政编码　100176

传真　010-64405721

河北品睿印刷有限公司印刷

各地新华书店经销

开本 710×1000　1/16　印张 25　彩插 0.5　字数 424 千字

2020 年 7 月第 1 版　2023 年 3 月第 2 次印刷

书号　ISBN 978 - 7 - 5132 - 6270 - 5

定价　99.00 元

网址　www.cptcm.com

服 务 热 线　010-64405510

购 书 热 线　010-89535836

维 权 打 假　010-64405753

微信服务号　zgzyycbs

微商城网址　https://kdt.im/LIdUGr

官 方 微 博　http://e.weibo.com/cptcm

天猫旗舰店网址　https://zgzyycbs.tmall.com

如有印装质量问题请与本社出版部联系（010-64405510）

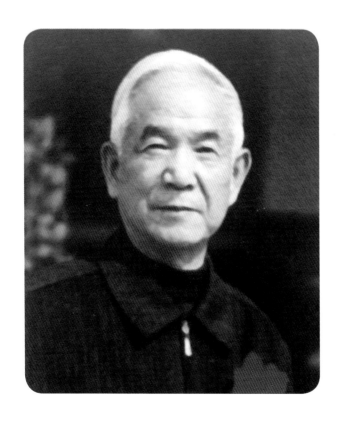

　　余元泰，男，1940年生，甘肃天水人，中共党员。1964年毕业于兰州医学院医疗系，1976年毕业于甘肃省西医离职学习中医班（两年制），曾在西安市中医医院进修中医一年。甘肃省名中医，中西医结合内科主任医师，全省老中医药专家学术经验继承工作指导老师，天水市中西医结合医院中医首席专家。曾任天水市中西医结合医院（天水市第二人民医院、天水市麦积区人民医院）副院长，曾被卫生部选派赴日本进行中医学术交流研修3个月。获国家新药发明专利1项，出版医学著作2部，发表学术论文40余篇。

时年八十岁　学贯中西
业医六十载　考虑元教
集方近千首　毕生心血
付梓而面世　造惠后学
　　——祝余元泰先生新作
　　《吉林要方》出版

中国中医药出版社有限公司董事长
　　　　经　理　　　范吉平
　　　　总编辑　　　谨识
　　　　2020 年 6 月

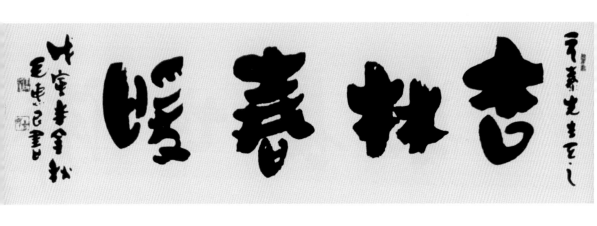

著名书法家毛惠民先生（甘肃天水）题词

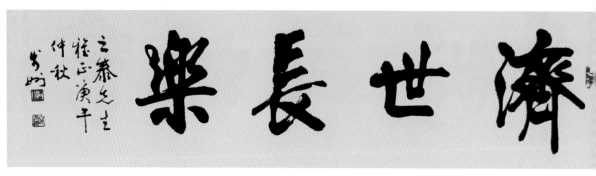

著名书法家包步洲先生（甘肃陇南）题词

再版前言

　　《杏林要方》自2020年出版后，由于编著者博采精选，内容丰富，贴近临床，注重实用，深受广大中医从业人员和青年中医爱好者的欢迎。为了满足广大读者的需要，在中国中医药出版社的关心支持下，决定再版发行。

　　再版的《杏林要方》内容基本不变，仅在前次的基础上稍有增补。增加常用病证，补充遗漏方剂，遵照守正创新的原则，由原来的274个病证增加到了280个，并增添了几个实用方剂，以便更好地符合实际，为民众的保健养生服务。

　　《杏林要方》嘉惠杏林，诚心希望再版的《杏林要方》更加被人们喜爱，供更多中医工作者和中医爱好者阅读和参考。

序

  余元泰先生在我院从事中医及中西医结合工作数十年，坚持在医疗、科研、教学第一线，是我院中医首席专家，是发展中西医结合的带头人。曾被甘肃省人民政府授予"甘肃省名中医"称号。在多年的医疗实践中，收集、整理、编写了《杏林要方》一书，汇集古今中医治病经验和名家验方要方，诚为学习中医、推广应用中药方剂、难得的临床实用方书。

  余老先生已八十岁高龄，仍不忘初心，牢记使命，精勤不倦，笔耕不辍，医德高尚，不遗余力，为发扬光大中华医药、培养壮大中西医结合队伍，做出了重大贡献，在当地享有崇高的声誉。

  《杏林要方》的出版问世，是我院的大事、幸事，希望本书能够在广大中西医结合工作者中得到推广应用，也让中医爱好者从中受益。

甘肃省天水市中西医结合医院（天水市第二人民医院）院长

王志涛

2020 年 1 月

自　序

国家主席习近平指出："当前，中医药振兴发展迎来天时、地利、人和的大好时机。"

中医药学是中华民族优秀传统文化中的伟大宝库，是数千年来不断与疾病做斗争的医学实践结晶，长期以来为中国乃至全世界人民的繁衍昌盛和身体健康，做出了巨大贡献。

中医方剂学源远流长，博大精深，是中医药学的重要组成部分。作为一名中医药工作者，我从当学生开始，熟读《内经》《伤寒》，背诵《脉诀》《汤头歌》，到钻研内外妇儿科诸疾，从事临床诊疗工作数十年。在临床诊疗工作中，要为患者辨证施治，最后都要开出方剂。开处方可以说是我们学习运用中医药学的落脚点。为了提高中医师的开药方本领，让中医师尤其是年轻中医师开阔眼界，博学多闻，触类旁通，多学习一些好的处方，我早就打算写一本有助开处方的书籍。这就是我编著《杏林要方》一书的目的和初衷。

本书以传承、创新、博采、共享为理念，师古不泥古，传承有创新，博览群书，删繁就简，注重实用，同类选粹。以常见病、多发病及疑难病为主要病证，选录著名经方、时方和验方，以及自己多年保留的疗效较好的代表方剂，便于读者阅读和采用。

我今年80岁了，在有生之年，有幸赶上中医药发展天时、地利、人和的大好时机，在全国中医药工作者增强民族自信、攀登医学高峰的新时代，多么想和大家一起，老骥伏枥，砥砺奋进，给中医药事业多做些有益工作，进一步提高中医药在增进人民健康方面的独特作用，让中国中医药学这个伟大宝库，更加发扬光大，更好地造福于人民。

宋代陆游的一首诗写得好：

古人学问无遗力，少壮工夫老始成。

纸上得来终觉浅，绝知此事要躬行。

要学好、用好中医药方剂，治病救人，造福人民，不能只靠书本理论，一定还要亲自应用，亲自实践。

最后，本书能够顺利出版问世，要感谢中国中医药出版社的领导及编辑同志的热情鼓励和支持；感谢甘肃省天水市中西医结合医院王定新院长为本书写序；感谢关心、帮助，并为本书的编著工作付出辛劳的专家、学者和亲友。

余元泰

2020 年 1 月

编写说明

一、本书编著者在长期医疗实践过程中，秉承先贤"勤求古训，博采众方"的倡导，非常注重对中医经典古方、名方验方及秘方的搜集、积累和应用。温故知新，博学多闻，讲求实效，效中选优。为了精简篇幅，突出重点，彰显主题，很少有理论叙述，也不分医家门派。数十年共收集各类医方千首之多，愿在垂老之年将这些医方整理选编出来，刊行于世，供中医同仁和中医药爱好者以及广大读者参考选用。

二、编著者尊崇天人相应、心身合一、阴阳和谐的中国传统哲学理念，恪守整体观念、辨证论治、因人制宜的中医学术思想精华，以容易掌握、方便实用为原则，按照人体各个系统为纲，以各系统病证为目，方随病出，编纂成册。鉴于每种疾病的多种辨证分型，每病可有多种方剂治疗，则形成"一病多方"；又由于每个方剂具有多种治法功能，能医治多个病证，故出现"一方多用"。全书共分12个系统，列出274种病证，选录医方近千首。其特点是尽量让读者感到"一书在手，千方拥有，百病辨治，用方不愁"。

三、辨证论治是中医学术理论精华。中医治病，选方用药，离不开辨病分型和辨证论治。清代汪昂著《医方集解》说："凡病必有证，有斯病，必形斯候也。证必有脉，脉者，脏腑经络寒热虚实所由分也。"并强调"察脉辨证而方立焉"。应当从总体上掌握人体病证的阴阳、表里、寒热、虚实，以及正邪斗争状态，注重因人、因时、因地制宜。本书医方虽属实用验方，但在选用时还是必须先行辨病分型和辨证，明确诊断，准确对证，避免走上"对号入座"的狭路。

四、师古不泥古，传承有创新。《杏林要方》所选录的医方出处，主要来源于五个方面：一是来自中医经典古籍、著名方书；二是各中医药院校和西学中班教材；三是国家和地方编印出版的中医药图书报刊及验方资料；四是各省市名中医所运用的临床有效经验方；五是本书编著者经常使用的有效自拟经验方。有些经典名方经过后人加减后所治疾病案例中，以后人记录为出处。每个方选用时都严格遵照原始资料中方剂的组成、用法、治法和主治证等。最后仅以"评介"方式提出编著者个人观点评价及应用该方的经验体会，仅供参考。

五、关于医方组成。传统上每个方剂都有主、辅、兼、引，也称君、臣、佐、使四部分，依先后排列。主药是治疗主证的药物；辅药是辅助主药加强疗效的药物；兼为兼制，作用有二：一是治疗兼证，二是监制主药和辅药的副作用；引为引和，作用亦有二：一是引经、引导诸药直达病所，二是调和、协调诸药。在一些简单的医方中仅有主药，或只有主药和辅药，不一定主、辅、兼、引都罗列俱全。

六、关于医方治法。治法是针对疾病病因病机而制定的治疗大法，也是指导制方的理论原则。治法早在《黄帝内经》中就提出，如寒者热之、热者寒之、温者清之、清者温之等。至清代则形成汗、吐、下、和、温、清、消、补八法。然而在临床上仅八法显然不够用，必然要按照病证的复杂性演化出更多治法。即形成所谓"一法之中，八法备焉"，"八法之中，百法备焉"的阵势。因此本书中各个医方中所举出的治法多达数十种，如补气、活血、散寒、泻火、壮阳、滋阴、祛湿、解毒等。

七、关于证象。本书中所说的证象是指方剂应用时所针对的疾病证型和症状。证型源于各种中医辨证，如脏腑辨证、经络辨证、六经辨证、卫气营血辨证等。症状源于疾病的某种具体表现，如发热、头痛、咳嗽、呕吐、纳呆等。将以上这些证和症归纳起来，本书合称为"证象"。证象中也包括一些常见的中医和西医的病名及诊断。

八、关于性味。中医临床看病开药方，必然要用中药，古人说"处方如布阵，用药如用兵"。治病如同打仗，药就是兵，兵贵精而不贵多，精准发兵，才能打胜仗。要调兵遣将就必须熟知兵将的个性、专长和技能，熟练掌握中药学知识。前人把中药性能归纳为四气五味和升降浮沉等内容。四气是寒、热、温、凉四种药性。五味是辛、甘、酸、苦、咸五种药味，故可称为"四气五味"。升、降、浮、沉是指药物对人体作用的上下、表里、内外的趋向性。中药的性能与它所含的化学成分有关，不同的化学成分有着不同的性能和药效。

九、关于剂型。剂型是根据中医方剂治疗各种疾病的不同需要，将药物制成各种不同形式的制剂。传统中医剂型很多，常用的有汤、散、丸、膏、丹、酒、锭、片、胶、露等。临床最多用者为汤剂，其次较多用者为散剂及颗粒剂，再其次为丸剂、片剂等。汤剂最能反映中医辨证论治的特点，具有药物组成加减灵活、容易吸收、制法简单等优点。散剂是将药物打碾研成粉末，分内服、外用两种。内服散剂多用于慢性病患者和老年患者，有制作简便、服用方便、节约药物、不易变质等优点。在服用汤剂一段时间后，如已经获得良好效果，需继续服用或巩固疗效时，就改用散剂，以便患者继续治疗。

十、关于服法。本书所列医方绝大多数是采用水煎服，即汤剂。煎药用具以砂锅、瓦罐为好，搪瓷罐次之；不宜用铝、铜制品，忌用铁锅，以免发生化学变化，影响疗效。煎前先将药材饮片用凉水浸泡半小时。一般中药每日 1剂，煎煮 3 遍。水先用武火烧开后改文火煎 10 分钟为 1 遍，浸出，3 遍共煎得药液 500mL 左右，每剂分 2 ～ 3 次温服。补益与味厚质重药物煎煮时间宜长，解表药、芳香药与花叶草本药煎煮时间宜短。补益药宜饭前服，清热解表药宜饭后服，安神镇静药宜午后服，急性病药不定时随服。

十一、关于方药加减化裁。常言道，人无完人，金无足赤。中医方剂也不都是完美无缺的，也并非都是恰到好处的。在应用每首方剂时，根据用方对象的性别、年龄、体质盛衰及患病新久等因素的差异，必须对原方进行药味加减和剂量调整。本书中的医方可以说都是基本方，要应用到千差万别的患者身上，仅照抄基本方是不可行的。欲达到较好的疗效，务必对基本方进行调整，加减化裁，因人制宜，因病制宜，切勿安常习故，生搬硬套。

十二、《杏林要方》是编著者数十年以来通过长期实践，大量临床，广泛阅读，应用观察，精选总结而成。务求实用为主，有效为主，安全为主。文笔规范，言简意赅，没有渲染和润饰。然而，由于编著者本人中医专业水平有限，精力不足，缺乏编著经验，书中一定存在不少疏漏谬误，遗珠弃宝之处在所难免，诚望读者不吝批评指教。因为本书编著内容需要，书中除了录用古代著名经典名方外，还吸取引用了不少当代国内中医药院校、医院及名医、教授的公开发表方剂，为本书增新添彩，充实了内容。在此，谨向有关医疗教学单位和名医、教授致以衷心的感谢！

编著者

2020 年 3 月

目　录

十、皮肤病证

十一、五官病证

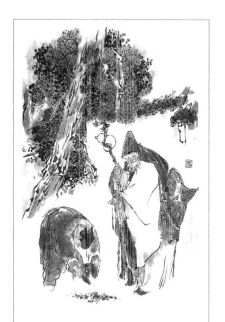

一、全身病证

常见全身病证有19种，包括全身而不限于某一部位的，或从局部发展到全身的一类疾病和证象。在治疗用方上需考虑全身，从整体出发。

1. 发热

方一 白虎汤

出处：汉代张仲景《伤寒论》。

组成：石膏 20g，知母 10g，粳米 10g，甘草 5g。

用法：水煎服，日 1 剂，分 3 次温服。宜饭后服。

治法：清热，生津。

证象：气分热盛证，高热，口干，头痛，面赤，烦渴，大汗，苔黄，脉洪大有力。

忌宜：表未解而恶寒无汗者，阴虚潮热者，及真寒假热者，忌用。

评介：本方为《伤寒论》中的著名经典方剂，清热泻火作用显著，兼能滋润生津。气分证是按卫气营血辨证分类定的，多见于各种传染性和感染性疾病的热盛阶段。凡临床遇到发热患者具有上述证象者，可以选用。

方二 桂枝汤

出处：汉代张仲景《伤寒论》。

组成：桂枝 10g，白芍 10g，炙甘草 4g，生姜 8g，大枣 3 枚。

用法：水煎服，日 1 剂，分 3 次温服。宜饭后服，服后盖被，使微汗出。

治法：解肌发表，调和营卫。

证象：风寒表虚证，发热，头痛，身痛，汗出，恶风，口不渴，苔薄白，脉浮缓。

忌宜：急性炎症高热，脉洪大，或脉浮紧无汗者，忌用。

评介：本方为《伤寒论》经典第一方，号称群方之冠，乃解肌发汗、调和营卫之首选方。如有上述证象患者，可以选用。

方三 银翘散

出处：清代吴鞠通《温病条辨》。

组成：连翘 15g，金银花 10g，桔梗 10g，薄荷 6g，竹叶 6g，荆芥穗 6g，淡豆豉 8g，牛蒡子 10g，芦根 10g，甘草 6g。

用法：作汤剂，水煎服，日 1 剂，分 3 次服。宜饭后服。

治法：清热解毒，辛凉透表。

证象：发热，无汗或少汗，头痛恶风，口渴咽痛，咳嗽，舌尖红苔微黄，脉浮数。

忌宜：服药期间忌食生冷及酸性食物，忌服浓茶。

评介：本方为《温病条辨》中经典方剂，是治疗温病初期及外感表热证的常用方。现常用于感冒、流感、流脑、急性扁桃体炎、流行性腮腺炎、支气管肺炎而见风热表证者。本方一方多用，可治疗神经系统病证流行性脑脊髓膜炎，也可治疗呼吸系统病证感冒等。

方四　凉膈散

出处：宋代陈师文等《太平惠民和剂局方》。

组成：大黄 15g，芒硝 10g，黄芩 10g，栀子 8g，连翘 15g，薄荷 8g，竹叶 6g，甘草 5g。

用法：作汤剂，水煎服，日 1 剂，分 3 次服。宜饭后服。

治法：清热凉膈，泻火通便。

证象：高热炽盛，烦躁口渴，面赤唇焦，头痛咽痛，便秘尿赤，舌红苔黄干，脉滑数。

忌宜：胃肠虚寒，大便不干者忌服。

评介：本方为《太平惠民和剂局方》中经典方剂，是清除膈上实热之剂，故以"凉膈"名方。以治中上二焦邪热炽盛所致的燥渴、便秘、溲赤为主，现常用于急性热性病，表里俱热者。

方五　普济消毒饮

出处：清代汪昂《医方集解》。

组成：板蓝根 15g，连翘 15g，黄芩 10g，黄连 8g，牛蒡子 10g，马勃 6g，僵蚕 6g，桔梗 10g，柴胡 8g，升麻 8g，玄参 10g，薄荷 6g，陈皮 6g，甘草 5g。

用法：水煎服，日 1 剂，分 2～3 次服。宜饭后服。

治法：清热解毒，疏风散邪。

证象：发热恶寒，头面红肿，咽喉肿痛，口渴，舌燥，舌红苔薄黄，脉浮数有力。

忌宜：本方多苦寒辛散，阴虚者忌用。

评介：本方是《医方集解》中经典方剂，功能为疏散清解风热毒疫。多用于大头瘟（因感受风温时毒，以头面颈项红肿为特征的温毒病）、流行性腮腺炎、急性扁桃体炎、颈痛、丹毒等。

方六 清骨散

出处： 明代王肯堂《证治准绳》。

组成： 银柴胡 12g，胡黄连 10g，秦艽 10g，鳖甲 12g，地骨皮 10g，青蒿 10g，知母 10g，炙甘草 5g。

用法： 作汤剂，水煎服，日 1 剂，分 2 ～ 3 次服。

治法： 清虚热，退骨蒸。

证象： 阴虚潮热，低热不退，手足心热，唇红，颧赤，消瘦，盗汗，舌红苔少，脉细数。

忌宜： 非虚热者不宜。

评介： 本方为《证治准绳》一书中的名方，是清虚热、退骨蒸的古典方剂，临床常用。也可用于结核病有消耗热且热象较重者。本方一方多用，可用于呼吸系统病证肺结核。

方七 丹栀逍遥散（又名加味逍遥散）

出处： 宋代陈自明《妇人大全良方》。

组成： 丹皮 10g，栀子 8g，当归 10g，白芍 10g，白术 10g，柴胡 10g，茯苓 15g，煨生姜 5g。薄荷 4g，炙甘草 5g。

用法： 有中成药丸剂，按说明书服用；或作汤剂，水煎服，日 1 剂，分 2 次服。

治法： 疏肝，清热，养血，解郁。

证象： 身热心烦，头痛目眩，两胁作痛，咽干，舌淡红，脉弦而虚。

忌宜： 非肝郁气滞者不宜。

评介： 本方为古代传统经典方剂，是逍遥散（证象为肝郁血虚、两胁作痛、头痛目眩、口燥咽干）加丹皮、栀子而成。若逍遥散证出现化热表现，需增强疏肝清热作用时，宜用本方。本方一方多用，也可用于全身病证郁证。

2. 恶寒

方一 麻黄汤

出处： 汉代张仲景《伤寒论》。

组成：麻黄 10g，桂枝 6g，杏仁 10g，炙甘草 3g。

用法：水煎服，日 1 剂，分 2～3 次温服。宜饭后服。服后盖被子，使微微汗出。

治法：发汗解表，宣肺平喘。

证象：风寒表实证，恶寒，发热，头痛身疼，无汗而喘，苔薄白，脉浮紧。

忌宜：非风寒外束、肺失宣降者不宜。

评介：本方为《伤寒论》发汗解表第一方，是治疗风寒表实证感冒经典方。常用于感冒或流行性感冒，用时多有加味，加减化裁后还可治疗多种病证，如哮喘、肺炎、缓慢性心律失常等。

方二 附子汤

出处：汉代张仲景《伤寒论》。

组成：制附子 10g（先煎），党参 15g，白术 12g，白芍 10g，茯苓 12g。

用法：水煎服，日 1 剂，分 3 次服。

治法：温经通阳，益气化湿，祛寒。

证象：恶寒肢冷，阳虚寒湿内盛，骨节疼痛，苔白滑，脉沉无力。

忌宜：本方孕妇不宜。

评介：本方为《伤寒论》中温经助阳、祛寒化湿之经典方。对治疗身体关节疼痛，手足不温，背部恶寒之风湿性关节炎，及阳虚湿盛之慢性肾炎，也有良效。

方三 炙甘草汤（又名复脉汤）

出处：汉代张仲景《伤寒论》。

组成：炙甘草 12g，党参 10g，生地黄 15g，桂枝 10g，麦冬 10g，阿胶 10g，麻仁 10g，大枣 5 枚，生姜 5g。

用法：水煎服，日 1 剂，分 2～3 次服。

治法：助阳益气，生血复脉。

证象：心阳虚，气血少，心悸气短，咳嗽，便秘，舌燥苔少，脉虚数。

忌宜：瘀血凝结、痰食阻滞、水气凌心等所致的心悸气短及结代脉，非本方所宜；阴虚内热者忌用。

评介：本方为《伤寒论》中具有滋补性的经典方剂，为治疗心阳虚，气血少，心动悸，脉结代的常用方之一。因其能复脉定悸，故又叫"复脉汤"。经加减还可用以治疗风湿性心脏病、心肌梗死、冠心病心律不齐等。

方四　当归四逆汤

出处： 汉代张仲景《伤寒论》。

组成： 当归 12g，桂枝 10g，芍药 10g，细辛 3g，炙甘草 3g，通草 3g，大枣 8 枚。（一说方中通草应以鸡血藤 15g 代替为好）

用法： 水煎服，日 1 剂，分 3 次服。

治法： 温经散寒，养血通脉。

证象： 寒凝血脉，手足厥冷，身冷恶寒，肢体烦痛，筋脉挛急，舌淡苔白，脉沉细，甚或欲绝。

评介： 本方为《伤寒论》中经典名方。主治恶寒手足逆冷，寒入经络而兼血虚的腰腿冷疼，临床常用，效果显著。凡具有上述证象的患者可以选用。

3. 上热下寒

方一　白通汤

出处： 汉代张仲景《伤寒论》。

组成： 制附子 12g（先煎），干姜 10g，葱白 4 根。

用法： 水煎服，日 1 剂，分 2 次温服。

治法： 通阳破阴，逐寒复脉。

证象： 阴寒盛于下，下元虚寒，足胫厥冷；虚阳迫于上，阳气上越，面酣微红，苔白，脉沉细而微。

忌宜： 无上热下寒证象患者忌用。

评介： 本方为《伤寒论》名方，是四逆汤去甘草换为葱白而成。葱白能通阳复脉、温散寒邪，临床遇有阴寒盛于下、虚阳迫于上证象患者，可选用治之。

方二　七味地黄汤

出处： 清代顾世澄《疡医大全》。

组成： 熟地黄 15g，山萸肉 15g，山药 15g，茯苓 15g，丹皮 10g，泽泻 10g，肉桂 10g。

用法：水煎服，日 1 剂，分 3 次服。

治法：滋阴清热，引火归原。

证象：肝肾不足，阴虚火旺，头热足冷，腰腿疼痛，脚软懒行，发热口渴，咽干目红，口舌生疮，便溏，舌淡红苔微黄，脉沉细。

忌宜：肝肾亏虚，上热下寒者宜。

评价：本方为六味地黄汤加肉桂而成，有阴中助阳、引火归原、上下兼顾的作用，故能用于有上热下寒等证象的患者。

4. 寒热往来

方一　小柴胡汤

出处：汉代张仲景《伤寒论》。

组成：柴胡 12g，黄芩 10g，党参 10g，制半夏 10g，炙甘草 5g，生姜 8g，大枣 4 枚。

用法：水煎服，日 1 剂，分 3 次服。

治法：和解少阳，表里同治。

证象：少阳病，寒热往来，胸胁苦满，心烦喜呕，不欲饮食，口苦，咽干，目眩，苔薄白，脉弦数。

忌宜：凡邪在肌表，未入少阳者，或邪已入里，阳明热盛者，均不宜使用。

评介：本方是《伤寒论》中和解少阳、表里同治的代表方剂，应用广泛，疗效显著。少阳病属六经病之一，指邪正相争于半表半里，治宜和解表里，表里同治。临床如遇上述证象者可选用此方。

方二　柴胡加芒硝汤

出处：汉代张仲景《伤寒论》。

组成：柴胡 9g，黄芩 6g，党参 9g，半夏 6g，芒硝 6g（冲服），炙甘草 5g，大枣 4 枚，生姜 3g。

用法：水煎服，日 1 剂，分 3 次服。

治法：和解少阳，攻里泻热。

证象：少阳病，寒热往来，胸胁苦满，心下痞硬，大便秘结，舌燥苔黄，脉迟弦。

评介：本方为《伤寒论》中治疗少阳病、寒热往来方剂之一，治疗伴有大便秘结、下利不畅的少阳病，选用此方疗效显著。

方三 调经汤

出处： 秦伯未等合著《中医临证备要》。

组成： 当归 15g，熟地黄 15g，白芍 10g，川芎 8g，柴胡 10g，黄芩 10g，党参 10g，制半夏 8g，炙甘草 5g，生姜 6g，大枣 3 枚。

用法： 水煎服，日 1 剂，分 3 次温服。宜饭前服。

治法： 补血，益阴，泻热，疏郁，和解。

证象： 妇女月经不调，忽寒忽热，瘀热互结，头胀胸闷，口苦，咽干，苔薄白，脉弦细。

忌宜： 妇女月经不调，但尚无忽寒忽热，寒热往来者不宜。

评介： 本方系四物汤合小柴胡汤而成，多用于妇女外感，邪入少阳兼肝火郁结或肝气不舒者。

5. 疟疾

方一 达原饮

出处： 明代吴有性《温疫论》。

组成： 槟榔 6g，厚朴 3g，草果 2g，知母 3g，白芍 3g，黄芩 3g，甘草 2g。

用法： 水煎服，日 1 剂，分 2 次服。

治法： 开达膜原，辟秽化浊。

证象： 瘟疫或疟疾邪伏膜原，憎寒壮热，一日发热数次，发无定时，胸闷呕恶，头痛烦躁，苔白厚，脉弦数。

评介： 本方为《温疫论》里治疗瘟疫初起或疟疾，邪伏膜原之要方。膜原者外通肌肉，内近胃腑，邪气上受，直趋中道，未全入里，处于半表半里是也。临床遇见上述证象者，可用本方加减治之。

方二 清脾饮

出处： 宋代严用和《济生方》。

组成： 柴胡 10g，黄芩 10g，白术 10g，茯苓 15g，青皮 6g，半夏 6g，厚

朴 8g，草果 6g，甘草 5g，生姜 5g。

用法： 水煎服，宜在发作前 2 小时服用。

治法： 清脾化痰，和解理气，截疟。

证象： 先觉寒冷，战栗鼓颔，肢体酸楚，继而高烧，头痛如裂，口渴喜冷，寒热发作有定时，每次症状相似，脉沉弦转洪数。

忌宜： 只热无寒或仅寒不热者忌用。

评介： 本方与达原饮同为治疗痰湿疟疾的方剂。但本方着重和解、健脾，达原饮则着重散结、清热。

方三 常山饮

出处： 宋代陈师文等《太平惠民和剂局方》。

组成： 酒炒常山 10g，知母 7g，煨草果 4g，槟榔 10g，乌梅肉 6g，炙甘草 4g，生姜 3 片，大枣 1 枚。

用法： 水煎服，水酒各半煎，清晨空腹及疟发前 2 小时服用。

治法： 截疟祛痰，清热散结。

证象： 疟疾屡发不止，每日或数日一作，寒热往来，胸闷脘痞，苔白腻，脉弦滑。

评介： 本方为古代传统治疗疟疾的方剂，遇到上述证象患者，可加减应用。

6. 浮肿

方一 越婢加术汤

出处： 汉代张仲景《金匮要略》。

组成： 麻黄 10g，石膏 15g，白术 10g，生姜 8g，炙甘草 4g，大枣 3 枚。

用法： 水煎服，日 1 剂，分 2 次服。

治法： 利水发汗，祛湿退肿。

证象： 风水泛滥，腰部以上浮肿，面目浮肿为盛，或全身浮肿，肢节酸重，口渴，小便不利，微热，咳喘，恶风寒，苔薄，脉浮滑数。

忌宜： 阴虚体质无浮肿者不宜。

评介： 本方为《金匮要略》中经典名方，治疗具有上述证象患者有效，也可用于急性肾炎水肿患者。

方二　五苓散

出处：汉代张仲景《伤寒论》。

组成：茯苓 15g，猪苓 12g，泽泻 12g，白术 12g，桂枝 10g。

用法：作汤剂，水煎服，日 1 剂，分 3 次服。

治法：化气利水，健脾祛湿。

证象：水湿内停，水肿，身重，小便不利，或头痛，发热，口渴，苔白腻，脉浮。

忌宜：津伤阴亏之人作渴而小便不利者慎用。

评介：本方为古代《伤寒论》中名方，为专治小便不利、烦渴或水饮内停之剂，有无表证均可用之。

方三　五皮饮（又名五皮散）

出处：汉代华佗《中藏经》。

组成：陈橘皮、茯苓皮、桑白皮、大腹皮、生姜皮各 10g。

用法：水煎服，日 1 剂，分 3 次服。

治法：健脾化湿，理气消肿。

证象：脾虚湿盛，头面肢体水肿，腹部胀满，上气喘促，小便短少，苔白腻，脉沉缓。

忌宜：宜用于治疗一般性的轻型水肿。

评介：本方是古代行气利水治疗浮肿的普通方剂，临床常用。若浮肿较重，需通过温阳化气法，运化水湿，加强利水。也可用于一般妊娠水肿。

方四　济生肾气丸

出处：宋代严用和《济生方》。

组成：山萸肉 12g，山药 15g，熟地黄 15g，丹皮 10g，茯苓 15g，泽泻 10g，制附子 6g（先煎），桂枝 6g，牛膝 10g，车前子 10g。

用法：有中成药，药店有售，按说明书服用；或作汤剂，水煎服，日 1 剂，分 3 次服。

治法：温补肾阳，化气行水。

证象：肾阳不足，水邪泛滥，腰重脚肿，小便不利，舌质淡胖，苔白，脉沉迟。

忌宜: 凡明显有肾气虚弱、肾阳不足而水肿严重者宜之。

评介: 本方系肾气丸加牛膝、车前子而成,是在温补肾阳基础上加强利小便作用。牛膝善行血分之水,车前子善行气分之水,共同促使水肿之水从小便而出。可用于肾炎后期,肾阳虚而小便不利、脚肿者。

方五　实脾散

出处: 宋代严用和《济生方》。

组成: 白术 15g,茯苓 15g,制附子 6g(先煎),干姜 6g,草果 6g,大腹皮 10g,厚朴 8g,木香 6g,木瓜 10g,甘草 5g,生姜 5g,大枣 3 枚。

用法: 作汤剂,水煎服,日 1 剂,分 3 次温服。

治法: 温阳实脾,化湿消肿。

证象: 脾肾阳虚,全身浮肿,腰以下更甚,胸腹胀满,身重纳呆,手足不温,苔厚腻,脉沉迟。

忌宜: 阴虚体质者慎用。

评介: 本方为治疗脾肾阳虚水肿常用方,虽名"实脾",实则实脾强肾两治。现代常用于治疗慢性肾炎、心功能不全性水肿,属于脾肾两虚者。

方六　真武汤(又名玄武汤)

出处: 汉代张仲景《伤寒论》。

组成: 制附子 8g(先煎),白术 10g,茯苓 15g,白芍 10g,生姜 6g。

用法: 水煎服,日 1 剂,分 3 次温服。

治法: 温阳化气,利水消肿。

证象: 脾肾阳虚,水气内停,湿在肌肤,肢体浮肿,四肢沉重,小便不利,苔白滑,脉沉。

评介: 本方是《伤寒论》中著名方剂,温阳利水疗效显著。近代临床常用于治疗慢性肾炎、心源性水肿、慢性肠炎,及耳源性眩晕等属于脾肾阳虚者。

方七　防己黄芪汤

出处: 汉代张仲景《金匮要略》。

组成: 防己 10g,黄芪 12g,白术 10g,甘草 3g,大枣 3 枚,生姜 5g。

用法: 水煎服,日 1 剂,分 2 次服。

治法: 补气健脾,利水消肿。

证象： 风水表虚，汗出恶风，身重浮肿，小便不利，舌淡苔白，脉浮。

忌宜： 对实证水肿而兼有胃肠症状者不宜。

评介： 本方为《金匮要略》中治疗气虚水肿的主要方剂，临床常用。应用得当，效果显著。

方八　防己茯苓汤

出处： 汉代张仲景《金匮要略》。

组成： 防己10g，茯苓18g，黄芪12g，桂枝10g，甘草5g。

用法： 水煎服，日1剂，分2次温服。

治法： 益气通阳，化气利水。

证象： 四肢浮肿，按之没指，腹部肿胀如鼓，小便不利，不渴，脉浮。

忌宜： 对实证热证水肿不宜。

评介： 本方为古代经典方剂，较防己黄芪汤多茯苓、桂枝，加强了通阳化饮功效，也是益气通阳利水常用方。

方九　参苓白术散

出处： 宋代陈师文等《太平惠民和剂局方》。

组成： 党参15g，白术15g，茯苓15g，山药15g，白扁豆12g，莲子肉10g，薏苡仁10g，砂仁8g，桔梗8g，炙甘草8g。（一方有陈皮、大枣）

用法： 作汤剂，水煎服，日1剂，分2次服。

治法： 补气健脾，渗湿和胃，升清降浊。

证象： 脾胃气虚而夹湿，饮食不消，胸脘满闷，形体虚弱，四肢无力，小儿营养不良，妇女脾虚湿盛，脉虚缓。

评介： 本方为《太平惠民和剂局方》经典方剂。现代常用于慢性胃肠炎、慢性肾炎蛋白尿日久不退、慢性贫血、慢性腹泻及慢性消耗性疾病属于脾虚者。本方可一方多用，也用于消化系统病证如食欲减退、腹泻等。

方十　调中健脾丸

出处： 清代董西园《医级》。

组成： 黄芪15g，党参12g，白术10g，苍术10g，茯苓15g，陈皮8g，半夏8g，木香8g，草豆蔻6g，薏苡仁15g，香附10g，沉香5g，泽泻10g，白芍10g，苏子10g，莱菔子8g，黄连5g，干姜6g，瓜蒌10g，山楂10g。

用法：作汤剂，水煎服，日 1 剂，分 2～3 次温服。

治法：调中健脾，益气化湿。

证象：脾虚水困，腹部肿满，尿少便溏，面色萎黄，神疲乏力，舌淡胖苔薄腻，脉沉弱。

忌宜：宜用于气虚脾虚，水肿胀满患者。

评介：本方为《医级》中常用方剂，以调中健脾，行气消胀见长，对脾虚夹滞，胸膈满胀，胁肋隐痛而水肿者宜之。

方十一　开瘀消胀汤

出处：《中国中医药报》社主编《中国当代名医名方录》吕承全方。

组成：郁金 10g，三棱 10g，莪术 10g，丹参 30g，大黄 10g，肉苁蓉 10g，淫羊藿 10g，巴戟天 10g。

用法：水煎服，日 1 剂，分 3 次服。

治法：开郁行气，活血化瘀，消肿除胀。

证象：特发性水肿，外形丰腴，肢体瘀胖，早晨面部肿胀，午后腰腿酸困肿甚，指压略带弹性，舌淡胖苔薄白，脉沉细涩。

忌宜：忌食辛辣、油腻食物，宜食清淡。

评介：本方为河南中医学院（现河南中医药大学）主任医师、教授吕承全经验方。主要用于治疗瘀胀症（类似于西医学的特发性水肿），理法得当，效果显著，值得选用。

7. 肥胖

方一　六磨汤

出处：明代王肯堂《证治准绳》。

组成：沉香 6g，木香 8g，槟榔 6g，乌药 6g，枳实 8g，大黄 8g。

用法：水煎服，日 1 剂，服用次数、用量以保持大便稀软为宜，勿使腹泻。

治法：理气化浊，导滞通腑。

证象：形体发胖，皮下脂肪堆积，腹胀纳呆，便秘或便溏秽臭，体倦乏力，苔腻，脉弦滑。

忌宜：宜节制饮食，多运动；忌高脂肪食物。

评介：本方为古代经典常用方，通过理气化浊导滞通腑来减轻体重，消除肥胖。对不完全消化道梗阻所致的胃肠气滞上逆，脘腹胀满，便秘者，也可以试用。

方二　散聚汤

出处：宋代陈言《三因极一病证方论》。

组成：当归 15g，杏仁 10g，陈皮 10g，制半夏 8g，茯苓 15g，肉桂 3g，槟榔 6g，吴茱萸 6g，制附子 5g，川芎 8g，枳壳 8g，厚朴 10g，甘草 5g。

用法：水煎服，日 1 剂，分 2 次温服。

治法：理气化浊，温阳散结，导滞通腑。

证象：气机郁结，痰湿内阻，血行不畅，气血积聚，体形发胖，腹部不适，小腹胀满，大小便不利，苔薄白，脉弦滑。

忌宜：非气机郁结，痰湿内阻者，不宜。

评介：本方为古代专门治疗积聚的方剂。积聚者治以活血调气为本，凡体形肥胖之人，伴有上述证象者，可用之。

8. 消瘦

方一　谷灵丸

出处：古代朝鲜医书《医方类聚》。

组成：党参 20g，当归 20g，黄芪 20g，牛膝 18g，熟地黄 15g，白术 10g，苍术 10g，茯苓 15g，附子 8g（先煎），肉桂 6g，枸杞 10g，杜仲 10g。

用法：作汤剂，水煎服，日 1 剂，分 2 次温服。宜饭前服。

治法：补血益气，扶正养神。

证象：妇人血海虚竭，气弱血虚，气血不充，无病而形销骨立，肌肉不长，形体憔悴，舌淡，脉细弱。

忌宜：宜用于无明显病证而形体消瘦者。

评介：本方为古代朝鲜名方。一般用于妇女无明显疾病而形销骨立，能食而体瘦。宜用人参煎汤送服效果更好。

方二　五痿汤

出处：清代程国彭《医学心悟》。

组成：人参 6g，当归 10g，白术 10g，茯苓 10g，麦冬 9g，炒薏苡仁 15g，知母 6g，黄柏 3g，炙甘草 5g。

用法：水煎服，日 1 剂，分 2 次服。

治法：益气祛湿，养阴清热。

证象：五脏气阴亏虚，湿热相加，宗筋痿弱，肌肉瘦削，运动无力，神疲内热，舌淡而干，脉虚数。

评介：本方为《医学心悟》中专门治疗五脏亏虚，肌肉瘦削的方剂，凡遇到身体消瘦、精神疲惫的患者，可以选用。

9. 疲乏

方一　八珍汤

出处：明代薛己《正体类要》。

组成：党参 15g，当归 15g，白芍 12g，白术 12g，茯苓 15g，熟地黄 15g，川芎 6g，炙甘草 5g，生姜 2g，大枣 2 枚。

用法：水煎服，日 1 剂，分 2 次温服。宜饭前服。

治法：气血双补。

证象：气血两虚，浑身疲倦，四肢乏困，气短懒言，面色苍白或萎黄，食欲不振，舌淡苔白，脉细弱。

评介：本方为常用的著名经典方剂。一般身体困倦，行动乏力多属气虚血弱，宜气血双补，当首选本方。本方一方多用，也用于生殖系统病证闭经。

方二　补中益气汤

出处：金代李东垣《脾胃论》。

组成：黄芪 15g，党参 15g，白术 10g，当归 10g，陈皮 8g，柴胡 6g，升麻 6g，炙甘草 5g。

用法：水煎服，日 1 剂，分 2 ～ 3 次温服。宜饭前服。

治法：补中健脾，益气升阳。

证象：素体气虚不荣，脾胃虚弱，少气懒言，四肢无力，形寒怯冷，易感外邪，舌淡嫩，脉虚缓。

忌宜：阴虚火旺，肝阳上亢者忌用。

评介：本方为《脾胃论》中常用经典方剂，凡劳倦内伤、损伤中气、脾胃气虚、清阳下陷者，皆可服用。

方三　清暑益气汤

出处： 金代李东垣《脾胃论》。

组成： 黄芪12g，党参15g，白术10g，苍术10g，当归12g，葛根12g，麦冬10g，泽泻10g，黄柏8g，青皮6g，陈皮6g，升麻6g，神曲8g，甘草3g，五味子3g。

用法： 水煎服，日1剂，分2次服。宜食远服。

治法： 益气生津，除湿清热。

证象： 平素气虚，脾湿不化，感受暑湿，气伤湿滞，身热头痛，四肢困倦，不思饮食，胸满身重，苔腻，脉虚。

评介： 本方不同于王孟英《温热经纬》的清暑益气汤。本李氏清暑益气汤用于元气本虚，又伤暑湿者；若只暑热伤津，不夹湿邪者，宜用王氏清暑益气汤。

方四　王氏清暑益气汤

出处： 清代王孟英《温热经纬》。

组成： 西洋参5g，石斛9g，麦冬9g，荷梗15g，竹叶6g，西瓜翠衣15g，黄连3g，知母6g，粳米10g，甘草3g。

用法： 水煎服，日1剂，分2次服。

治法： 清暑益气，养阴生津。

证象： 暑热耗气伤津，身热多汗，口渴心烦，少气乏力，舌红苔燥，脉虚数。

评介： 本方不同于李东垣《脾胃论》清暑益气汤。本王氏清暑益气汤用于只暑热伤津，身热多汗，不夹湿邪者。两方应该区别运用。

10. 自汗

方一　牡蛎散

出处： 宋代陈师文等《太平惠民和剂局方》。

组成： 牡蛎、黄芪各20g，麻黄根、浮小麦各12g。

用法： 作汤剂，水煎服，日1剂，分2次温服。

治法：益气固表，敛汗潜阳。

证象：卫虚不固，体常自汗，夜卧尤甚，形寒疲乏，虚烦气短，心悸易惊，舌淡，脉沉细。

评介：本方为专治自汗或盗汗的常用方，药味简单，用于阳虚气虚、肺卫不固的自汗盗汗效果良好。应用时宜根据症状适当加味。

方二　补阳汤

出处：清代林珮琴《类证治裁》。

组成：党参 20g，黄芪 20g，白术 15g，五味子 10g，制甘草 6g。

用法：水煎服，日 1 剂，分 2～3 次温服。宜饭前服。

治法：补虚敛汗。

证象：卫气不固，津液外泄，自汗，形寒，乏力，舌淡白，脉虚细。

评介：本方为古代常用方剂。凡由于卫气不固、阳气虚衰、津液外泄所致的自汗，且有形寒肢冷、疲乏等现象者用之。轻者用牡蛎散，重者用补阳汤。

方三　玉屏风散

出处：元代危亦林《世医得效方》。

组成：黄芪 20g，白术 15g，防风 10g。

用法：作汤剂，水煎服，日 1 剂，分 2 次温服。宜饭前服。

治法：益气健脾，固表止汗。

证象：表虚不固，腠理不密，体常自汗，易感风邪，面色苍白，舌淡，脉浮缓。

忌宜：伤风表实自汗者不宜。

评介：本方为经典古方，临床常用。能补散兼施，益气固表，是治疗虚人易感风邪、自汗者良方。

11. 盗汗

方一　益阴汤

出处：清代林珮琴《类证治裁》。

组成：熟地黄 20g，白芍 10g，山萸肉 15g，山药 15g，丹皮 10g，泽泻 10g，莲子 10g，麦冬 10g，五味子 10g，地骨皮 10g，灯心草 5g。

用法： 水煎服，日 1 剂，分 3 次服。宜饭前服。

治法： 益阴敛汗。

证象： 阴虚热扰，心液不能敛藏，睡时汗液窃出，汗出如洗，昼轻夜重，醒后汗则收敛，自觉烦热，乏力消瘦，五心烦热，舌红苔少，脉细数。

评介： 本方为古代常用方。盗汗也称寝汗，睡时汗液窃出，多因阴虚热扰，心液不能敛藏所致，故用养心阴清虚热的益阴汤较好。

方二　当归六黄汤

出处： 金代李东垣《兰室秘藏》。

组成： 当归 15g，黄芪 30g，生地黄 15g，熟地黄 15g，黄连 5g，黄芩 10g，黄柏 6g。

用法： 水煎服，日 1 剂，分 3 次服。

治法： 滋阴清热，固表止汗。

证象： 阴虚火扰所致盗汗，五心烦热，面赤颧红，口干，心烦唇燥，便秘尿赤，舌红，脉细数。

评介： 本方为古代名方，重点治疗阴虚有火、内热之盗汗，有如此证象患者，可以选用，效果较好。

方三　柏子仁汤

出处： 清代林珮琴《类证治裁》。

组成： 柏子仁 20g，人参 8g（另炖），白术 12g，五味子 10g，牡蛎 20g，酸枣仁 15g，半夏曲 6g，麻黄根 10g。

用法： 水煎服，日 1 剂，分 3 次温服。

治法： 补血养心，安神敛汗。

证象： 心血不足，心悸少眠，睡则汗出，气短神疲，面色不华，舌淡苔薄，脉细。

评介： 本方为古代名方，重点治疗心气不足，虚损气短之盗汗、失眠等症，遇到这类盗汗患者，可加减用之。

12. 身痛

方一 麻杏薏甘汤

出处：汉代张仲景《金匮要略》。

组成：麻黄 10g，杏仁 10g，薏苡仁 15g，炙甘草 6g。

用法：水煎服，日 1 剂，分 2 次温服。

治法：发汗解表，祛风除湿。

证象：感受风寒湿邪，一身尽疼，发热，午后病势加重，舌淡，脉浮紧。

评介：本方为《金匮要略》名方，常用于治疗风湿性关节炎、风湿性肌肉痛，遇到这类身痛患者，可加味用之。

方二 蠲痹汤

出处：清代程国彭《医学心悟》。

组成：羌活 15g，独活 15g，当归 15g，川芎 10g，桂枝 10g，秦艽 10g，海风藤 15g，桑枝 15g，乳香 8g，木香 8g，炙甘草 5g。

用法：水煎服，日 1 剂，分 3 次温服。

治法：祛风胜湿，温通经络，逐痹止痛。

证象：肢体关节肌肉疼痛剧烈，屈伸不利，行动不便，畏风怕冷，遇湿加重，舌薄白，脉弦紧。

评介：本方为经典常用方，主治风、寒、湿三气杂至之风湿性关节炎，肢体关节酸痛等病症，效果较好，临床应用较多。

方三 身痛逐瘀汤

出处：清代王清任《医林改错》。

组成：当归 10g，牛膝 10g，桃仁 10g，红花 8g，川芎 6g，地龙 6g，秦艽 6g，羌活 6g，五灵脂 6g，没药 6g，香附 6g，甘草 5g。

用法：水煎服，日 1 剂，分 3 次温服。

治法：活血行气，祛瘀通络，通痹止痛。

证象：气血痹阻经络所致的肩痛、臂痛、腰痛、腿痛，或周身疼痛，经久不愈，舌质暗红或有瘀点，脉涩或弦紧。

忌宜：孕妇忌服。

评介：本方为王清任《医林改错》中活血祛瘀著名方剂之一，应用较广。多用于瘀血痹阻于经络而引起的肢体或周身疼痛诸证，效果较好。

方四　复元活血汤

出处：金代李东垣《医学发明》。

组成：当归 12g，桃仁 10g，红花 8g，炮山甲 10g，大黄 15g，柴胡 10g，天花粉 10g，甘草 6g。

用法：水煎服，日 1 剂，分 2～3 次温服。

治法：活血通络，祛瘀止痛。

证象：跌打损伤，身体疼痛，或瘀血留于胁下，痛不可忍，肢体活动障碍，舌淡有瘀点，脉细涩。

忌宜：孕妇忌服；疑有腹内脏器严重损伤者，不可贸然服之。

评介：本方为古代经典名方，是治疗伤瘀疼痛的常用方。凡跌打损伤，瘀血内停，胸胁疼痛者皆可选用。

方五　正气天香散

出处：明代徐用诚《玉机微义》。

组成：香附 10g，台乌药 8g，陈皮 8g，紫苏 6g，干姜 5g。

用法：作汤剂，水煎服，日 1 剂，分 2 次服。

治法：顺气调经，散寒止痛。

证象：妇人诸气作痛，气上冲之心胸胁痛，气结腹中之刺痛，或腹结包块，月经不调，眩晕呕吐，舌淡苔白，脉细。

评介：本方为经典古方，常用于妇女月经不调、气郁胁胀等病证，效果较好。

13. 身痒

方一　消风散

出处：清代吴谦《医宗金鉴》。

组成：当归 10g，生地黄 10g，荆芥 10g，防风 10g，苦参 8g，苍术 8g，石膏 10g，知母 8g，牛蒡子 8g，蝉蜕 6g，胡麻仁 8g，甘草 3g，木通 3g。

用法：作汤剂，水煎服，日 1 剂，分 2 次温服。宜饭后服。

治法：疏风养血，清热利湿。

证象：风热外受，恶风发热，风疹，湿疹，荨麻疹，红色皮疹，或遍身云片状斑点，瘙痒，入夜尤甚，苔白或黄，脉浮数。

忌宜：气血虚弱、偏重风寒之患者不宜用本方。

评介：本方为经典常用方。对风疹、湿疹、荨麻疹、抓破渗液、瘙痒难忍等，以及皮肤过敏之类病证皆可用之。

方二 过敏煎（又名脱敏煎）

出处：当代名老中医祝谌予方。

组成：乌梅 10g，银柴胡 10g，防风 10g，五味子 10g。（一方有甘草 6g）

用法：水煎服，日 1 剂，分 2 次温服。

治法：益气固表，散风祛湿，柔肝息风。

证象：过敏性鼻炎，过敏性哮喘，过敏性紫癜，过敏性皮肤瘙痒，荨麻疹等，适用于过敏性体质患者。

评介：现代著名常用方，药味不多，有收有散，有补有泄，有升有降，阴阳平调，疗效确切，值得推广应用。

方三 治身痒难忍方

出处：卢祥之著《百治百验效方集》载《验方新编》。

组成：生地黄 15g，赤芍 12g，防风 9g，荆芥 6g，金银花 10g，木通 3g，生甘草 6g。

用法：水煎服，日 1 剂，分 2 次温服。

治法：清热解毒，祛风利湿。

证象：风疹、湿疹、荨麻疹等皮肤过敏，身痒难忍患者。

评介：本方集祛风、凉血、解毒、利湿、清热、止痒等功效于一方，凡身痒难忍、容易过敏者可选用之。

14. 积聚

方一 大七气汤

出处：宋代严用和《济生方》。

组成：青皮 10g，陈皮 10g，三棱 10g，莪术 10g，香附 10g，桔梗 10g，藿香 8g，桂枝 8g，益智仁 15g，甘草 6g。

用法：水煎服，日 1 剂，分 2 次温服。

治法：行气消积，通络散聚。

证象：腹有积块，软而不坚，胀多于痛，状如癥瘕，随气上下，苔白，脉实有力。

评介：本方为古典名方，是治疗气聚的常用方，凡有上述证象者，可选用之。

方二　膈下逐瘀汤

出处：清代王清任《医林改错》。

组成：台乌药 12g，香附 12g，当归 10g，赤芍 10g，延胡索 10g，五灵脂 8g，桃仁 8g，川芎 8g，枳壳 8g，红花 6g，丹皮 6g，甘草 5g。

用法：水煎服，日 1 剂，分 2～3 次温服。

治法：活血化瘀，行气止痛。

证象：血瘀气滞，聚在膈下，形成积块，癥块作痛，痛处不移，消瘦乏力，或妇女经闭腹痛，舌有瘀点，脉涩或弦紧。

忌宜：有明显出血倾向者，孕妇及妇女月经期不宜服用。

评介：本方为《医林改错》中著名方剂，对膈下瘀血、积块、疼痛等病证，疗效显著。本方一方多用，也可用于消化系统病证腹部包块。

方三　木香顺气散

出处：明代张景岳《景岳全书》。

组成：木香 10g，青皮 10g，陈皮 10g，香附 10g，槟榔 6g，枳壳 8g，厚朴 8g，苍术 8g，砂仁 6g，甘草 5g。

用法：作汤剂，水煎服，日 1 剂，分 3 次温服。

治法：疏肝顺气，消聚散郁。

证象：肝郁气滞，气滞成聚，攻窜胀痛，胸腹不适，时聚时散，苔薄白，脉弦。

评介：本方为传统著名方剂，是治疗气滞腹痛、胁痛、瘕聚、肝气郁结的常用方。也可用于慢性肝炎、早期肝硬化等出现上述证象者。另外有中成药木香顺气丸，药店有售，药味相近，多用于慢性胃炎、消化不良、脘腹胀痛、恶心、嗳气等病证。

15. 癥瘕

方一　桂枝茯苓丸

出处：汉代张仲景《金匮要略》。

组成：桂枝 10g，茯苓 15g，丹皮 10g，桃仁 10g，白芍 10g。

用法：作汤剂，水煎服，日 1 剂，分 2 次温服。

治法：活血化瘀，缓消癥块。

证象：妇女少腹宿有癥块，疼痛拒按，固定不移，腹部挛急，时有潮热，月经不调，舌边紫，脉沉涩。

忌宜：孕妇忌服。

评介：本方为《金匮要略》经典方剂，妇科常用。除了用于上述证象外，对子宫肌瘤、慢性附件炎及不孕症也有一定疗效。

方二　消积保中丸

出处：明代龚廷贤《寿世保元》。

组成：陈皮 10g，青皮 10g，茯苓 15g，白术 12g，香附 10g，木香 8g，三棱 8g，莪术 8g，半夏 8g，莱菔子 10，白芥子 8g，栀子 6g，黄连 6g，槟榔 6g，砂仁 6g，神曲 10g，麦芽 10g，生姜 5g。

用法：作汤剂，水煎服，日 1 剂，分 3 次温服。宜饭后服。

治法：顺气化痞，理脾消滞。

证象：腹中积块质硬，增大较缓，腹部胀闷，食欲不振，时有郁热，苔薄白，脉沉迟。

忌宜：孕妇忌服。

评介：本方为《寿世保元》名方。可用于一切腹部积块，以顺气消积为主，或中或左或右或上或下，久不愈者，有一定疗效。

方三　香棱丸

出处：宋代严用和《济生方》。

组成：木香 10g，丁香 8g，茴香 6g，三棱 10g，莪术 10g，川楝子 10g，青皮 8g，枳壳 8g。

用法：作汤剂，水煎服，日 1 剂，分 2～3 次温服。宜饭后服。

治法：行气导滞，破积消癥。

证象：脘腹有积块，胀满疼痛，消瘦乏力，精神不振，纳差，舌有瘀点，脉弦。

忌宜：孕妇忌服。

评介：本方为《济生方》名方。功能破积消癥除痰痞，对一切癥块、痰痞、食积、气滞均有明显疗效。也可用于早期肝硬化、妇女经闭等病证。

16. 郁证

方一 柴胡疏肝散

出处：明代张景岳《景岳全书》。

组成：柴胡 8g，白芍 10g，枳壳 8g，香附 8g，陈皮 8g，川芎 6g，炙甘草 5g。

用法：作汤剂，水煎服，日1剂，分2次温服。

治法：疏肝理气，开郁散结。

证象：肝气郁结，精神抑郁，胸部满闷，胁肋胀痛，寒热往来，不思饮食，苔薄腻，脉弦。

评介：本方为《景岳全书》著名方剂，常用于肝郁气滞、胁肋胀痛等病证。

方二 丹栀逍遥散（又名加味逍遥散）

出处：宋代陈自明《妇人良方大全》。

组成：当归 10g，白芍 10g，柴胡 8g，茯苓 15g，白术 10g，丹皮 10g，栀子 6g，薄荷 6g，炙甘草 5g，生姜 3g。

用法：有中成药丸剂；作汤剂，水煎服，日1剂，分2～3次温服。

治法：疏肝解郁，清肝泻火。

证象：肝郁化火，血虚发热，口苦咽干，性情急躁易怒，胸胁胀满，头痛目赤，嘈杂吞酸，舌红苔黄，脉弦数。

评介：本方为妇科常用方剂，治疗肝郁化火、血虚发热诸症。对妇女经前乳房或胁肋胀痛、月经先期量多、颧红潮热等症疗效显著。对有肝郁化火、血虚发热、性情急躁等其他表现者，也可加减用之。本方一方多用，也用于全身发热病证。

方三　半夏厚朴汤

出处：汉代张仲景《金匮要略》。

组成：半夏 10g，厚朴 10g，茯苓 15g，苏叶 6g，生姜 8g。

用法：水煎服，日 1 剂，分 2 次温服。

治法：行气开郁，降逆化痰。

证象：痰气郁结，咽中如有物阻，咯之不出，咽之不下，胸胁满闷作痛，苔薄白，脉弦滑。

评介：本方为古代经典良方，凡见痰气郁结、咽中似有物阻、吐之不出、咽之不下等症状者，用之皆可缓解。本方一方多用，也用于神经精神系统梅核气。

方四　归脾汤

出处：宋代严用和《济生方》。

组成：党参 15g，黄芪 15g，白术 10g，茯神 15g，龙眼肉 15g，酸枣仁 15g，当归 10g，远志 5g，木香 6g，炙甘草 5g。

用法：水煎服，日 1 剂，分 2 次温服。宜饭前服。

治法：健脾养心，益气补血。

证象：心脾两虚，多思善疑，忧愁寡言，心情抑郁，头晕神疲，心悸胆怯，失眠健忘，面色白华，纳差，脾不统血所致消化道出血，妇女月经稀少或经闭，或崩漏下血不止，舌淡苔白，脉细弱。

忌宜：阴虚潮热者非本方所宜。

评介：本方为古代传统经典良方，凡治疗劳伤心脾、气血两虚病证，可首选。本方一方多用，也用于血液循环系统病证贫血。

方五　甘麦大枣汤

出处：汉代张仲景《金匮要略》。

组成：甘草 10g，小麦 15g，大枣 8g。

用法：水煎服，日 1 剂，分 2 次温服。

治法：养心宁神，和中缓急。

证象：久郁伤神，精神恍惚，脏躁发作，心神不宁，神经衰弱，多疑易惊，悲忧善哭，喜怒无常，甚则言行失常，呵欠频作，手舞足蹈，失眠盗汗，舌淡，脉细数。

评介：本方为《金匮要略》中常用经典方，用于治疗精神恍惚，神经衰弱病症有效。现代多用于心虚及肝郁所致的癔病，见精神病证癔病。

17. 虚劳

方一 肾气丸（又名金匮肾气丸、桂附地黄丸）

出处：汉代张仲景《金匮要略》。

组成：熟地 20g，山药 15g，山茱萸 15g，泽泻 10g，茯苓 15g，丹皮 10g，肉桂 5g，制附子 6g（先煎）。

用法：中成药，药店有售，按说明书服用；或作汤剂，水煎服，日 1 剂，分 2 次服。

治法：温补肾阳，阴阳双补。

证象：命门火衰，肾阳不足所致的腰酸腿软，下半身常有冷感，食欲不振，腹胀泄泻，下腹冷痛，夜间多尿，阳痿精冷，头晕耳鸣，舌淡胖苔薄白，脉沉细。

忌宜：属肾阴不足、虚火上炎者不宜。

评介：本方为《金匮要略》中温补肾阳的传统经典方、基础方。凡属肾阳不足，下半身常有冷感，小便不利或频数，腰膝酸痛者，皆可用之。也可用于慢性肾炎、神经衰弱、糖尿病等。

方二 麦味地黄丸（又名八仙长寿丸）

出处：清代董西园《医级》。

组成：熟地 20g，山药 15g，山茱萸 15g，泽泻 10g，茯苓 15g，丹皮 10g，麦冬 12g，五味子 10g。

用法：作汤剂，水煎服，日 1 剂，分 2 次温服。宜饭前服。

治法：滋补肝肾，养阴益肺。

证象：肺肾阴虚，虚劳潮热，气喘劳嗽，口燥烦渴，气短乏力，盗汗，舌红，脉细数。

评介：本方为古代治疗阴虚劳嗽、潮热盗汗常用方。可用于肺结核的发热、盗汗、咳嗽、气短等。

方三　拯阳理劳汤

出处：明代李中梓《医宗必读》。

组成：党参 15g，黄芪 15g，白术 10g，当归 15g，肉桂 6g，五味子 10g，陈皮 8g，甘草 5g，大枣 3 枚，生姜 3 片。

用法：水煎服，日 1 剂，分 2 次温服。宜饭前服。

治法：温阳益气，补中健脾。

证象：脾阳虚，虚劳倦怠，食少怯寒，手足不温，少气懒言，下肢浮肿，大便溏泄，肠鸣腹痛，身痛不适，舌有齿印苔白，脉虚弱。

评介：本方为著名古方，作用主要是拯阳益气，健中理劳。用于劳伤气耗、倦怠懒言、动则气喘、心烦易汗之症，效果显著。

方四　河车大造丸

出处：清代汪昂《医方集解》。

组成：紫河车 5g（冲服），龟板 15g（先煎），党参 15g，熟地黄 15g，天冬 10g，麦冬 10g，茯苓 12g，杜仲 10g，牛膝 10g，黄柏 6g。

用法：中成药，药店有售，按说明书服用；或作汤剂，水煎服，日 1 剂，分 2 次温服。宜饭前服。

治法：补肾填精，滋阴降火。

证象：虚损劳伤，形体虚弱，头晕目眩，腰膝酸软，两足痿弱，耳鸣耳聋，盗汗，梦遗，舌红苔少，脉细数。

评介：本方为古典名方。主药紫河车乃大补元气、养血益精之品，经配伍后使全方成为著名的滋补强壮方剂，凡具有本方证象患者，用之皆效。本方一方多用，也用于精神病证眩晕。

方五　人参养荣汤

出处：宋代陈师文等《太平惠民和剂局方》。

组成：人参 8g（另煎），白术 10g，茯苓 15g，当归 15g，熟地黄 15g，白芍 10g，黄芪 20g，五味子 10g，陈皮 8g，远志 6g，肉桂 6g，炙甘草 5g，生姜 3g，大枣 3 枚。

用法：水煎服，日 1 剂，分 2 次服。亦有中成药丸剂，按说明书服用。

治法：补气养血，宁心安神。

证象：气血营卫俱虚，全身倦怠，四肢无力，自汗盗汗，虚火上泛，心悸气短，失眠多梦，头晕目眩，腰膝畏冷，食欲不振，舌淡苔白，脉细弱。

评介：本方为古代常用的滋补强壮方剂，凡积劳虚损、病后衰弱、气血双亏、肢体乏力患者，皆可服之。本方一方多用，也用于生殖系统病证月经后期。

方六 济阴至宝丹

出处：明代龚信《古今医鉴》。

组成：当归 15g，白芍 12g，白术 12g，茯苓 15g，香附 10g，陈皮 8g，地骨皮 10g，麦冬 10g，知母 8g，贝母 8g，柴胡 8g，薄荷 6g，炙甘草 5g，煨生姜 3g。

用法：中成药，药店有售，按说明书服用；或作汤剂，水煎服，日 1 剂，分 2 次服。

治法：养血调经，补虚扶元。

证象：妇女诸虚百损，五劳七伤，经脉不调，心悸气短，失眠多梦，潮热盗汗，胸闷喘嗽，腹痛便溏，咽干烦渴，身痛不适，舌淡苔白，脉沉细。

评介：本方为古典名方，是妇女常用的补养调理方剂，凡有上述证象者服之有效。

18. 虚脱

方一 独参汤

出处：明代张景岳《景岳全书》。

组成：人参 10 ～ 60g。

用法：慢火煎成浓汁，适量顿服。

治法：益气固脱。

证象：危重患者，气虚欲脱，大量失血，阴竭阳脱，心悸心慌，面色苍白，神情淡漠，自汗如珠，呼吸微弱，脉微细欲绝。

评介：本方为古代著名经典方剂，能大补元气，扶危救脱。现代常用于急性感染、大出血引起的休克，以及急性心力衰竭等危重病症。

方二　生脉散

出处：金代李东垣《内外伤辨惑论》。

组成：人参15g，麦冬15g，五味子10g。

用法：水煎服，日1剂，分2次温服。宜饭前服。

治法：益气生津，强心救脱。

证象：热病后期，气阴两虚，心悸气短，神倦眩晕，口干作渴，舌红苔少，脉细数。

忌宜：实邪未退、气津未伤者不宜用。

评介：本方为传统经典古方，治疗气津耗伤、气阴两虚疗效显著。因服之可使元气振奋，心肺受益，气充脉复，故方名称之生脉散。

方三　参附龙牡汤

出处：方药中等主编《实用中医内科学》。

组成：人参15g，制附子10g，龙骨30g，牡蛎30g。

用法：水煎服，日1剂，分2～3次温服。

治法：益气固脱。

证象：气虚困倦，身热汗出，精神疲惫，胸满气短，不思饮食，大便溏泄，甚则四肢厥逆，不省人事，脉微细。

评介：本方是近代名医经验方，益气、回阳、固脱作用显著。多用于流脑、乙脑休克型，阳气将脱之重症。

19. 早衰

方一　还少丹（又名真人还少丹）

出处：南宋杨倓《杨氏家藏方》。

组成：熟地黄15g，山药45g，牛膝45g，枸杞45g，山萸肉30g，茯苓30g，杜仲30g，远志30g，五味子30g，楮实子30g，小茴香30g，巴戟天30g，肉苁蓉30g，石菖蒲15g，大枣10g。

用法：共为细末，炼蜜为丸，每服6g，日服2次；中成药，药店有售，按说明书服用。

治法：养心滋肾，补血益精，益阴壮阳。

证象： 心肾虚损，精血不足，神志俱耗，腰酸腿软，疲乏无力，不思饮食，发热盗汗，遗精白浊，性功能减退，未老先衰，舌淡苔薄白，脉虚细。

忌宜： 宜体弱老年人保健防病服用（在医师指导下）。

评介： 本方为经典常用方。防治未老先衰、无大病而心身疲惫，出现上述证象者。老年人经常服用有延年益寿的作用。

方二　打老儿丸（又名延寿丹）

出处： 明代万表《万氏家抄方》。

组成： 石菖蒲、山药、牛膝、远志、巴戟天、川续断、五味子、楮实子、杜仲、山萸肉、茯苓、熟地黄、小茴香、肉苁蓉、枸杞各30g。

用法： 共研细末，炼蜜为丸，每丸10g，每次1丸，早晚各一次，空腹淡盐水送服。

治法： 滋阴补阳，强筋壮骨。

证象： 五劳七伤，真气衰弱，精神短少，腰膝疼痛，阳事不举，头晕眼花，小便无度，两脚麻冷，行走困难，舌淡苔薄白，脉沉细。

评介： 本方是古代延年益寿名方，现代仍可用于一般中老年人抗衰防老，强身健体。古代传说中有一年轻美丽女子在街上追打一老头儿，众人看不过，责问女子这么不孝，女子解释道，被打者是她的儿子，因不肯听话好好服药故追赶打之，后来人们便把让老儿服的药称作仙姑打老儿丸，或称打老儿丸。

方三　十全大补汤

出处： 宋代陈师文等《太平惠民和剂局方》。

组成： 炙黄芪30g，肉桂6g，当归30g，党参30g，白术15g，白芍15g，茯苓20g，熟地黄20g，川芎10g，炙甘草6g，生姜3片，大枣2枚。

用法： 水煎服，日1剂，分2次温服。宜饭前服。

治法： 补益气血。

证象： 气血两虚，神疲少食，面色无华，气短心悸，虚劳喘嗽，头晕自汗，体倦乏力，四肢不温，妇女月经不调，崩漏带下，舌淡，脉沉细。

评介： 本方为补益气血、增强体质、提高机体免疫力的经典方、常用方。对于各种贫血、体弱、外科手术后、慢性胃肠病及肿瘤患者等用之较好。

方四　保元健身散

出处：本书编著者自拟经验方。

组成：红参 10g，西洋参 10g，黄芪 20g，当归 15g，丹参 20g，葛根 15g，远志 10g，锁阳 15g，枸杞子 15g，覆盆子 15g，香附 10g，赤芍 10g，火麻仁 10g，三七 15g，大枣 5 枚（去核）。

用法：上药共研细末制成散剂，每次 2～3g，服时开水煮沸一次，晾温空腹服。1 日 2 次。

治法：益气养血，健脾保元，润脏通腑。

证象：气血两虚，肾精不足，免疫低下，未老先衰，老年体弱，便秘尿频，大病恢复期，腰酸腿软，四肢无力，头昏健忘，智力下降，舌淡苔白，脉细弱。

评介：本方是编著者临床经验方，适于老年人经常服用。具有健身强体、延年益寿、提高免疫、改善智力的作用，效果尚好。

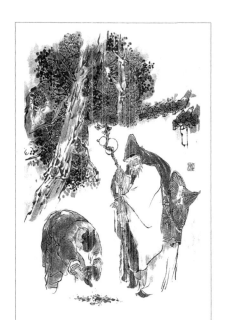

二、神经精神系统病证

　　神经精神系统分神经系统和精神系统两个部分，共收病证32种。两者病证既可分开，又有联系。有些也不好分属何系统，治疗上宜两者统筹兼顾。

20. 头痛

方一　川芎茶调散

出处： 宋代陈师文等《太平惠民和剂局方》。

组成： 川芎 10g，荆芥 10g，羌活 10g，白芷 8g，防风 10g，薄荷 8g，细辛 5g，甘草 5g。

用法： 作汤剂，水煎服，日 1 剂，分 2～3 次温服。

治法： 散风寒，止头痛。

证象： 外感风寒，头痛时作，痛连项背，恶寒发热，目眩鼻塞，口不渴，苔薄白，脉浮。

忌宜： 非外感风寒引起之头痛不宜。

评介： 本方为疏风散寒止头痛经典方，治疗外感风寒引起之头痛最宜。凡风寒感冒、风邪上攻、头目昏重、偏正头痛、肢体烦痛者用之皆效。本方一方多用，也用于三叉神经痛。

方二　芎芷石膏汤

出处： 清代吴谦等《医宗金鉴》。

组成： 川芎 10g，白芷 8g，石膏 15g，菊花 10g，藁本 8g，羌活 8g。

用法： 水煎服，日 1 剂，分 3 次服。宜饭后服。

治法： 祛风热，止头痛。

证象： 外感风热，头痛如裂，面红头胀，发热或恶风，口渴欲饮，便秘溲赤，苔黄，脉浮数。

评介： 本方为治疗外感风热头痛之经典方剂。凡热邪炎上、夹风上扰、阻于脉络、头胀痛如裂者，可首选用之。

方三　羌活胜湿汤

出处： 金代李东垣《内外伤辨惑论》。

组成： 羌活 10g，独活 10g，藁本 10g，防风 10g，川芎 6g，蔓荆子 8g，炙甘草 5g。

用法： 水煎服，日 1 剂，分 2～3 次服。

治法： 祛风胜湿，解表止痛。

证象： 风湿在表，头痛头重，腰背重痛，或一身尽痛，难以转侧，恶寒微热，苔白，脉浮。

评介： 本方为传统经典方，主要用于风湿在表的风湿型疼痛。对头痛项强、难以转侧、恶寒微热等证象的患者用之皆效。

方四　天麻钩藤饮

出处： 胡光慈编著《杂病证治新义》。

组成： 天麻10g，钩藤15g，石决明20g（先煎），桑寄生20g，夜交藤15g，茯苓15g，牛膝12g，益母草12g，杜仲10g，黄芩10g，栀子8g。

用法： 水煎服，日1剂，分2～3次服。

治法： 平肝潜阳，息风止痛。

证象： 肝阳上亢，肝风内动所致的头痛眩晕，耳鸣眼花，心烦易怒，面红口苦，胁痛，失眠，舌红，脉弦数。

评介： 本方为传统经典方，是治疗肝阳上亢型头痛常用方。临床常用于妊娠子痫的头痛、眩晕等病证，效果良好。本方一方多用，也用于血液循环系统病证高血压。

方五　半夏白术天麻汤

出处： 清代程国彭《医学心悟》。

组成： 制半夏6g，白术10g，天麻8g，茯苓15g，陈皮6g，甘草5g，生姜2g，大枣2枚。

用法： 水煎服，日1剂，分2～3次服。

治法： 祛湿化痰，息风止痛。

证象： 风痰所致的头痛眩晕，胸脘痞闷，胸胀痰多，纳呆呕恶，苔白腻，脉弦滑。

评介： 本方为治疗痰浊型头痛的经典方，现多用于神经衰弱的头痛头晕而伴有胃肠症状者。

方六　顺气和中汤

出处： 元代罗天益《卫生宝鉴》。

组成： 党参15g，黄芪15g，当归10g，白术10g，白芍10g，陈皮8g，升麻6g，柴胡6g，蔓荆子10g，川芎8g，细辛5g，炙甘草5g。

用法：水煎服，日 1 剂，分 2～3 次温服。

治法：补中益气，升阳止痛。

证象：气虚阳衰，头痛绵绵，痛不可忍，过劳则甚，体倦无力，恶风怕冷，食欲不振，少气懒言，苔白，脉细无力。

评介：本方为治疗气虚头痛的经典方剂，对气虚阳衰、中气不足、经常慢性头痛的患者可以选用。

方七　柴胡细辛汤

出处：上海中医学院主编《中医伤科学讲义》。

组成：柴胡 8g，细辛 5g，薄荷 6g，当归 10g，地鳖虫 10g，丹参 12g，半夏 6g，川芎 6g，泽兰 10g，黄连 5g。

用法：水煎服，日 1 剂，分 2～3 次服。

治法：祛瘀生新，活血止痛。

证象：脑外伤后遗症，短暂的意识昏迷后，经常头痛、头昏，或伴有恶心呕吐，苔白，脉弦数。

评介：本方为治疗脑震荡、脑瘀血、头痛不止的常用方剂。作用能活血化瘀、祛瘀生新、调和升降，对上述证象患者，服之效果较好。

方八　清上蠲痛汤

出处：明代龚廷贤《寿世保元》。

组成：当归 10g，川芎 8g，白芷 8g，细辛 5g，羌活 10g，独活 10g，防风 10g，菊花 8g，蔓荆子 10g，苍术 10g，麦冬 10g，黄芩 6g，甘草 3g，生姜 2g。

用法：水煎服，日 1 剂，分 2～3 次温服。宜饭后服。

治法：活血理气通络，疏风除湿止痛。

证象：各种新久、偏正、外感、内伤头痛。

评介：本方是治疗各种头痛的经典方，疗效显著。常用于偏头痛、三叉神经痛、月经期头痛、鼻窦炎头痛及一些顽固性头痛，效果均好。

方九　偏头痛验方

出处：本书编著者自拟经验方。

组成：当归 10g，川芎 8g，赤芍 10g，丹参 12g，天麻 10g，钩藤 10g，

川牛膝 10g，地龙 10g，延胡索 10g，郁金 10g，柴胡 6g，葛根 10g，蔓荆子 10g，杭菊花 10g，白芷 6g，细辛 3g。

用法： 水煎服，日 1 剂，分 3 次温服。宜饭后服。

治法： 调养气血，补益肝肾，疏肝解郁，通络止痛。

证象： 青年学生因用脑过度，情绪不稳，心身疲惫，脑络失养，整体调养不及时所致的偏头痛。

评介： 本方是编著者多年实践应用的有效经验方。对脑力劳动者、青年学生，因为用脑过度、神经衰弱引起的头痛，疗效显著。

21. 眩晕

方一　河车大造丸

出处： 清代汪昂《医方集解》。

组成： 紫河车 5g（冲服），龟板 15g（先煎），党参 15g，熟地黄 15g，天冬 15g，麦冬 15g，茯苓 15g，杜仲 10g，牛膝 10g，黄柏 6g。

用法： 中成药，药店有售，按说明书服用；或作汤剂，水煎服，日 1 剂，分 2 次服。

治法： 补益肾精，充养脑髓。

证象： 肾精不足，眩晕头昏，精神萎靡，腰膝酸软，耳鸣齿摇，发白发落，遗精滑泄，舌红苔少，脉细数。

评介： 本方为古代经典方剂，对于因肾精不足而经常眩晕的患者，并见上述证象者，可以选用。本方一方多用，也用于虚劳。

方二　右归丸

出处： 明代张景岳《景岳全书》。

组成： 熟地 20g，山药 15g，山茱萸 10g，杜仲 10g，枸杞子 12g，肉桂 6g，制附子 6g（先煎），当归 10g，菟丝子 10g，鹿角胶 12g（烊化冲服）。

用法： 作汤剂，水煎服，日 1 剂，分 3 次温服。宜饭前服。

治法： 温补肾阳，填充精血。

证象： 肾精不足，命门火衰，眩晕频作，精神萎靡，气衰神疲，年老久病，记忆减退，腰酸腿软，畏寒肢冷，舌淡，脉沉细。

评介： 本方为经典古方，是温补肾阳之通剂。主治肾阳不足、命门火衰。

因中医理论称右肾属火，方中诸药温阳补肾，使肾火元阳能归其原，故称右归。本方也可用于男子神经衰弱、慢性肾炎等属肾阳虚证者。

方三　血府逐瘀汤

出处： 清代王清任《医林改错》。

组成： 当归 10g，生地黄 10g，桃仁 12g，红花 10g，枳壳 6g，赤芍 8g，柴胡 6g，桔梗 6g，川芎 6g，牛膝 10g，甘草 3g。

用法： 水煎服，日 1 剂，分 3 次温服。

治法： 活血祛瘀，行气止痛。

证象： 瘀血阻络、血行不畅所致的眩晕头痛、胸痛，痛如针刺而有定处，兼见健忘，失眠，心悸，精神不振，舌有瘀斑，脉弦细涩。

忌宜： 非确有血瘀之证者不宜应用，孕妇忌用。

评介： 本方是王清任的著名方剂，也是活血化瘀、行气止痛的经典方。除了治疗上述证象外，也可用于神经官能症、脑震荡后遗症之精神抑郁、头昏、眩晕、失眠者。本方一方多用，也用于血液循环系统病证心前区痛。

方四　天麻息风汤

出处： 刘茂才主编《现代疑难病中医治疗精髓》

组成： 天麻 15g，钩藤 15g，白芍 30g，山茱萸 15g，牛膝 18g，龟板 20g（先煎），制何首乌 30g，牡蛎 30g，夜交藤 30g，茯苓 20g。

用法： 水煎服，日 1 剂，分 3 次服。宜饭后服。

治法： 平肝息风，育阴潜阳。

证象： 阴虚阳亢，头晕目眩，头痛且胀，口干，目赤耳鸣，面色潮红，烦躁易怒，少寐多梦，舌红苔少，脉弦。

评介： 本方为现代临床应用经验方，对于阴虚阳亢型眩晕症疗效较好。

方五　除眩汤

出处： 张俊庭主编《中国中医特治新法大全》河北省中医院李建国方。

组成： 太子参 18g，白术 15g，陈皮 10g，法半夏 12g，茯苓 12g，泽泻 15g，钩藤 15g，天麻 12g，石决明 30g，仙鹤草 30g，竹茹 10g，甘草 6g。

用法： 水煎服，日 1 剂，分 2～3 次温服。

治法： 平肝息风，化痰降浊，益气健脾。

证象：由肝风、痰浊、气虚所致的大多数眩晕。

评介：本方为现代治疗眩晕症有效经验方。中医经典理论认为无风不作眩、无痰不作眩、无虚不作眩，三者常同时并存，本方寓平肝息风、降浊化痰、健脾益气于一方，故对多数眩晕患者收效甚捷。

22. 昏厥

方一　木香调气散

出处：清代程国彭《医学心悟》。

组成：白豆蔻 6g，木香 6g，丁香 6g，檀香 5g，砂仁 5g，藿香 10g，香附 10g，陈皮 8g，甘草 3g。

用法：作汤剂，水煎服，日 1 剂，分 2～3 次温服。

治法：行气宽中，疏肝开郁。

证象：多受精神刺激，七情气结，气逆痰壅，突然昏厥，口噤握拳，呼吸气粗，四肢厥冷，苔薄白，脉沉弦。

评介：本方为古代治疗昏厥经典方，遇到情志不畅，七情郁结，气逆痰壅，出现昏厥症状者，可选用之。

方二　通瘀煎

出处：明代张景岳《景岳全书》。

组成：当归 15g，乌药 10g，青皮 10g，木香 8g，香附 10g，红花 6g，山楂 10g，泽泻 8g。

用法：水煎服，日 1 剂，分 2～3 次温服。

治法：活血顺气，通经止痛。

证象：气滞血积，经脉不利，突然昏厥，不省人事，牙关紧闭，面赤唇紫，舌红，脉涩。

评介：本方为《景岳全书》著名方剂。能活血化瘀、顺气止痛，多用来治疗妇人气滞血瘀，经脉不利，月经不畅，痛经拒按，甚则不省人事、昏厥者。

方三　导痰汤

出处：宋代严用和《济生方》。

组成：陈皮 10g，半夏 8g，茯苓 15g，枳实 8g，制南星 6g，甘草 5g。

用法：水煎服，日 1 剂，分 2 ～ 3 次温服。

治法：祛风痰，降逆气。

证象：风痰上逆，时发晕厥，头晕头痛，痰多胸闷，喉有痰声，口吐涎沫，苔厚腻，脉沉滑。

评介：本方为《济生方》著名方剂，功能燥湿利气行痰。多用于顽痰胶固、痰厥、头目眩晕、咳喘痰多、不思饮食等症。

方四　大补元煎

出处：李经纬等主编《中医大辞典》。

组成：党参 10g，白术 10g，山药 15g，熟地黄 15g，枸杞子 10g，杜仲 10g，酸枣仁 15g，肉桂 3g，山萸肉 10g，补骨脂 10g，制附片 3g，炙甘草 3g。

用法：水煎服，日 1 剂，分 2 ～ 3 次温服。宜饭前服。

治法：气血双补，培元固本。

证象：气虚血亏，元气受挫，气血暴脱，精神失守，肢冷脉伏，气短息微，一派危候。

评介：本方为现代著名方剂，应用于气血暴脱、精神失守等危重证候。另，古代《景岳全书》中也有"大补元煎"方剂，主要作用也是培元固本、补肾益精，临床可以互相参照使用。

方五　神术散

出处：清代程国彭《医学心悟》。

组成：苍术 10g，厚朴 10g，陈皮 8g，藿香 8g，砂仁 6g，甘草 4g。

用法：作汤剂，水煎服，日 1 剂，分 2 次温服。

治法：健脾燥湿，辟瘟除瘴。

证象：时行不正之气，突然昏厥，气息窒塞，伤食停饮，头痛项强，胸满腹痛，呕吐泻利，苔厚腻，脉滑。

评介：本方为古代传统方剂。现多用于流行性胃肠型感冒，感受时邪瘴气，表现发热昏厥、头痛呕吐等症状者。

方六　镇阴煎

出处：明代张景岳《景岳全书》。

组成：熟地黄 30g，牛膝 10g，泽泻 8g，制附片 3g，肉桂 3g，炙甘草 3g。

用法：水煎服，日 1 剂，分 2 次温服。

治法：滋阴潜阳，补精益血，引血下行。

证象：阴虚于下，格阳于上，精竭于下，气脱于上，多见于中年之后，男女同房，发生昏厥，颧红如妆，汗出气喘，暴吐，鼻衄，肢冷，舌红苔滑，脉浮数扎大。

评介：本方为古代经典方剂。男女同房发生昏厥称作"色厥"，乃精竭于下，气脱于上，体力不支所致，临床偶或遇见，如有上述证象者可加减用之。

23. 失眠

方一　黄连阿胶汤

出处：汉代张仲景《伤寒论》。

组成：黄连 12g，黄芩 8g，白芍 8g，阿胶 10g，鸡子黄 2 枚。

用法：前 3 味水煎，汤成去渣，溶胶入内，再将鸡子黄加入搅匀，每日 1 剂，日服 3 次。宜午后至睡前服。

治法：养阴清热，除烦安神。

证象：阴亏火旺，心肾不调，心烦失眠，头晕耳鸣，健忘心悸，五心烦热，口干津少，腰酸，舌质红，脉细数。

评介：本方为古代经典方剂，主要用于阴虚火旺及热病后阴伤液耗、虚烦不得眠者。

方二　朱砂安神丸（又名安神丸）。

出处：金代李东垣《兰室秘藏》。

组成：黄连 6g，朱砂 3g（冲服），生地黄 30g，当归 15g，炙甘草 3g。

用法：有中成药，按说明书服用；或作汤剂，水煎服，日 1 剂。

治法：镇心安神，养阴清热。

证象：心火亢盛，心阴不足，心神烦乱，失眠怔忡，夜睡多梦，惊悸不安，胸中烦热，舌红，脉细数。

评介：本方为镇心安神、治疗失眠的经典方，广泛应用于心阴不足、心神烦乱、失眠不安的患者，疗效显著。

方三 酸枣仁汤

出处：汉代张仲景《金匮要略》。

组成：酸枣仁 20g，茯苓 15g，川芎 8g，知母 10g，甘草 5g。

用法：水煎服，日 1 剂，分 2 次温服。

治法：养血安神，清心除烦。

证象：肝血不足，阴虚阳亢，虚烦不眠，多梦，心悸盗汗，头晕目眩，口燥咽干，舌淡，脉细数。

评介：本方为镇静安眠经典方剂，多用于神经衰弱的虚烦、兴奋、急躁、失眠患者，疗效显著。还可用于治疗抑郁症、轻度精神分裂症、更年期综合征等。

方四 温胆汤

出处：唐代孙思邈《备急千金要方》。

组成：陈皮 10g，半夏 10g，茯苓 15g，枳实 10g，竹茹 8g，炙甘草 5g，生姜 3 片，大枣 2 枚。

用法：水煎服，日 1 剂，分 2 次温服。

治法：清胆和胃，化痰除烦。

证象：痰气互阻，久郁化火，虚烦不眠，胆胃不和，胃胀少食，口苦胸闷，苔腻，脉滑。

评介：本方为传统常用方剂，方名温胆，实则是清胆和胃，主要用于痰热内扰、胆胃不和之证。现代也多用于神经衰弱症患者的失眠、眩晕，及冠心病患者的心悸、心前区痛等症。

方五 十味温胆汤

出处：明代王肯堂《证治准绳》。

组成：党参 15g，熟地黄 15g，酸枣仁 15g，五味子 10g，远志 10g，陈皮 8g，半夏 8g，枳实 8g，茯苓 12g，炙甘草 3g，生姜 2g，大枣 1 枚。

用法：水煎服，日 1 剂，分 2 次温服。

治法：益气化痰，宁心安神。

证象：心胆虚怯，触事易惊，失眠心悸，烦闷不安，饮食无味，苔黄腻，脉滑数。

评介：本方为古代名方，重点益气化痰、宁心安神。方中党参、酸枣仁等加强了补益心气之功，对心胆虚怯失眠患者尤为适宜。

方六　高枕无忧散

出处：明代龚信《古今医鉴》。

组成：党参20g，酸枣仁15g，石膏10g，陈皮8g，姜半夏8g，茯苓12g，枳实8g，竹茹8g，麦冬10g，龙眼肉10g，甘草5g，生姜3g。

用法：作汤剂，水煎服，日1剂，宜午后及睡前服。

治法：益气养心，清热化痰。

证象：心气不足，热痰内阻，昼夜不睡，心胆虚怯，舌淡，脉沉细。

评介：本方为古代经典方剂。现代多用于治疗心气不足、痰热内阻、虚实夹杂、昼夜不睡、多方久治不效的顽固性失眠患者。

方七　归脾汤

出处：宋代严用和《济生方》。

组成：党参15g，黄芪15g，白术10g，茯神15g，龙眼肉15g，当归10g，远志6g，广木香6g，炙甘草5g，生姜3片，大枣1枚。

用法：水煎服，日1剂，分2～3次温服。

治法：补益心脾，养血安神。

证象：心脾血亏，不易入睡，多梦易醒，醒后再难入睡，心悸健忘，神疲体倦，饮食无味，面色无华，舌淡苔薄，脉缓弱。

评介：本方为古代经典常用方剂，经常用于心脾两虚，脾不统血，慢性失血，神经衰弱等所致的失眠、头晕、心悸、体倦患者，有一定疗效。本方一方多用，也用于血液循环系统病证贫血等。

方八　安眠汤

出处：孔伯华著《孔伯华医集》。

组成：磁石10g（先煎），朱砂5g（先煎），知母9g，黄柏9g，生龙骨12g，生牡蛎12g，石决明12g，莲子心6g，龙胆草9g，鲜石斛15g，茯神木45g，首乌藤60g，炒六曲9g，柏子仁9g，旋覆花12g，代赭石9g，莲藕30g，鸡内金12g，焦栀子9g，荷叶1个，厚朴花9g。

用法：水煎服，日1剂，早晚各服1次。

治法：镇心安神，交通心肾。

证象：失眠，彻夜难以入睡，大脑反应迟钝，脉象弦大。

评介：本方为北京名医孔伯华临床经验方，多年应用，疗效显著，对比较顽固的失眠患者，可以选用此方加减运用。

24. 嗜睡

方一　太无神术散

出处：清代汪昂《医方集解》。

组成：苍术 10g，厚朴 10g，陈皮 10g，藿香 8g，石菖蒲 8g，炙甘草 5g，生姜 3g，大枣 2 枚。

用法：作汤剂，水煎服，日 1 剂，分 2 次温服。

治法：燥湿理气，醒神辟秽。

证象：湿邪困脾，头蒙如裹，日夜昏昏嗜睡，肢体沉重，轻度浮肿，胸脘痞闷，纳少泛恶，苔腻，脉濡。

评介：本方为古代经验方，多用于感受山岚秽瘴之气、头蒙如裹、神志昏沉、腹痛吐利、身痛嗜睡患者。如遇这类患者，可选用本方加减。

方二　附子理中丸

出处：宋代陈师文等《太平惠民和剂局方》。

组成：制附片 8g（先煎），党参 15g，白术 10g，干姜 6g，炙甘草 6g。

用法：中成药，药店有售，按说明书服用；或作汤剂，水煎服，日 1 剂，分 2 次温服。

治法：温阳祛寒，益气健脾。

证象：阳气虚衰，精神疲惫，整日嗜睡，昏沉懒言，畏寒肢冷，健忘，舌淡苔薄，脉沉细无力。

评介：本方为经典古方，主要治疗脾胃虚寒，腹部冷痛、喜温喜按，阳虚中寒之证。若这类患者精神疲惫，整日昏沉嗜睡，畏寒肢冷，当选用之。本方一方多用，也用于消化系统病证腹泻。

25. 健忘

方一　天王补心丹

出处：明代洪基《摄生秘剖》。

组成：生地黄 20g，天冬 10g，麦冬 10g，柏子仁 15g，酸枣仁 15g，当归 10g，党参 10g，玄参 10g，丹参 12g，茯苓 15g，五味子 10g，远志 6g，桔梗 6g。

用法：中成药，药店有售，按说明书服用；或作汤剂，水煎服，日 1 剂，分 2 次温服。

治法：滋阴养心，安神益脑。

证象：心肾不足，阴亏血少，健忘，心悸，虚烦，失眠，梦遗，便秘，舌红少苔，脉细数。

评介：本方为著名古代经典方剂，主要治疗阴亏血少、失眠健忘之证。现常用于神经衰弱，阴虚烦热，伴有上述证象者。

方二　孔圣枕中丹（又名枕中丹）

出处：唐代孙思邈《备急千金要方》。

组成：龟板 30g，龙骨 30g，远志 20g，菖蒲 20g。

用法：共研细末，每次 3g，1 日 3 次，温开水或黄酒送服；或作汤剂，水煎服，日 1 剂，分 3 次温服。

治法：滋肾平肝，强神益智，祛湿开窍。

证象：心神失养，肾精亏损，湿浊阻窍，髓海不足，思虑过度，脑力衰弱，读书善忘，记忆减退，舌淡红苔白腻，脉虚弱。

评介：本方为古代经典方，历代延用，药味少，效果好。现多用于心神失养、肾精亏损之健忘症患者。

方三　生慧汤

出处：清代陈士铎《辨证录》。

组成：熟地黄 20g，山萸肉 15g，远志 6g，酸枣仁 15g，柏子仁 15g，茯神 12g，党参 15g，菖蒲 6g，白芥子 6g。

用法：水煎服，日 1 剂，分 2 次温服。

治法： 益气养血，强心补肾。

证象： 气血两虚，心肾不足，老年健忘，近事易忘，头晕耳鸣，苔薄白，脉细弱。

评介： 本方为古代名方，功能气血双补，兼补心肾。适用于老年大脑功能低下，记忆减退，近事易忘患者。

方四　神交汤

出处： 清代陈士铎《辨证录》。

组成： 人参10g（另炖），麦冬15g，巴戟天15g，柏子仁20g，山药20g，芡实15g，玄参15g，丹参15g，茯神15g，菟丝子15g。

用法： 水煎服，日1剂，分2～3次温服。

治法： 大补心肾，养神固本

证象： 心肾失交，水火不济，遇事善忘，对人所言，毫无记忆，形体衰惫，神志恍惚，腰酸腿软，舌淡红，脉细数。

评介： 本方为古代传统治疗健忘方剂，通过交通心肾，协调水火，扶正固本，治疗健忘症，疗效较好。

26. 惊厥

方一　可保立苏汤

出处： 清代王清任《医林改错》。

组成： 黄芪30g，党参15g，当归15g，白术10g，白芍10g，山萸肉8g，枸杞子8g，酸枣仁12g，补骨脂8g，甘草5g，核桃仁1个。

用法： 水煎服，日1剂，分3次温服。小儿剂量酌减。

治法： 大补元气，温养脾肾。

证象： 大病以后，气血两虚，血不养筋，四肢抽搐，惊厥阵发，口吐涎沫，不省人事，舌淡苔白，脉弦细。

评介： 本方为《医林改错》名方，专为治疗小儿抽风而设。抽风系惊风、惊厥、抽搐、痉证等的俗称，皆因久病气虚、脾虚所致，本方大补元气，温养脾肾，可使病情逐渐缓解，临床遇见上述证象者，可服用之。

方二　清热养血汤

出处： 清代江笔花《笔花医镜》。

组成： 细生地 12g，丹参 10g，栀子 5g，青蒿 6g，丹皮 6g，赤芍 5g，甘草 3g。

用法： 水煎服，日 1 剂，分 2 次温服。小儿用量酌减。

治法： 清热养血，息风解痉。

证象： 痰火闭证。小儿急惊风，发作之后服之以预防再发。

评介： 本方为《笔花医镜》中专为小儿急惊风闭证醒后而设。功能清热养血，平肝息风，促使患儿痊愈，并预防复发。

方三　紫雪丹

出处： 唐代王焘《外台秘要》。

组成： 石膏、寒水石、磁石、滑石、硝石、犀角、羚羊角、青木香、沉香、玄参、升麻、朴硝、麝香、朱砂、丁香、金箔、甘草。

用法： 中成药，药味众杂，配制较难，药店有售，按说明书服用。

治法： 清热解毒，镇痉开窍。

证象： 邪热内陷，高热烦躁，神昏谵语，痉厥项强，口渴唇焦，尿赤便秘，小儿急惊风，苔黄，脉弦实。

评介： 本方为传统古方，专为治疗小儿惊厥、惊风而设，广为流传，效果比较明显。因药味特殊，配方较难，可在药店购买中成药，按说明书服用。

方四　苏合香丸（又名苏合丸）

出处： 宋代陈师文等《太平惠民和剂局方》。

组成： 苏合香油、龙脑、麝香、安息香、丁香、荜茇、香附、沉香、青木香、白檀香、诃子、白术、乳香、朱砂、犀角。

用法： 中成药，药味特殊，配制较难，药店有售，按说明书服用。

治法： 行气化浊，开窍醒神。

证象： 证属寒闭。中风，突然昏倒，不省人事，牙关紧闭，胸痹，心区窒塞，心痛欲绝，口唇发绀，舌淡，脉微弱。

评介： 本方为传统古方，至今多用，效果比较显著。多用于痰湿秽浊之气阻塞气机的气厥、痰厥等证。

27. 癫狂

方一 顺气导痰汤

出处：明代李梴《医学入门》。

组成：陈皮 10g，半夏 10g，茯苓 12g，胆南星 8g，枳实 8g，木香 8g，香附 10g，乌药 8g，沉香 6g，生姜 3g，甘草 3g。

用法：水煎服，日 1 剂，分 2 次温服。

治法：理气解郁，化痰开窍。

证象：痰结胸满，痞塞不通。精神抑郁，表情淡漠，喃喃独语，出言无序，时悲时喜，不知秽洁，苔薄腻，脉弦滑。

评介：本方为古代经典方，功能理气化痰解郁。如临床遇见痰结胸满，痞塞不通，并有时悲时喜等精神异常症状者，可以服用本方治疗。

方二 正心汤

出处：明代徐春甫《古今医统》

组成：人参 12g，茯神 15g，当归 12g，生地黄 15g，酸枣仁 15g，莲子 12g，远志 8g，炙甘草 6g，羚羊角 10g，麝香 0.3g。

用法：水煎去渣，入羚羊角粉、麝香，和匀，饭后临卧时服。

治法：益气补血，清心开窍。

证象：情志怫郁，郁结化热，痰火扰心。精神恍惚，神志异常，神不守舍，妄言傻笑，善悲欲哭，不思饮食，舌淡，脉细无力。

评介：本方为经典古方，是治疗七情五志久逆，神志经常异常的方剂，有一定疗效。临床遇到郁结化热、痰火扰心以及癫狂的患者，可选用之。

方三 生铁落饮

出处：清代程国彭《医学心悟》。

组成：生铁落 50g，天门冬 10g，麦门冬 10g，川贝母 10g，胆南星 5g，橘红 6g，远志 6g，石菖蒲 6g，连翘 10g，茯苓 12g，茯神 12g，玄参 12g，钩藤 10g，丹参 10g，朱砂 1g（研末冲服）。

用法：先煎生铁落 3 小时，用此水煎其他药，日 1 剂，分 2 次服，服药后应让患者安静入睡。

治法：镇心涤痰，清肝泻火，安神定惊。

证象：痰火上扰，狂躁不宁，喜怒无常，骂詈歌号，爬墙上屋，不识亲属，精神分裂症之狂躁型，舌绛苔黄腻，脉弦大滑数。

评介：本方为古代名方，是治疗痰火上扰，蒙蔽心窍，精神失常的经典常用方。现常用于精神分裂症、反应性精神病、脑器质性疾病所引起的精神障碍等。

方四　二阴煎

出处：明代张景岳《景岳全书》。

组成：生地黄 15g，麦冬 15g，酸枣仁 15g，玄参 10g，茯苓 15g，黄连 6g，木通 4g，甘草 5g，灯心草 3g，竹叶 5g。

用法：水煎服，日 1 剂，分 2～3 次温服。

治法：滋阴降火，安神定志。

证象：阴虚火旺，水不制火，惊狂失志，情绪焦虑，多言多笑，喜怒无常，烦躁不眠，舌红苔少，脉细数。

评介：本方为古代治疗阴虚火旺而出现癫狂的传统方剂。通过滋阴降火，既能养肾，又可宁心，二阴得养，癫狂得平。主要用于心经有热、水不制火的精神分裂症患者。

方五　定心汤

出处：清代张锡纯《医学衷中参西录》。

组成：龙眼肉 30g，酸枣仁 15g，山萸肉 15g，柏子仁 12g，生龙骨 12g，生牡蛎 12g，乳香 3g，没药 3g。

用法：水煎服，日 1 剂，分 2～3 次服。

治法：健脾养血，定心安神。

证象：心气不足，心虚怔忡，营血衰少，多畏不乐，精神昏昧，表情淡漠，心神不定，梦寐惊魇，梦中失精，舌淡，脉沉迟。

评介：本方为近代名方，多用于心气不足，心虚怔忡，心不守舍，心神不定之轻型精神失常患者。

28. 癫痫

方一　定痫丸

出处：清代程国彭《医学心悟》。

组成：天麻 10g，川贝母 8g，胆南星 5g，半夏 8g，陈皮 8g，茯苓 10g，茯神 10g，丹参 15g，麦冬 12g，菖蒲 5g，远志 6g，全蝎 5g，僵蚕 5g，琥珀 3g，朱砂 1g（水飞），竹茹 2g，生姜 2g，甘草 2g。

用法：中成药，药店有售，按说明书服用；或作汤剂，水煎服，日 1 剂，分 2 次服。

治法：豁痰开窍，息风定痫。

证象：有癫痫发作病史，发则突然晕仆在地，不省人事，两目上视，伴见四肢抽搐，牙关紧闭，口流涎沫，并有似猪羊鸣叫异常声音，时发时止，有连日发作的，亦有数日或数月发作一次的，舌红苔白腻，脉弦数。

忌宜：肝肾功能不全者不宜过量久服。

评介：本方为传统古方，专门用于治疗典型癫痫发作，效果较好。癫痫俗称羊羔风，可由先天因素和后天因素引起，主要为风疾气逆、酿成痰涎、内乱神明、外闭经络所致，属难治之症。

方二　牛黄清心丸

出处：宋代陈师文等《太平惠民和剂局方》。

组成：白芍、麦冬、黄芩、当归、防风、白术、柴胡、桔梗、川芎、茯苓、杏仁、神曲、炒蒲黄、人参、羚羊角、麝香、冰片、肉桂、炒大豆黄卷、炒阿胶、白蔹、炮姜、犀角、牛黄、雄黄、山药、金箔、甘草、大枣。

用法：中成药，药店有售，按说明书服用。

治法：镇心安神，化痰开窍。

证象：气血虚弱，痰热上扰，突然昏倒，不省人事，牙关紧闭，手足抽搐，神情烦乱，以及癫痫反复发作者。

忌宜：本药不宜过量久服，肝肾功能不全者慎服。

评介：本方为传统经典方剂。主要用于治疗热入心包，痰热上扰，神昏谵语，也可预防癫痫的经常发作。古书上还另有一牛黄清心丸（见明代万全《痘疹世医心法》），药味较少，功能相近。

方三　新制定痫丸

出处： 甘肃省新医药学研究所主编《中医内科学讲义》。

组成： 金钱白花蛇 5 条，全蜈蚣 20 条，全蝎 15g，礞石 15g，姜半夏 15g，胆南星 15g，牙皂 15g，橘红 15g，菖蒲 15g，天竺黄 15g，白附子 15g，生白矾 12g，郁金 30g，雄黄精 6g，朱砂 12g，天麻 30g，磁石 60g。

用法： 共研细末，用姜汁和蜜为丸，桐子大，成人每次 10 ～ 15 丸，小儿酌减，早晚各服一次，温开水送下。

治法： 豁痰开窍，息风定痫。

证象： 基本同前述癫痫之证象，肝失濡养，肝风内动，脾运失司，痰湿内结。每当精神受刺激，劳累过度，饮食过饱，使肝风夹湿上逆，容易发病。

评介： 本方为当代治疗癫痫有效经验方，豁痰开窍息风力著，服用得当，很快奏效。

29. 癔病

方一　甘麦大枣汤

出处： 汉代张仲景《金匮要略》。

组成： 甘草 6g，小麦 30g，大枣 10 枚。

用法： 水煎服，日 1 剂，分 2 ～ 3 次温服。

治法： 养心安神，和中缓急。

证象： 脏阴不足之脏躁证、癔病，多发于青中年女性，症见精神恍惚，烦躁不安，悲忧善哭，喜怒无常，不能自主，呵欠频作，舌红苔少，脉细数。

评介： 本方为古典传统名方。癔病是西医称谓，与中医的脏躁类似，证治基本相同，如遇上述证象患者，可首选服用。唯药味较少，需临床辨证加味服用。

方二　治癔验方

出处： 甘肃省卫生局主编《中医药简易方选》。

组成： 柴胡 15g，半夏 6g，黄芩 6g，党参 10g，桂枝 6g，生龙骨 18g，生牡蛎 18g，茯苓 10g，生大黄 3g，生姜 8g，大枣 5 枚，朱砂 1g（水飞，分两次药汁冲服）。

用法：水煎服，日1剂，分2次温服。

治法：疏肝解郁，畅中安神。

证象：肝气郁结，情志不舒，烦躁不安，哭闹无常，口苦，便干，苔薄腻，脉弦。

评介：本方为现代地方经验方，有一定疗效，临床遇到癔病患者可选用之。

30. 百合病

方一　百合地黄汤

出处：汉代张仲景《金匮要略》。

组成：百合30g，生地黄20g。

用法：水煎服，日1剂，分2次温服。

治法：清热润肺，宁心安神。

证象：阴虚内热，精神恍惚，心神不宁，烦躁失眠，欲卧不能卧，欲行不能行，食欲时好时差，沉默寡言，检查不出形体上显著病变，唯自觉症状较多，且症状游移不定，类似癔病、神经官能症之表现，口苦，尿黄，舌红，脉微数。

评介：本方为治疗百合病之经典方剂。所谓百合病者乃指以精神恍惚，行、卧、饮食等感觉不适为主要表现的神志疾病，因其主治方剂中必用百合，故名百合病。应用本方时需按病情再行加味。

方二　百合知母汤

出处：汉代张仲景《金匮要略》。

组成：百合30g，知母15g。

用法：水煎服，日1剂，分2次温服。

治法：养阴清热，宁心润肺。

证象：阴虚内热，心神不宁，精神恍惚，欲卧不卧，欲行不行，欲食不食，如热无热，脉微数。

评介：本方为治疗百合病之古代常用方。温热病后期见上述病情者可以用之。

31. 神经衰弱

方一　养肝息风汤

出处:《中国中医药报》社主编《中国当代名医名方录》杨莹洁方。

组成:制首乌15g,丹参15g,钩藤15g,潼蒺藜15g,菊花15g,女贞子15g,旱莲草15g,白芍10g,怀牛膝10g,炙甘草6g。

用法:水煎服,日1剂,分2～3次温服。

治法:养肝,育阴,息风。

证象:肝肾阴亏,内风上扰,神经衰弱,头昏头胀,眩晕时作,失眠健忘,腿软乏力,舌红,脉弦细。

评介:本方为四川著名中医、主任医师杨莹洁经验方。治疗从养肝息风着手,用药平和,不过寒过燥,疗效显著。因神经衰弱与大脑过度疲劳、情绪紧张等因素有关,所以在服药过程中必须保持身心安定,遇事乐观,生活规律,这样会更能提高疗效。

方二　天龙合剂

出处:甘肃省新医药学研究所主编《中医内科学讲义》。

组成:天麻10g,地龙15g,酸枣仁12g,生白芍10g。

用法:作汤剂,水煎服,日1剂,分2～3次温服。

治法:益阴安神,养血祛风。

证象:肝肾阴亏,虚烦不眠,头昏眩晕,记忆减退,遇事烦恼,腰酸腿麻,口苦,耳鸣,舌红苔黄,脉弦细。

评介:本方为编著者上西学中班时,学习教材《中医内科学讲义》上治疗神经衰弱的方剂,临床实践过程中经常加减应用,效果良好,如遇到上述证象患者,可以加味选用。

方三　刘氏乌兔汤

出处:《中医杂志》1996年增刊广东阳江市林举绥方。

组成:制首乌15g,菟丝子15g,枸杞15g,女贞子15g,炒酸枣仁30g,夜交藤30g,五味子10g,远志6g,桑叶10g,菊花10g。

用法:水煎服,日1剂,分2～3次服。

治法：滋补肝肾，滋阴降火，宁心安神

证象：肝肾阴虚，神经衰弱，心肾不宁，眩晕耳鸣，惊悸失眠，头痛神昏，舌红苔少，脉弦数。

评介：本方为山东著名老中医刘献琳经验方。经阳江市中医院主任医师林举绥专门立项疗效观察，对治疗肝肾阴虚型神经衰弱疗效满意。

32. 精神分裂症

方一　温阳化痰汤

出处：刘东亮主编《内科难治病的中医治疗》何光明方。

组成：巴戟天 15g，淫羊藿 10g，仙茅 10g，黄芪 30g，陈皮 10g，制半夏 10g，熟地黄 15g，茯苓 15g，菖蒲 20g，远志 10g，丹参 30g。

用法：水煎服，日 1 剂，分 2 次服。

治法：温阳补气，化痰开窍。

证象：以精神活动抑制为主，正虚痰结，情感淡漠，孤独退缩，思维贫乏，懒惰嗜睡，脸色苍白，舌淡，脉细弱。

评介：本方为治疗精神分裂症以精神运动性抑制为主者。精神分裂症多起病于青壮年，临床表现特点是思维、情感、行为、感知等方面的障碍，属于中医癫、狂、郁的范畴。一般癫证属虚属阴，表现以抑郁状态为主；狂证属实属阳，表现以兴奋状态为主。两者在病理变化上互有关联，故常以癫狂并称。

方二　豁痰定狂汤

出处：《中国中医药报》社主编《中国当代名医名方录》王季儒方。

组成：生龙骨 30g，生牡蛎 30g，生石决明 30g，龙胆草 10g，天竺黄 10g，石菖蒲 10g，珍珠母 30g，矾郁金 10g，旋覆花 10g，代赭石 20g，礞石 20g，黄芩 10g，沉香 5g，大黄 10g，清半夏 10g，陈皮 10g。另用甘遂 1.5g，朱砂 1.5g，二味研细，随汤剂 1 次送服。

用法：水煎服，日 1 剂，分 2 次服。以服后出现上吐痰涎、下便黏液为度。

治法：镇肝宁心，豁痰泻火。

证象：肝郁气滞，气郁痰结，猖狂刚暴，打骂妄为，不避亲疏，精神分裂症之属实证者。

评介：本方是天津著名中医师、主任医师王季儒经验方，为治疗属实属阳狂证之精神分裂症方剂。狂病刚暴，症状多以兴奋为主，治法需镇肝、豁痰、泻火之猛剂，如遇上述证象患者，可试用此方。

方三　养心安神饮

出处：刘茂才主编《现代疑难病中医治疗精粹》温泽淮、梁伟雄、黄培新方。

组成：黄精30g，制首乌20g，麦门冬30g，酸枣仁30g，茯神30g，五味子15g，枸杞子15g，柏子仁15g，党参15g，远志10g，石菖蒲10g，莲子10g，百合20g，龙眼肉20g。

用法：水煎服，日1剂，分2次服。

治法：益髓健智，补心安神。

证象：心虚髓亏，悲戚哀伤，心悸气短，少动易惊，健忘呆滞，答非所问，抑郁自汗，多见于精神分裂症慢性期，舌淡，脉弱虚。

评介：本方是广东省中医院医师自拟经验方，多用于精神分裂症慢性期或控制后的抑郁状态。

方四　牵牛子合剂

出处：四川医学院精神病学教研组主编《精神病学》。

组成：牵牛子10g，大黄15g，芒硝10g，前胡10g，当归10g，厚朴10g，苏子10g，桃仁8g，陈皮8g，沉香5g（后下），炙甘草3g。

用法：水煎服，日1剂，连服5～10剂。症状减轻或消失者停服，腹泻者减量。

治法：清热泻火，行气活血，润燥祛痰。

证象：精神分裂症，或狂或癫，痰热里实，阳明热重，缺乏自制，急躁不寐，喜怒无常，惊悸恐惧，苔黄，脉实而数。

忌宜：体虚脉弱，便溏尿清，厥冷畏寒者忌用。

评介：本方是大学教材中介绍的中医治疗精神病的方剂，如临床遇到精神分裂症患者有上述证象者，可选用之。

33. 神经官能症

方一　除痰安寐汤

出处：《中国中医药报》社主编《中国当代名医名方录》印会河方。

组成： 北柴胡 10g，法半夏 10g，淡枯芩 12g，炙青皮 10g，枳实 10g，制南星 6g，竹茹 12g，龙胆草 10g，栀子 10g，珍珠母 60g（先下），礞石 30g（先下），合欢皮 15g，夜交藤 30g，葛根 30g。

用法： 水煎服，日 1 剂，分 2 次服。宜饭前服或饭后 1 小时服。

治法： 疏肝解郁，安神除烦，祛痰镇静。

证象： 由七情郁结而引起的失眠、烦躁、多梦、头痛昏晕、多愁善感、疑虑妄想、惊悸夜游、喜怒悲啼等症。即西医学所称之癔病及神经官能症。

评介： 本方是当代名医、中西医结合著名专家印会河提供的临床实践方剂，系祖传经验方，治法全面，多方精组而成，实为主治神经官能症及癔病良方。

方二　健脑丸

出处： 方药中等主编《实用中医内科学》。

组成： 人参、当归、丹参、远志、菖蒲、酸枣仁、天麻、五味子、枸杞子、胆南星、天竺黄、龙齿、益智仁、琥珀、肉苁蓉、柏子仁、朱砂、胡桃肉等。

用法： 制为中成药丸剂，药店有售，按说明书服用。

治法： 健脑益智，养血安神，祛痰宁心。

证象： 心肾亏虚，神经衰弱，心悸失眠，头晕目眩，表现神经官能症，癔病，更年期综合征以及老年人轻度认知障碍。

评介： 本方为《实用中医内科学》推介的治疗神经官能症等病方剂，对改善神经衰弱的各种症状有良好作用。

方三　四七汤

出处： 宋代陈师文等《太平惠民和剂局方》。

组成： 法半夏 6g，厚朴 6g，紫苏叶 6g，茯苓 10g，生姜 3 片，大枣 3 枚。

用法：水煎服，日1剂，分2～3次服。

治法：理气开郁，降逆化痰。

证象：七情郁结，痰涎凝聚，咽中如有物阻，咳吐不出，吞咽不下，胸闷不舒，梅核气，亦可用于神经官能症。

评介：本方为古代名方，治疗神经官能症和梅核气的首选方剂，本方中去掉大枣即为半夏厚朴汤，主治相同。

34. 梅核气

方一　半夏厚朴汤

出处：汉代张仲景《金匮要略》。

组成：制半夏12g，厚朴10g，茯苓15g，紫苏叶8g，生姜8g。

用法：水煎服，日1剂，分2次服。

治法：行气开郁，化痰散结。

证象：肝郁脾虚，痰气郁结，精神抑郁，胁肋胀痛，咽中如有物梗阻，吞之不下，咯之不出，苔白腻，脉弦滑。

评介：本方为治疗梅核气专用有效方剂。梅核气系因情志郁结，肝气夹痰所致，其症状为咽喉不红不肿，但自觉咽中有如梅核大小的异物阻塞，吞不下，咯不出。因大小状如梅核，故称梅核气。

方二　七味调气汤

出处：中山医学院编写组编《中药临床应用》。

组成：青皮8g，香附8g，木香6g，藿香6g，乌药6g，砂仁5g，甘草3g。

用法：水煎服，日1剂，分2次饭后服。

治法：行气化滞，散结止痛。

证象：肝肾不和，精神抑郁，气滞胀痛，咽如有物。

评介：本方主要治疗气血郁滞，精神不畅，由于心情不好而致胃气不和，食欲不佳，可配合半夏厚补汤治疗梅核气病证。

35. 脑震荡

方一　血府逐瘀汤

出处： 清代王清任《医林改错》。

组成： 当归 10g，生地黄 10g，桃仁 12g，红花 10g，枳壳 6g，赤芍 8g，柴胡 6g，桔梗 6g，川芎 6g，牛膝 10g，甘草 3g。

用法： 水煎服，日 1 剂，分 3 次温服。

治法： 调气活血，祛瘀止痛。

证象： 脑震荡恢复期，瘀血内阻，头痛顽固，经久不愈，心悸失眠，舌有瘀点，脉弦涩。

忌宜： 孕妇忌用。

评介： 本方为王清任著名活血化瘀方剂之一，主要用于各种瘀血病证。这里治疗脑震荡恢复期的瘀血内阻、气血不畅、头痛眩晕、心悸失眠等症，疗效明显。本方一方多用，也用于神经系统病证眩晕。

方二　通窍活血汤

出处： 清代王清任《医林改错》。

组成： 赤芍 12g，川芎 10g，桃仁 10g，红花 10g，老葱 3 根（切碎），生姜 6g，大枣 5 枚，麝香 0.3g（另包）。

用法： 前 7 味水煎，取药汁，加入麝香再煎 2 沸，临卧时黄酒为引送服。

治法： 通窍活血，行瘀止痛。

证象： 血络瘀阻，头痛头晕，目赤，耳背，以及头面上部血瘀之证。

忌宜： 孕妇忌用。

评介： 本方为王清任活血化瘀方剂之一，功能活血通窍，化瘀通络，可用于脑震荡后遗症，血瘀络阻，头痛、头晕，或发鬓脱落，或酒糟鼻，或妇女干血痨，或小儿疳积肌肉消瘦等症，均有一定疗效。

方三　柴胡细辛汤

出处： 上海中医学院主编《中医伤科学讲义》。

组成： 柴胡 6g，细辛 3g，薄荷 5g，当归 10g，地鳖虫 10g，丹参 10g，半夏 6g，川芎 5g，泽兰 10g，黄连 3g。

用法：水煎服，日1剂，分2次服。

治法：祛瘀止痛，调中和胃。

证象：脑震荡和脑挫伤引起的头痛、头眩、恶心、呕吐，和瘀血阻塞等症状。

忌宜：孕妇忌用

评介：本方是全国中医学院试用教材《中医伤科学讲义》方剂，主治头部受重物打击或高坠跌仆，致血瘀内留、头痛神昏、恶心呕吐诸症。能够祛瘀生新，调和升降，临床遇到此类证象者，可选用之。

方四　脑震荡散

出处：本书编著者自拟经验方。

组成：天麻10g，钩藤10g，丹参15g，当归10g，赤芍8g，川芎8g，白芷8g，龙齿15g，牡蛎15g，石菖蒲6g，广木香6g，三七粉4g。

用法：共研细末，每服3g，1日2～3次，饭后服；或作汤剂，水煎服，日1剂，分2次服，三七粉另冲服。

治法：散瘀消肿，祛风止痛。

证象：跌打损伤，脑部震荡，头痛头晕，以及脑震荡恢复期，痛有定处，舌紫暗，脉涩。

评介：本方为本书编著者临床治疗脑震荡与脑挫伤后遗症常用方，可辨证加减运用，不无效果。

36. 外中风

方一　牵正散

出处：南宋杨倓《杨氏家藏方》。

组成：白附子、僵蚕、全蝎（去毒）各等分。

用法：共为细末，每服3g，温酒为引送服；也可作汤剂，各按常规剂量，水煎服，日1剂，分2次服。

治法：祛风解痉，活络化痰。

证象：营卫不固，风邪入侵，风痹面瘫，邪阻经络的外中风，颜面一侧口眼歪斜，单侧眼睑不能闭合，不能皱眉，说话漏风，饮水淌漏，咀嚼不便，患侧麻木，脉沉弦。

忌宜：气虚或肝风内动者不宜。

评介：本方为古代传统经典方剂，主要用于营卫不固，风邪乘虚入中，颜面等部位受风邪刺激所致的外中风又称真中风。传统上中医将中风分为外中风和内中风，内中风又称类中风，是由肝风内盛、肝阳暴动、脏腑功能失调所致。本方一方多用，也用于神经系统病证面神经瘫痪。

方二 大秦艽汤

出处：金代刘完素《河间六书》。

组成：秦艽 15g，独活 12g，羌活 10g，防风 10g，白术 12g，茯苓 15g，白芷 10g，细辛 5g，熟地黄 12g，生地黄 12g，当归 10g，川芎 8g，白芍 15g，石膏 15g，黄芩 10g，甘草 6g。

用法：水煎服，日 1 剂，分 3 次服。宜饭后服。

治法：调血理气，祛风通络。

证象：卫外不固，风中经络，手足麻木，肌肤不仁，或突发口眼歪斜，语音不利，甚则半身不遂，苔薄白，脉弦细。

评介：本方为经典古方，临床常用，疗效明显。既可用于风中经络，手足麻木，半身不遂，外中风；又可用于感冒，恶寒发热，拘急身痛，内有郁热者。

方三 黄芪秦艽汤

出处：刘耀三《脏腑证治新编》。

组成：黄芪 30g，秦艽 20g，当归 15g，川芎 10g，白芍 20g，汉防己 20g，木瓜 15g，全蝎 6g，蜈蚣 2 条，大枣 10g，甘草 5g。

用法：水煎服，日 1 剂，分 3 次服。

治法：益气和荣，祛风通络。肌肤不仁，肢体拘急，手足酸重，甚则半身不遂，苔白腻，脉弦紧。

评介：本方是成都中医学院名老中医刘耀三著作中的经验方，为治疗外中风方剂，表现为风痹偏瘫、肌肤麻木、半身不遂等症，临床遇有上述证象患者可选用之。

37. 脑卒中

方一　补阳还五汤

出处：清代王清任《医林改错》。

组成：黄芪 30g，当归 10g，赤芍 10g，川芎 6g，桃仁 6g，红花 6g，地龙 8g。

用法：水煎服，日 1 剂，分 2 次服。

治法：益气养血，活血通络。

证象：脑卒中，中风半身不遂，口眼歪斜，语言謇涩，口角流涎，大便不禁，小便频数，苔白，脉缓。

忌宜：孕妇忌用，阴虚血热者不宜。

评介：本方为王清任治疗脑卒中、半身不遂和痿证的著名方剂，用于出血性脑卒中后遗症所致的气虚血滞，脉络瘀阻之半身不遂、口眼歪斜等症。临床上脑卒中分缺血性脑卒中（脑梗死）和出血性脑卒中（脑溢血）两种。王清任认为，人身之气原应十分，左右各半，现产生一边偏瘫，说明气少一半，本方可还它五分，故称补阳还五汤。

方二　镇肝息风汤

出处：清代张锡纯《医学衷中参西录》。

组成：怀牛膝 30g，代赭石 20g（先煎），生龙骨 15g（先煎），生牡蛎 15g（先煎），生龟板 15g，生白芍 15g，玄参 15g，天冬 15g，茵陈 10g，川楝子 6g，生麦芽 6g，甘草 5g。

用法：水煎服，日 1 剂，分 3 次服。

治法：镇肝息风，养阴清热。

证象：肝肾阴虚，肝阳偏亢，上盛下虚，肝风内动，头晕头痛，耳鸣目眩，少寐多梦，腰酸腿软，一侧手足沉重麻木，口眼歪斜，半身不遂，舌强语謇，类中风证，舌红苔微黄，脉弦数。

评介：本方是张锡纯著名方剂，为治疗类中风有如上述证象者常用方。也常用于高血压、头痛、眩晕患者。

方三　解语丹（又名神仙解语丹）

出处：清代程国彭《医学心悟》。

组成： 白附子 10g，石菖蒲 10g，天麻 10g，制南星 6g，远志 8g，羌活 10g，木香 8g，全蝎 6g，甘草 5g。

用法： 作汤剂，水煎服，日 1 剂，分 3 次服。

治法： 祛风，除痰，开窍。

证象： 中风不语，言语不清，舌形歪偏，或神志障碍，半身不遂，苔腻，脉滑。

评介： 本方是清代著名方剂，常用来治疗肝阳化风、中风不语、口眼歪斜之症，效果较好。

方四　人参再造丸（又名再造丸）

出处： 卢祥之、谢海洲主编《历代中医得效方全书》载《常用中成药》。

组成： 人参、蕲蛇、藿香、檀香、丁香、玄参、细辛、香附、地龙、熟地黄、三七、乳香、青皮、豆蔻、防风、制首乌、川芎、片姜黄、黄芪、茯苓、黄连、赤芍、桑寄生、葛根、麻黄、骨碎补、全蝎、豹骨、僵蚕、附子、琥珀、龟甲、萆薢、白术、天麻、肉桂、白芷、没药、当归、草豆蔻、威灵仙、乌药、橘红、神曲、朱砂、血竭、牛黄、沉香、地龙、冰片、牛黄、天竺寒、胆南星、水牛角、人工麝香、甘草。

用法： 中成药，药味众杂，较难配制，药店有售，按说明书服用。

治法： 益气养血，祛风化痰，活血通络。

证象： 气虚血瘀，风痰阻络，脑卒中证，口眼歪斜，半身不遂，手足麻木，疼痛拘挛，语音不清。

评介： 本方为近代常用的中成药制剂，脑卒中后遗症患者可选用之，效果较好。但需疗程时间长。

方五　华佗再造丸

出处： 国家药典委员会编《中华人民共和国药典》。

组成： 当归、川芎、白芍、红参、制南星、马钱子、五味子、吴茱萸、红花、冰片等。（原方未见公开发表）

用法： 中成药，药店有售，按说明书服用。

治法： 活血化瘀，化痰通络，行气止痛。

证象： 血瘀痰湿，闭阻经络，脑卒中恢复期，口眼歪斜，半身瘫痪，肢体拘挛，疼痛麻木，言语不清。

忌宜：孕妇忌服。

评介：本方为现代常用中成药，治疗脑卒中后遗症，疗效确切，坚持服用，可获良效。

方六　化瘀解瘫散

出处：《中国中医药报》社主编《中国当代名医名方录》张忠国方。

组成：黄芪50g，葛根20g，川芎20g，益母草20g，毛冬青40g，丹参20g，红花15g，地龙10g，连翘20g，天麻15g，石菖蒲15g，陈皮15g，秦艽10g。

用法：作散剂，每服4g，1日2～3次，温开水冲服；或作汤剂，剂量酌减，水煎服，日1剂，分3次服。

治法：补气活血，化瘀消栓。

证象：气虚血滞，浊邪阻络，脑卒中后遗症，风中经络，半身不遂，语言不利，及短暂性脑缺血发作。

忌宜：脑卒中有出血倾向、妇女月经期、孕妇忌服。

评介：本方是国家级老中医药专家张忠国的临证验方，对脑卒中，风中经络者疗效显著。

方七　大活络丹

出处：清代徐大椿《兰台轨范》。

组成：白花蛇、乌梢蛇、威灵仙、两头尖、制草乌、煨天麻、何首乌、全蝎、炙龟板、麻黄、贯众、炙甘草、羌活、官桂、藿香、乌药、黄连、熟地黄、大黄、木香、沉香、细辛、赤芍、没药、丁香、乳香、僵蚕、制南星、青皮、骨碎补、白豆蔻、安息香、制附子、黄芩、茯苓、香附、玄参、白术、防风、人参、葛根、炙虎胫骨、当归、血竭、炙地龙、犀角、麝香、松香、牛黄、冰片。

用法：中成药，药店有售，按说明书服用。

治法：搜风豁痰，温经通络。

证象：脑卒中后遗症，中风瘫痪，痿痹痰厥，拘挛疼痛，跌打损伤，及痛疽流注，小儿惊痫，妇女闭经等。

忌宜：避免气恼、寒凉，忌食生冷油腻，孕妇忌服。

评介：本方为传统中成药，与小活络丹功效相近，唯用药精良，药味众杂，攻补兼施，主治广泛，若辨病论证恰当，疗效显著。

38. 脑动脉硬化症

方一 益阴健脑汤

出处：刘茂才主编《现代疑难病中医治疗精粹》黄培新方。

组成：山萸肉 15g，制首乌 15g，紫河车 8g，白芍 15g，女贞子 12g，旱莲草 12g，丹参 15g，天麻 10g，龟板 18g（先煎）。

用法：水煎服，日 1 剂，分 3 次服。宜饭后服。

治法：补益肝肾，育阴潜阳。

证象：肝肾亏虚，肝阳上亢，阴虚风动，急躁易怒，虚烦不眠，头昏头重，眩晕，腰膝酸软，肢麻震颤，口干苦，大便干，舌质红，苔黄，脉弦细。

评介：脑动脉硬化症是由于脑动脉粥样硬化病变导致慢性进行性脑缺血、缺氧、血管不通，而引起的脑功能障碍、精神障碍等病症。本方为治疗肝肾亏虚型脑动脉硬化症经验方，凡符合上述证象者，用之疗效显著。

方二 益气养脑汤

出处：张俊庭主编《中国中医特治新法大全》广西黄大斌方。

组成：黄芪 30g，丹参 30g，葛根 30g，白芍 30g，制首乌 15g，枸杞子 15g，川芎 10g。

用法：水煎服，日 1 剂，分 3 次服。宜饭后服。

治法：益气通络，活血祛瘀。

证象：气虚血瘀，清阳不升，精神不振，头昏眩晕，四肢乏力，脑动脉硬化症。

评介：本方为治疗气虚血瘀型脑动脉硬化症经验方，经多例临床疗效观察，治愈率高，功效显著。

方三 化瘀通脉饮

出处：本书编著者自拟经验方，刊登于《中西医结合研究》（甘肃）第 1期杂志（1990 年）。

组成：丹参 20g，赤芍 12g，黄芪 15g，当归 15g，制首乌 10g，葛根 12g，川芎 10g，肉苁蓉 12g，桃仁 10g，红花 8g，山楂 10g，菊花 8g。

用法：水煎服，日 1 剂，分 2 次服。

治法：益气活血，补肾通络。

证象：气血虚衰，血瘀络阻，头昏健忘，神疲乏力，工作思想不集中，缺乏耐心和信心，脑动脉硬化症。

评介：本方是本书编著者在医学杂志上公开发表的临床经验方剂，对中老年脑力劳动者，脑动脉硬化症患者效果较好。

39. 震颤麻痹

方一　柔筋镇痉汤

出处：刘茂才主编《现代疑难病中医治疗精粹》。

组成：龟甲胶 12g（烊化），紫河车 12g，山茱萸 15g，菟丝子 15g，何首乌 30g，白芍 30g，鸡血藤 30g，木瓜 18g，地龙 12g，阿胶 12g（烊化），党参 15g，炙甘草 9g。

用法：水煎服，日 1 剂，分 2 次服。

治法：柔筋镇痉，补益肝肾。

证象：肢体拘急强直，屈伸不利，肢体麻木或伴震颤，腰膝酸软，舌红少苔，脉弦细。

评介：本病属中医震颤麻痹，属西医帕金森病一类，主要病因是水不涵木，肝阳上亢，风从阳化，多见于老年人。进展缓慢，症状孰先孰后因人而异。本方可供临床使用。

方二　柔肝息风汤

出处：刘茂才主编《现代疑难病中医治疗精粹》。

组成：龟甲 20g（先煎），鳖甲 20g（先煎），黄芪 30g，白芍 30g，生龙齿 30g（先煎），牡蛎 30g（先煎），钩藤 15g，地龙 12g，全蝎 9g，酸枣仁 20g，茯神 15g，五味子 6g，炙甘草 6g。

用法：水煎服，日 1 剂，分 2 次服。

治法：育阴潜阳，柔肝息风。

证象：震颤日久，筋脉拘紧，步态不稳，头晕头痛，口干急躁，少寐多梦，腰膝酸软，便秘溲赤，舌红苔黄，脉弦细数。

评介：本方是《现代疑难病中医治疗精粹》编著者自拟验方，效果显著，用时再根据具体病情加减，作用更好。

方三 定振丸

出处：《中医大辞典》秘方（见卢祥之等主编《历代中医得效方全书》）。

组成：蒸天麻 30g，秦艽 30g，全蝎 30g，细辛 30g，生地 60g，熟地黄 60g，酒洗当归 60g，川芎 60g，煨芍药 60g，防风 20g，荆芥 20g，白术 45g，黄芪 45g，威灵仙 15g（酒洗）。

用法：共研细末，酒蒸米糊为丸，每服 9g，日服 2 次，空服用开水或温酒送下。

治法：养血，息风，定振。

证象：老年人肝血不足，血虚风动，头摇肢颤，舌淡苔薄白，脉弦细。

评价：本方为古代定振秘方，专治老人气血虚弱，经络不和，血虚风动，凡有头摇肢颤，身体振动的老人可以用之。

40. 老年性痴呆

方一 补脑汤

出处：黄煌主编《方药新悟》顾维超方。

组成：黄精 30g，玉竹 30g，决明子 10g，川芎 5g。

用法：水煎服，日 1 剂，分 3 次服。

治法：滋补肝肾，益气养血。

证象：肝肾亏虚，气血不足，失眠健忘，脑卒中后痴呆，头痛眩晕，烦躁善怒，体倦乏力，多梦，舌淡，脉弱。

忌宜：肝阳肝火偏亢者、湿热证象明显者不宜用。

评介：本方原是浙江名医魏长春之方，由淮阴市中医院主任医师顾维超推荐。对脑动脉硬化、脑萎缩、脑中风后遗症伴有痴呆患者用之有效。顾氏应用此方时喜加桑寄生、丹参、天麻、杜仲、黄芪、党参、陈皮等药，功效更好。

方二 涤痰化瘀汤

出处：张俊庭主编《中国中医特治新法大全》徐义潮、杜曦方。

组成：丹参 30g，天麻 12g，胆南星 10g，石菖蒲 10g，郁金 10g，僵蚕 10g，茯苓 10g，制半夏 8g，枳实 8g，竹茹 8g，陈皮 6g，甘草 5g。

用法： 水煎服，日 1 剂，分 2 次服。

治法： 涤痰开窍，化瘀通窍。

证象： 老年人随着年龄逐渐变老，先天已衰，后天亦弱，气不化湿，湿聚成痰，痰浊蒙蔽清窍，记忆力减退，语言障碍，情感异常，神情呆滞，反应迟钝。

评介： 本方是浙江宁波市第一医院经验方，对痰阻血瘀之老年痴呆有较好疗效。

方三　老年性和早老性痴呆专方

出处： 刘东亮主编《内科难治病的中医治疗》何光明方。

组成： 黄芪 30g，丹参 30g，熟地 20g，益智仁 20g，核桃仁 20g，菖蒲 15g，山药 15g，

山萸肉 10g，郁金 10g，远志 10g，人参 10g（另炖）。

用法： 水煎服，日 1 剂，分 3 次服；也可制成散剂或丸剂，以利长期服用。

治法： 益气补肾，化痰开窍，活血化瘀。

证象： 年老体衰，脏腑机能减退，气虚肾虚，清窍失养，发为痴呆，健忘，任性，多疑，幼稚，卧床不起，胡言乱语等精神衰退性病证。

评介： 本方为治疗老年性和早老性痴呆专用方剂，起病于中年或老年前期者，称为早老性痴呆。治以益气补肾，化痰开窍，活血化瘀为主。本病发展过程缓慢，治疗宜早，疗程宜长。

方四　健脑延寿散

出处： 本书编著者自拟经验方。

组成： 当归 12g，红参 8g，制首乌 10g，葛根 12g，枸杞子 10g，锁阳 10g，益智仁 10g，覆盆子 10g，石菖蒲 8g，远志 8g。

用法： 配制散剂，每次 3g，1 日 2 次，温开水冲服；或作汤剂，水煎服，日 1 剂，分 2 次服。

治法： 养血益气，补肾健脑。

证象： 人至老年，肾精枯衰，脑供不足，起病徐缓，近记忆力减退，性格主观任性，对家人淡漠，生活孤僻刻板，语言重复，情绪古怪，不能胜任简单家务，生活不能自理。

评介：本方是编著者根据临床经验自拟方剂，主要用于老年性痴呆患者，经累次临床应用，坚持长期服用，效果较好。

41. 三叉神经痛

方一　三叉神经痛用方

出处：刘东亮主编《内科难治病的中医治疗》黎发本方。

组成：白芍 30g，延胡索 20g，当归 15g，赤芍 15g，川芎 10g，丹参 15g，钩藤 15g，白芷 10g，生牡蛎 30g，细辛 5g，全蝎 6g，蜈蚣 2 条，红花 10g，甘草 8g。

用法：水煎服，日 1 剂，分 2 次服。

治法：理气活血，缓急止痛。

证象：气滞血瘀，头面疼痛，位于三叉神经分布范围，起病急骤，多呈闪电样、刀割样、火灼样剧痛，单侧性，发作日久则局部皮肤暗而粗糙，舌紫暗，脉涩。西医诊断为三叉神经痛。

评介：原发性三叉神经痛一般可分为外感风寒型、风火上炎型、气滞血瘀型三种，本方主要治疗气滞血瘀型，有上述证象患者，可选用之。

方二　治痛缓急汤

出处：《中国中医药报》社《中国当代名医名方录》于鹄忱方。

组成：白芍 30g，甘草 10g，川芎 15g，牛膝 20g，柴胡 10g，僵蚕 10g。

用法：水煎服，日 1 剂，分 2 次服。

治法：通利血脉，缓急镇痛。

证象：气血瘀滞，脉络阻塞，挛急而痛，三叉神经痛，偏头痛。

评介：本方是山东乳山名医于鹄忱经验方，方中以芍药甘草汤解痉缓急止痛为主，配川芎活血，牛膝通脉，柴胡达表，僵蚕祛风，全方共奏通利血脉、舒筋止痛之效，疗效显著。

方三　细辛汤

出处：明代傅仁宇《审视瑶函》。

组成：细辛 5g，川芎 10g，白芷 10g，独活 10g，制半夏 6g，茯苓 12g，陈皮 6g，炙甘草 3g。

用法：水煎服，煎时加生姜3片，日1剂，分2次服。宜饭后服。

治法：祛风，散寒，止痛。

证象：外感风寒，少阴经头风头痛，三叉神经痛，或肢体疼痛，四肢逆冷，舌淡苔白腻，脉沉微细。

评介：本方为古代经典方，可用来治疗三叉神经痛外感风寒型者，效果较好。

方四　川芎茶调散

出处：宋代陈师文等《太平惠民和剂局方》。

组成：川芎30g，荆芥30g，白芷20g，羌活20g，防风20g，细辛15g，薄荷50g，甘草10g。

用法：共研细末，每次服6～9g，饭后茶水调下；或作汤剂，按常规剂量，水煎服，日1剂，分2次服。

治法：宣通营卫，散风止痛。

证象：外感风寒，气滞血瘀，情志不舒，肝郁化火，阳亢风动，头面骤然作痛，风吹遇寒加重，口不渴，苔薄白，脉浮弦。

评介：本方为古代经典方剂，临床多用，疗效显著，用于三叉神经痛属诸风上攻者，有一定疗效。本方一方多用，也用于神经系统病证头痛。

42. 肋间神经痛

方一　血府逐瘀汤

出处：清代王清任《医林改错》。

组成：桃仁12g，红花10g，当归10g，生地黄10g，川芎6g，桔梗6g，赤芍9g，枳壳6g，牛膝9g，柴胡5g，甘草3g。

用法：水煎服，日1剂，分3次服。宜饭后服。

治法：活血祛瘀，行气止痛。

证象：胸中气血瘀滞，胸痛，肋间神经痛，痛如针刺而有定处，或有呃逆脘闷，或有心悸失眠，或有入暮潮热，舌有瘀点，脉涩。

评介：本方为王清任《医林改错》著名方剂，主要功效是活血化瘀，行气止痛。现代不少名医用来治疗肋间神经痛、肋软骨炎，效果良好。本方一方多用，也用于血液循环系统病证心前区痛、生殖系统病证闭经等。

方二　四逆散

出处：汉代张仲景《伤寒论》。

组成：柴胡 8g，枳实 8g，白芍 10g，炙甘草 6g。

用法：共为散剂，每服 3～5g，日服 3 次，温开水送服。或水煎服，日 1 剂，分 3 次服。

治法：调和肝脾，理气通络。

证象：肝脾气滞不调，两胁胀痛，肋间神经痛，神经性胃痛，脘腹胀满，嗳气则舒，脉弦。

评介：本方为《伤寒论》著名方剂，主要功能是调理肝脾，疏理气机，对治疗肋间神经痛、胃肠痉挛、乳房胀痛等病，疗效明显，可以选用。

43. 面神经瘫痪

方一　口眼歪斜面正汤

出处：《中国中医药报》社主编《中国当代名医名方录》杨要武方。

组成：明天麻 12g（冲），钩藤 12g，当归 20g，川芎 12g，羌活 10g，防风 12g，白附子 12g，白蒺藜 15g，蔓荆子 15g，炙僵蚕 10g，全蝎 10g（冲），蜈蚣 2 条，地龙 15g，甘草 6g。

用法：水煎服，日 1 剂，分 3 次服。宜饭后服。

治法：祛风活血，化痰止痉。

证象：正气虚弱，风邪乘虚入中，骤然口眼歪斜或左或右，舌头强硬，并流口涎，言语不利，饮食不便，双目多泪闭合不全，面部麻木抽搐，苔腻，脉迟。

忌宜：服药期间忌酒戒烟，勿用辛辣。

评介：本方是内蒙古自治区名老中医杨要武经验方，方中用药精当，息风止痉，活血通络，平肝化痰，使风祛痰消，经络通畅，则病证可愈。

方二　牵正散

出处：南宋杨倓《杨氏家藏方》。

组成：白附子、僵蚕、全蝎（去毒）各等分。

用法：共研细末，每服 3g，温酒送服；或作汤剂，中药按常规用量，水煎服，日 1 剂，分 2 次服。

治法： 搜风通络，化痰解痉。

证象： 正气不足，外卫不固，风痰阻于面部经络，经隧不利，面神经瘫痪，多为一侧面肌麻痹，口眼歪斜，病侧不能做皱眉、闭目、鼓气和噘嘴等动作。

忌宜： 气虚血瘀或肝风内动者不宜单用本方。

评介： 本方为古代经典方剂，临床常用于面神经瘫痪、麻痹，神经性头痛及偏正头痛，疗效明显。本方也用于神经系统病证外中风。

方三　面瘫外用方

出处： 中医研究院主编《常见病验方研究参考资料》。

组成： 白附子、细辛、川芎、川乌、草乌各五分。

用法： 共研细末，用蜜调成糊状，歪向左侧者贴敷右侧颧骨凹陷处，歪向右侧者，贴敷左侧。

治法： 祛风，止痉，镇痛。

证象： 急性发病的单侧面神经麻痹瘫痪，多在清晨醒来时发病，或坐车临窗受风刺激发病，一侧面部表情肌瘫痪，额纹消失，不能皱眉，眼裂闭合不全，说话漏风等。

评介： 本方为民间收集到的外用验方，对早期病例，贴之有效。

44. 坐骨神经痛

方一　三痹汤

出处： 宋代陈自明《妇人大全良方》。

组成： 党参20g，黄芪30g，当归20g，熟地20g，川芎10g，白芍15g，肉桂6g，细辛6g，独活10g，防风10g，秦艽10g，杜仲10g，牛膝10g，茯苓15g，续断10g，甘草5g，生姜3g，大枣2枚。

用法： 水煎服，日 1 剂，分 3 次服。

治法： 益肝肾，补气血，除痹痛。

证象： 肝肾不足，气血凝滞，经络不和，手足拘挛，风痹，寒痹，湿痹，下肢股胫疼痛，麻木，畏寒，舌淡苔白，脉细弱。

评介： 本方为古代经典方剂，主治风痹、寒痹、湿痹所致诸证，故名"三痹汤"。现代多用于治疗坐骨神经痛，及风湿性关节炎等疗效显著，临床遇到上述证象患者，可以选用。

方二 独活寄生汤

出处： 唐代孙思邈《备急千金要方》。

组成： 独活 10g，桑寄生 15g，秦艽 10g，防风 10g，当归 15g，白芍 10g，熟地黄 15g，川芎 8g，党参 15g，茯苓 15g，杜仲 10g，牛膝 10g，肉桂 2g，细辛 4g，甘草 6g。

用法： 水煎服，日 1 剂，分 2 次服。

治法： 祛风湿，止痹痛，益肝肾，补气血。

证象： 肝肾两亏，气血不足，风寒湿痹，肢节冷痛，屈伸不利，腿痛麻木，喜温畏寒，舌淡苔薄，脉沉细。

评介： 本方为古代著名方剂，是治疗风寒湿三气杂至的久痹顽痹常用方，用于腰膝冷痛，腿足无力的坐骨神经痛、风湿性关节炎等病症效果明显。

方三 小活络丹

出处： 宋代陈师文等《太平惠民和剂局方》。

组成： 制川乌、制草乌、制南星、地龙各 180g，乳香、没药各 65g。

用法： 有中成药，药店有售，按说明书服用。

治法： 温经通络，搜风除湿，祛痰散瘀。

证象： 气滞血瘀，风寒湿痹，腿臂疼痛麻木，疼痛游走不定，关节屈伸不利，日久不愈，遇冷加重；亦治中风后遗症，经络中有湿痰死血，腿臂经常作痛者。

评介： 本方为古代著名方剂，原名活络丹，为了与大活络丹相区别，称本方为小活络丹。两丹功用相仿，身体壮实者可用小活络丹；邪实正虚、体弱者宜用大活络丹。

45. 臂丛神经痛

方一 散寒除湿止痛汤

出处： 刘东亮主编《内科难治病的中医治疗》。

组成： 制附子 12g（先煎 1 小时），白芍 30g，桂枝 12g，威灵仙 15g，羌活 10g，姜黄 12g，川芎 12g，延胡索 20g，制乳香 10g，制没药 10g，细辛 5g，葛根 15g，海风藤 30g，甘草 10g。

用法：水煎服，日 1 剂，分 3 次服。

治法：散寒除湿，通络止痛。

证象：寒湿阻络，肩部及上肢剧痛，病前可有受寒史，痛处固定，口不渴，苔薄白，脉弦或紧。

评介：臂丛神经根所支配部位受到风寒湿邪侵袭，痹阻经络，气血不通而发病疼痛，治以祛邪通络，通则不痛，遇到患者有上述证象者，可用此方治疗。

方二　黄芪桂枝五物汤

出处：汉代张仲景《金匮要略》。

组成：黄芪 15g，桂枝 10g，白芍 10g，生姜 10g，大枣 6 枚。

用法：水煎服，日 1 剂，分 2 次温服。

治法：益气温经，活血通痹。

证象：气虚血衰，易受寒侵，多见于中老年人，肩臂疼痛，久痛留连，经年不愈，痛连项背，肌肤麻木不仁，多在一侧，转动不利，痛处喜暖畏寒，得寒痛甚，舌淡苔薄白，脉微涩而紧。

评介：本方为古代经典方，主要治疗血痹证，表现肌肤麻木不仁，手足无力。可用于臂丛神经痛、风湿性肌肉关节痛、肩臂麻木、肩背酸痛等症，疗效较好。

46. 多发性神经炎

方一　虎潜丸

出处：元代朱震亨《丹溪心法》。

组成：龟板 30g，当归 20g，白芍 20g，熟地黄 20g，锁阳 15g，知母 10g，黄柏 10g，陈皮 10g，牛膝 15g，牛骨 20g（原方为虎骨），干姜 6g。

用法：作汤剂，水煎服，日 1 剂，分 3 次服。

治法：补益肝肾，滋阴清热。

证象：多发性神经炎，肝肾亏虚，病起较缓，下肢痿软无力，腿胫大肉萎缩，步履困难，四肢麻木作痛，心烦咽干，头昏目眩，苔薄白，脉细涩。

评介： 本方为经典古方，临床多用于多发性神经炎，下肢痿软无力，步行不便，腿足瘦弱患者。

方二　清燥汤

出处： 金代李东垣《兰室秘藏》。

组成： 黄芪30g，党参10g，白术15g，苍术10g，茯苓15g，猪苓10g，泽泻15g，陈皮10g，升麻10g，柴胡6g，当归10g，生地黄10g，麦冬10g，五味子6g，神曲6g，黄柏6g，黄连3g，炙甘草3g。

用法： 水煎服，日1剂，分3次服。

治法： 益气润燥，升阳渗湿。

证象： 脾运不健，湿热蕴结，腰以下痿软瘫痪，步行艰难，皮肤枯燥，多发性神经炎，进行性肌萎缩等症，舌红苔黄，脉细数。

评介： 本方为经典古方，功效主要是润燥益气，升阳扶痿。多发性神经炎属中医痿证范畴，发病与湿热及气血不足有关，故使用本方治疗，与病证相符合，可获良效。

方三　五痿汤

出处： 清代程国彭《医学心悟》。

组成： 人参6g，白术10g，茯苓15g，当归10g，麦冬10g，炒薏苡仁15g，知母8g，黄柏6g，炙甘草6g。

用法： 水煎服，日1剂，分2次服。

治法： 益气祛湿，养阴清热。

证象： 五脏气阴亏虚，湿热相加，血不荣筋，宗筋痿弱，肌肉瘦削，运动无力，神疲，内热，以及多发性神经炎恢复期，舌淡而干，脉虚数。

评介： 本方为经典古方，所治病证基本与多发性神经炎相似，如有该证象患者，可选用之。

方四　治手足麻木方

出处： 本书编著者自拟经验方。

组成： 党参20g，黄芪30g，当归20g，白芍10g，鸡血藤20g，枳壳10g，制半夏10g，羌活10g，桑枝12g，独活10g，牛膝12g，防风10g，威灵仙15g，僵蚕10g，生姜6g。

用法：水煎服，日1剂，分2次服。

治法：益气养血，散风化痰，祛湿通络。

证象：痿证，多发性神经炎，以手足麻木为主，痿软无力，肢体筋脉弛缓，不能久立，步行困难，苔薄白，脉细。

评介：本方是编著者自拟经验方，常用于多种原因引起的手足麻木，四肢无力，尤其是下肢痿软，步行艰难等症状，效果良好，推荐应用。

47. 脑积水

方一　清震汤

出处：金代刘完素《河间六书》。

组成：升麻10g，苍术10g，全荷叶1张，陈皮6g，甘草3g。

用法：水煎服，日1剂，分2次服。年龄较小者剂量酌减。

治法：升散风热，燥湿运脾。

证象：湿毒郁结于上，头面起疙瘩肿痛，头痛头胀，脑内雷鸣，憎寒壮热，即所谓雷头风之症。或因胎秉不足，瘀阻窍络，脑水受阻，形成小儿先天性脑积水。

评介：本方为治疗雷头风的传统古方，有记载用清震汤加味治疗脑积水病案。本方能助脾胃，升阳气，温散升发，使邪从上越，不再里传而见效。

方二　益脾强肾汤

出处：成都中医学院编《李斯炽医案》。

组成：党参6g，黄芪8g，白术6g，山药8g，茯苓8g，当归6g，熟地黄6g，白芍6g，川芎4g，菟丝子8g，巴戟天6g，龟板6g，泽泻6g，枸杞子6g，甘草2g，鹿茸0.3g（分3次冲服）。（本方为小儿剂量）

用法：水煎服，日1剂，分3次服。

治法：益气补血，扶脾强肾。

证象：先天性脑积水。

评介：本方为现代四川成都名医李斯炽的经验方，专治小儿先天性脑积水，遇见这种患儿，可以选用。

48. 小儿夜啼

藤衣平肝汤

出处： 罗元恺著《罗元恺医集》。

组成： 钩藤 9g，蝉蜕 6g，茯苓 15g，象牙丝 12g，谷芽 10g，白芍 6g，麦冬 6g，淡竹叶 6g，冬瓜仁 12g。

用法： 水煎服，日 1 剂，早晚各 1 次。

治法： 平肝清热，除烦消滞。

证象： 小儿夜啼。

评介： 本方为《罗元恺医集》中的方剂，罗元恺是现代广东省名医，临床擅长内、儿、妇科，尤精妇科。本方专治小儿夜啼之症，如遇到这种患儿，可以选用。

49. 流行性脑脊髓膜炎

方一 银翘散

出处： 清代吴鞠通《温病条辨》。

组成： 金银花 10g，连翘 10g，桔梗 10g，牛蒡子 10g，芦根 10g，荆芥穗 6g，薄荷 8g，淡豆豉 8g，竹叶 6g，甘草 5g。

用法： 作汤剂，水煎服，日 1 剂，分 2 次服；病轻者可用中成药银翘解毒片，按说明书服用。

治法： 辛凉透表，清热解毒。

证象： 温病初起，邪在肺卫，流行性脑脊髓膜炎早期，发热恶寒，头痛，口渴，咽痛，咳嗽，苔薄黄，脉浮数。

忌宜： 服药期间忌食生冷，勿服浓茶。

评介： 本方为传统经典方，临床常用，是有显著疗效的解毒清热剂。可用于流脑（流行性脑脊髓膜炎）、流感及上呼吸道感染患者。本方一方多用，也用于呼吸系统病证感冒等。

方二 清瘟败毒饮

出处： 清代余师愚《疫疹一得》。

组成：生石膏 30g，生地黄 15g，水牛角 50g（原方犀角 6g），黄连 6g，栀子 6g，桔梗 8g，黄芩 10g，知母 10g，玄参 10g，赤芍 10g，连翘 10g，丹皮 10g，竹叶 5g，甘草 5g。

用法：水煎服，日 1 剂，分 3 次服。

治法：清热解毒，凉血救阴。

证象：气血两燔，热深毒重，大热烦躁，头痛如劈，神昏谵语，大渴引饮，诊断为流脑有上述症状者，舌红，脉浮数。

忌宜：本方大苦大寒，火热炽盛者方用，火热不甚及体质虚弱者慎用。

评介：本方为传统经典方剂，常用于大热烦躁，头痛如劈，发斑发疹，及有中毒表现者。凡流脑、乙脑，及败血症见有上述证象者，均可应用。

方三 羚角钩藤汤

出处：清代俞根初《通俗伤寒论》。

组成：羚羊角粉 6g（冲服），钩藤 12g，桑叶 10g，菊花 12g，生地黄 20g，白芍 30g，茯神 15g，贝母 8g，竹茹 10g，甘草 6g。

用法：水煎服，日 1 剂，分 2 次服。

治法：凉肝息风，清热止痉。

证象：热陷营血，阴虚热盛，高热不退，头痛剧烈，烦躁不安，神昏谵语，甚则频繁抽搐，角弓反张，流脑重症，舌红绛苔黄燥，脉弦数。

忌宜：邪热久羁耗伤真阴，以致虚风内动者，非本方所宜。

评介：本方为古代经典解热镇静剂，可用于热病过程中痉厥抽搐，壮热神昏，目眩耳鸣等表现者。

方四 安宫牛黄丸

出处：清代吴鞠通《温病条辨》。

组成：牛黄、水牛角（原方为犀角）、郁金、黄芩、黄连、山栀、雄黄、朱砂、冰片、麝香、珍珠。

用法：中成药，药店有售，按说明书服用。

治法：清热解毒，开窍安神。

证象：热邪内陷，热入心包，高热烦躁，头痛项强，手足抽搐，神昏谵语，舌红苔黄，脉数。

评介：本方为传统经典古方，至今多用，疗效显著，常用于流脑、乙脑、中毒性痢疾、脑卒中及其他痰热内闭，神识昏迷者。

方五 龙胆石膏汤

出处：《中国中医药报》社主编《中国当代名医名方录》周瑞石方。

组成： 龙胆草 60g，生石膏 160g，白茅根 95g，大青叶 95g，知母 60g，玄参 95g，生地黄 95g，忍冬藤 95g，蒲公英 95g，甘草 45g。

用法： 清水 3750mL，煎存 1250mL，成人每次服 120mL，每隔 3～4 小时一次；小儿剂量酌减；作预防用时减量。

治法： 清热解毒，滋阴止痉。

证象： 热盛邪实的发热头痛，温病斑疹，项背强直，四肢抽搐，角弓反张，流行性脑脊髓膜炎。

评介： 本方为广东省名老中医周瑞石经验方，功效以清热解毒为主，运用时适当加减。曾应用于治疗和预防流行性脑脊髓膜炎等病，效果良好。

50. 流行性乙型脑炎

方一 清营汤

出处： 清代吴鞠通《温病条辨》。

组成： 犀角 2g（挫末冲服），生地黄 15g，玄参 10g，麦冬 10g，黄连 5g，金银花 10g，连翘 10g，丹参 12g，竹叶 4g。

用法： 水煎服，日 1 剂，分 2 次服。犀角可以用水牛角 10g 代替。

治法： 清热解毒，救阴透斑。

证象： 流行性乙型脑炎，热邪入营，身热夜甚，烦躁不眠，神昏谵语，斑疹隐隐，以及其他热性传染病，舌绛而干，脉细数。

评介： 本方为传统古方，常用于热邪传营，身热烦渴，神昏烦躁，斑疹隐隐等证象，如乙型脑炎、流脑及败血症等。营分证是温热入血的轻浅阶段。

方二 千金散

出处： 明代龚廷贤《寿世保元》。

组成： 全蝎 9g，僵蚕 9g，朱砂 12g，牛黄 1g，天麻 12g，黄连 12g，胆南星 9g，冰片 2g，甘草 6g。

用法： 共研细末，每服 1g，1 日 2～3 次；或用中成药，药店有售，按说明书服用。

治法：清热化痰，镇痉定惊。

证象：流行性乙型脑炎，暑入营血，高热神昏，痰涎壅盛，头痛项强，手足厥冷，角弓反张，舌绛，脉细数。

评介：本方为古代经典方剂，功能祛风镇痉，化痰定惊，疗效显著，可用于乙型脑炎、小儿急慢惊风及痰喘等病症。

方三　大定风珠

出处：清代吴鞠通《温病条辨》。

组成：生地黄 18g，白芍 18g，麦门冬 18g，五味子 6g，生龟板 12g，生牡蛎 12g，生鳖甲 12g，阿胶 9g，麻仁 6g，炙甘草 10g，鸡子黄 2 枚。

用法：水煎去渣，纳阿胶烊化，再入鸡子黄搅匀，分 2～3 次温服。

治法：滋阴，息风，固脱。

证象：乙型脑炎后期，温邪久留，灼伤真阴，虚风内动，手足拘挛，神倦头痛，时时欲脱，舌绛苔少，脉虚弱。

评介：本方是一个经典滋补性强壮剂，治阴伤内耗，肝风暗动，手足抽动患者，如乙型脑炎后期等症，有一定疗效。

51. 小儿麻痹症

方一　小儿麻痹初起方

出处：中医研究院主编《常见病验方研究参考资料》。

组成：金银花 10g，连翘 10g，桔梗 5g，薄荷 3g，竹叶 3g，牛蒡子 6g，芦根 10g，板蓝根 10g，玄参 10g，丝瓜络 12g，甘草 3g。

用法：水煎服，日 1 剂，分 2 次服。

治法：解表泄热，解毒化浊。

证象：小儿麻痹症初起，湿温痿痹，筋脉失养，表现发热，多汗，全身不适，伴有呼吸道和消化道症状。

评介：本方为中医研究院验方研究资料中的方剂，用于小儿麻痹症前期。小儿麻痹症又名脊髓灰质炎，是由脊髓灰质炎病毒经消化道传染引起的急性神经系统传染病，遇到此病可选用本方治疗。

方二 祛风化湿方

出处：上海中医学院等主编《赤脚医生手册》。

组成：羌活 10g，独活 10g，秦艽 10g，当归 10g，赤芍 10g，川芎 6g，桑寄生 10g，牛膝 10g，茯苓 12g，延胡索 10g，甘草 3g。

用法：水煎服，日 1 剂，分 2 次服。

治法：祛风化湿，活血通络。

证象：小儿麻痹症，肌肉疼痛，肌张力增强，腱反射亢进，瘫痪前期。

评介：本方为上海《赤脚医生手册》中的方剂，作用以祛风、化湿、活血为主，可用于小儿麻痹症发生瘫痪之前，可按症状辨证施治。

方三 小儿麻痹后期方

出处：上海中医学院等主编《赤脚医生手册》。

组成：黄芪 15g，当归尾 10g，赤芍 6g，川芎 3g，干地龙 5g，桃仁 5g，红花 3g，桂枝 3g。

用法：水煎服，日 1 剂，分 2 次服。

治法：益气活血，强筋舒络。

证象：小儿麻痹症后期，各部位瘫痪，面色苍白，多汗，四肢不温者。

评介：本方为上海《赤脚医生手册》中的方剂，作用益气活血，强筋舒络。可用于小儿麻痹症发展到瘫痪期或恢复期，体温不高，出现肢体瘫痪患者。

52. 破伤风

方一 五虎追风散

出处：湖南医学院主编《农村医生手册》。

组成：蝉蜕 30g，制南星 6g，天麻 6g，全蝎 7 个，僵蚕 7 条，朱砂 2g。

用法：水煎服，日 1 剂，分 2 次服。黄酒为引冲服朱砂。

治法：祛风解痉。

证象：破伤风初期，咀嚼稍有困难，颈项活动受限，苔白腻，脉紧。

评介：本方为治疗破伤风之经典传统方，方中蝉蜕量较大为主药，经验证明此药祛风解痉确有实效。如遇到上述证象患者，可选用之。朱砂须在医师指导下应用。

方二　玉真散

出处： 明代陈实功《外科正宗》。

组成： 防风 10g，羌活 10g，蝉蜕 6g，白附子 10g，天麻 10g，白芷 10g，制南星 5g。

用法： 共研细末，开水送服，每次 6 ~ 9g，每日 3 次，加酒少量兑服。

治法： 祛风镇痉。

证象： 破伤风，角弓反张，牙关紧闭，苔薄，脉弦。

评介： 本方为传统古方，主要用于破伤风患者，有一定疗效，值得选用。

方三　止痉汤

出处： 方药中等主编《实用中医内科学》。

组成： 制川乌 10g，制草乌 10g，白附子 10g，白僵蚕 10g，胆南星 10g，清半夏 10g，羌活 10g，防风 10g，全蝎 6 只，蜈蚣 3 条，蝉蜕 10g，天麻 10g，白芷 10g，大黄 10g，甘草 6g，琥珀 3g（另包），朱砂 3g（另包）。

用法： 水煎服，日 1 剂，分 3 次服；另将琥珀、朱砂研细末，随汤药服。

治法： 清热解毒，凉肝息风。

证象： 破伤风，四肢抽搐，项背强急，角弓反张，苦笑表情等。

评介： 本方为《实用中医内科学》收载的治疗破伤风验方，组方全面，疗效可靠，可以选用。朱砂须在医师指导下应用。

53. 儿童多动症

方一　恬静散

出处： 中国中医药报社主编《中国当代名医名方录》。

组成： 熟地黄 15g，山萸肉 15g，甘枸杞 15g，五味子 10g，生龙骨 30g，生牡蛎 30g，生白芍 15g，炙甘草 10g，淮小麦 50g，红枣 10 枚，茯神 15g，炙远志 10g。

用法： 上方共为细末，每次服 10g，日服 1 次，加糖少许，开水调服。

治法： 宁心安神，平肝潜阳。

证象： 小儿多动症，以多动，易怒，心烦，少寐为其特征。

评介：本方为江苏省名中医孙浩自拟经验方，治疗小儿多动综合征效果较好，深受患儿家长的欢迎。本病多见于学龄儿童，发病原因多与先天禀赋有关，小儿心气有余，肝阳偏亢。恬静散能养心安神，滋肾平肝，对多动症患儿非常适宜。

方二　滋肾平肝汤

出处： 刘茂才主编《现代疑难病中医治疗精粹》。

组成： 熟地黄20g，牡丹皮12g，山茱萸10g，远志6g，石菖蒲8g，白芍12g，龟甲12g，山药15g，石决明15g，珍珠母20g，夜交藤15g，甘草3g。

用法： 水煎服，日1剂，分2次温服。

治法： 滋肾阴，潜肝阳。

证象： 性情急躁，冲动任性，多动多语，思想涣教，注意力不集中，口干咽燥，舌红少苔。

评介： 此方是治疗小儿多动症的自拟验方。用药合理，组方得当，效果良好，可以应用。

方三　泻心宁神汤

出处： 刘茂才主编《现代疑难病中医治疗精粹》。

组成： 黄连5g，瓜蒌皮10g，竹茹8g，枳实10g，法半夏10g，石菖蒲8g，浮小麦15g，珍珠母25g，胆南星8g，甘草3g。

用法： 水前服，日1剂，分2次温服。

治法： 泻心清热，宁心安神。

证象： 小儿多动多语，烦燥不安，冲动任性，思维涣散，注意力不集中，小便黄少，大便干洁，舌红苔黄，脉滑数。

评介： 此方是治疗小儿多动症的自拟方，辨证论治，用药适当，组方合理，效果良好，可以应用。

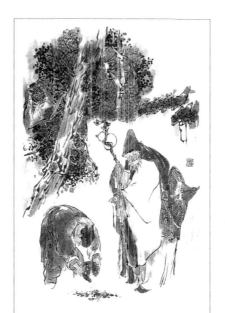

三、血液循环系统病证

　　血液循环系统病证有18种。本来也可分为血液系统和循环系统两部分，因两者关系密切，又往往互为因果，故从中医角度统称血液循环系统较妥。

54. 心悸

方一 朱砂安神丸（又名安神丸）

出处： 金代李东垣《兰室秘藏》。

组成： 黄连 6g，朱砂 3g，生地黄 30g，当归 15g，炙甘草 3g。

用法： 水煎服，朱砂研末，分 3 次冲服；药店有售中成药，按说明书服用。

治法： 镇心安神，清热养阴。

证象： 心阴不足，心阳有余，心神烦乱，心悸怔忡，胸中烦热，失眠多梦，舌红，脉细数。

忌宜： 本方朱砂有毒，不宜多服或久服。

评介： 本方为传统古方，广为运用，临床治疗心悸、怔忡，兼见心烦等症，可优先选用。朱砂须在医师指导下应用。

方二 柏子养心丸

出处： 明代彭用光《体仁汇编》。

组成： 柏子仁 30g，枸杞子 12g，麦冬 10g，当归 10g，石菖蒲 10g，茯神 15g，玄参 15g，熟地黄 15g，甘草 5g。

用法： 水煎服，日 1 剂，分 2 次服；有中成药，按说明书服用。

治法： 养心安神，补肾滋阴。

证象： 营血不足，心肾失调，精神恍惚，心悸怔忡，健忘多梦，遗精盗汗，脉细数。

评介： 本方为古代经典方，临床常用，辨证用药，效果良好。

方三 天王补心丹（又名补心丹）

出处： 明代洪基《摄生秘剖》。

组成： 生地黄 20g，天冬 10g，麦冬 10g，柏子仁 15g，酸枣仁 15g，当归 10g，党参 10g，玄参 10g，丹参 12g，茯苓 15g，五味子 10g，远志 6g，桔梗 6g。

用法： 中成药，药店有售，按说明书服用；或作汤剂，水煎服，日 1 剂，分 2 次服。

治法： 滋阴养血，补心安神。

证象： 心肾不足，阴亏血少，心悸健忘，虚烦失眠，梦遗，便秘，舌红少苔，脉细数。

评介： 本方为古代经典方，临床常用，不仅用于心悸健忘等症，还治疗心肾不足、阴亏血少之虚烦失眠等，效果良好。

方四　平补镇心丹

出处： 宋代陈师文等《太平惠民和剂局方》。

组成： 酸枣仁 30g，茯神 20g，五味子 10g，肉桂 3g，麦冬 10g，龙齿 20g，生地黄 15g，山药 15g，人参 10g，朱砂 2g（研末冲服），远志 10g，当归 15g，柏子仁 20g，石菖蒲 10g，炙甘草 5g。

用法： 作汤剂，水煎服，日 1 剂，分 2 次服。

治法： 益气养心，镇惊安神。

证象： 心神不宁，心悸，善惊易恐，坐卧不安，苔薄白，脉虚数或结代。

评介： 本方为古代传统方，治疗心神不安、心不藏神，心中惕惕，而致心悸者，效果良好。

55. 心前区痛

方一　栝蒌薤白半夏汤

出处： 汉代张仲景《金匮要略》。

组成： 栝蒌实 12g，薤白 10g，半夏 10g，米酒 15 ～ 20mL（后入）。

用法： 水煎服，日 1 剂，分 2 次服，米酒后入为引。

治法： 通阳散结，逐痰通痹。

证象： 胸痹，胸闷，心痛彻背，喘息咳唾，痰多气短，苔白腻，脉弦滑。

评介： 本方为古代经典常用方，临床用于心前区痛，冠心病、肺心病，证属痰浊壅滞，胸阳不振者。本方也用于血液循环系统病证冠状动脉硬化性心脏病。

方二　枳实薤白桂枝汤

出处： 汉代张仲景《金匮要略》。

组成： 枳实 10g，薤白 10g，桂枝 6g，厚朴 12g，瓜蒌实 12g。

用法： 水煎服，日1剂，分3次温服。

治法： 通阳散结，活血行气。

证象： 胸痹气结，心前区痛，胸闷痞满，气从胁下上抢于心，苔白腻，脉沉弦紧。

评介： 本方为古代经典方剂，临床用于心前区痛、冠心病、胸痹等，现代临床应用时多有加减，气滞甚者加降香、郁金；血瘀甚者加丹参、山楂；痰湿甚者加半夏等。本方也用于呼吸系统病证胸胁痛。

方三　血府逐瘀汤

出处： 清代王清任《医林改错》。

组成： 牛膝12g，桃仁10g，红花10g，当归12g，川芎10g，赤芍10g，生地黄12g，枳壳10g，柴胡10g，桔梗6g，甘草3g。

用法： 水煎服，日1剂，分3次温服。

治法： 行气活血，祛瘀止痛。

证象： 瘀血内阻，血行不畅，心胸疼痛，心区憋闷，心悸怔忡，舌红有瘀点瘀斑，脉弦紧。

评介： 本方为活血化瘀传统经典方剂，应用广泛，疗效显著，是治疗心前区痛、胸痹等症的常用方剂。本方一方多用，也用于神经系统病证眩晕等。

方四　失笑散

出处： 宋代陈师文等《太平惠民和剂局方》。

组成： 五灵脂（酒研）、炒蒲黄等分。

用法： 共为细末，每服6g，用黄酒或醋冲服；或作汤剂，水煎服，日1剂。剂量酌定。

治法： 活血行瘀，散结止痛。

证象： 瘀血内阻，以致心区绞痛、产后恶露不行、小腹急痛等症。

评介： 本方为传统经典方，前人用此方，每于不觉中病愈痛止，欣然失笑，故名失笑散。近代常用于治疗冠心病、心绞痛。由于本方药少味单，有医家常加用川芎、郁金、丹参、赤芍、桃仁、红花等疗效较好。

方五　丹参饮

出处： 清代陈修园《时方歌括》。

组成：丹参 30g，檀香 5g，砂仁 5g。

用法：水煎服，日 1 剂，分 3 次服。

治法：行气化瘀，活血止痛。

证象：气滞血瘀，心绞痛，胃脘痛，舌淡紫有瘀斑，脉弦涩。

评介：本方为清代名医陈修园治心腹诸痛的著名方剂，疗效显著。后世多用于心绞痛、胃痛的预防和治疗，作用明显，如遇到上述证象患者，当选用之。

方六　益心汤

出处：卢祥之著《百治百验效方集》载颜德馨方。

组成：党参 15g，黄芪 15g，葛根 15g，川芎 9g，丹参 15g，赤芍 9g，山楂 30g，决明子 30g，石菖蒲 5g，降香 3g。

用法：水煎服，日 1 剂，分 3 次服。

治法：益气养心，行气活血，祛瘀止痛。

证象：冠心病心绞痛，胸部闷痛，气短，喘息不得卧，甚至胸痛彻背，背痛彻胸。

评介：本方为《百治百验效方集》一书中登载上海名医颜德馨自拟方剂，取补气与活血同用，通补兼施，固本清源，用于冠心病心绞痛的治疗，颇有效验，遇到这种患者，可以选用。

方七　冠心苏合丸

出处：方药中等主编《实用中医内科学》载经验方。

组成：苏合香 50g，冰片 105g，制乳香 105g，檀香 210g，青木香 210g。

用法：上方制成 1000 丸。每次 1 粒，每天 1～3 次，或在睡前、发病时服。有售中成药，按说明书服用。

治法：芳香开窍，行气止痛。

证象：冠心病，心绞痛，胸闷憋气，心前区不适，属痰浊气滞者。

忌宜：平素胃寒者慎服。

评介：本方为著名经验方，较多应用，对冠心病、心前区痛等病证疗效明显，临床如遇到上述证象患者，可以选用。

56. 心律失常

方一　炙甘草汤（又名复脉汤）

出处：汉代张仲景《伤寒论》。

组成：炙甘草 12g，桂枝 6g，生地黄 30g，人参 6g，阿胶 12g（烊化冲服），麦门冬 15g，麻仁 12g，生姜 6 片，大枣 6 枚。

治法：益气养血，滋阴复脉。

用法：水煎服，日 1 剂，分 3 次服。（原方以酒水各半同煎）

证象：气虚血少所致的脉结代，心动悸，心律不齐，胸痛，气短，咳嗽，身体瘦弱，苔少，脉虚数。

评介：本方为古代经典方，能益气补血复脉，为治疗脉结代，心动悸的主要方剂。因其能复脉定悸，故又名复脉汤。

方二　鞑温宁心汤

出处：《中国中医药报》社主编《中国当代名医名方录》夏锦堂方。

组成：桂枝 10g，炙甘草 15g，党参 30g，麦冬 12g，五味子 6g，丹参 18g，炒酸枣仁 18g，炙远志 10g，生姜 6g，大枣 6 枚。

用法：水煎服，日 1 剂，分 2～3 次服。

治法：温阳宁心，调整心律。

证象：心阳不振，心悸不安，胸闷气短，心律失常，心动过缓，过早搏动，房室传导阻滞，脉细缓或结代。

评介：本方为河北名医夏锦堂经验方，专治心阳不振，心脉失于温养，心律失常。此方组方合理，用药精当，效果显著，值得选用。

方三　活血理气汤

出处：上海中医学院等主编《赤脚医生手册》。

组成：紫丹参 15g，制香附 10g，广郁金 10g，赤芍 10g，广木香 6g。

用法：水煎服，日 1 剂，分 2 次服。

治法：活血理气。

证象：血瘀气滞，心律不齐，胸闷，头痛，舌有紫块，脉有结代。

评介：本方为来自上海基层医生的经验方，遇有血瘀气滞、心律不齐、胸闷患者，可以选用。

57. 休克

方一　参附龙牡救逆汤

出处： 湖南医学院主编《农村医生手册》。

组成： 人参 6g（或党参 30g），附子 9g，龙骨 15g，牡蛎 15g。

用法： 水煎服，日 1 剂，急救顿服。

治法： 回阳固脱，复脉救逆。

证象： 休克阳气将脱，面色苍白，四肢发凉，汗流不止，或有发绀，脉微弱。

评介： 本方为抢救治疗休克初期的方剂。休克属中医脱证范围，其成因甚多，有感染性、创伤性、心源性、失血性及过敏性等。本病重危，应迅速综合抢救，包括输液等，中医乃综合措施之一。

方二　抗休克合剂

出处： 方药中等主编《实用中医内科学》载北京中医研究院方。

组成： 红参 8g，麦冬 12g，五味子 10g，熟附子 15g，干姜 10g，炙甘草 10g，肉桂 5g。

用法： 水煎服，日 1 剂，分 3 次服。

治法： 补气固脱，回阳救逆。

证象： 休克，微循环功能障碍，神志呆钝，脸色苍白，四肢湿冷，血压下降，尿量减少，脉搏细数。

评介： 本方为生脉散合四逆汤加肉桂组成，功效补气固脱，回阳救逆，强心升压，改善周围循环，用于休克的抢救治疗，有一定疗效。

方三　升压汤

出处： 方药中等主编《实用中医内科学》。

组成： 人参 10g，熟附子 8g，当归 12g，桂枝 10g，细辛 5g，通草 6g。

用法： 水煎服，日 1 剂，分 2～3 次服

治法： 回阳固脱，益气救逆。

证象： 休克，阳气暴脱，手足厥冷，恶寒踡卧，神志痴呆，血压降低，出

汗，脉细微。

评介： 本方为抢救休克经验方，用于阳脱，血压下降，手足厥冷，脉微欲绝患者。

58. 高血压

方一　天麻钩藤饮

出处： 胡光慈编著《杂病证治新义》。

组成： 天麻10g，钩藤15g，石决明20g（先煎），桑寄生20g，夜交藤15g，茯苓15g，牛膝12g，益母草12g，杜仲10g，黄芩10g，栀子8g。

用法： 水煎服，日1剂，分2次服。

治法： 平肝潜阳，息风降压。

证象： 肝阳上亢，头目胀痛，头晕头重，心烦易怒，睡眠不宁，口苦胁痛，面红目赤，大便干结，小便黄赤，舌红苔薄黄，脉弦。

评介： 本方为治疗高血压病的首选方剂，方中多数药物，据药理试验，均有降压作用，临床上对阴虚阳亢型高血压病患者效果显著，可以选用。本方一方多用，也用于神经系统病证头痛。

方二　平降丸

出处： 天津市中医医院编著《中医内科》。

组成： 夏枯草10g，白蒺藜10g，草决明10g，生石决明15g，茺蔚子10g，桑寄生15g，生杜仲15g，天麻10g，钩藤10g，黄芩15g，豨莶草15g，甘草3g。

用法： 共研细末，炼蜜为丸，每丸10g，每次1丸，日服2次；或作汤剂，水煎服，日1剂，分2次服。

治法： 滋补肝肾，育阴潜阳。

证象： 阴虚阳亢，血压升高，眩晕耳鸣，视力模糊，心悸心烦，失眠健忘，腰膝酸软，夜尿增多，舌红苔白黄，脉弦。

评介： 平降丸为天津市中医医院配制生产的丸药，对缓解高血压患者的临床症状有一定疗效，降压作用较缓慢。

方三　新制滋阴潜阳汤

出处：甘肃省卫生局主编《新编中医入门》。

组成：生地黄 18g，山萸肉 10g，生山药 12g，杜仲 15g，制首乌 10g，麦门冬 10g，桑寄生 15g，茯苓 12g，白芍 10g，怀牛膝 12g，生龙骨 15g，生牡蛎 15g，紫石英 10g。

用法：水煎服，日 1 剂，分 3 次服。

治法：滋阴降火，潜阳息风。

证象：阴虚阳亢，血压升高，头痛头昏，心悸失眠，腰酸腿软，耳鸣，脉沉弦。

评介：本方为甘肃省卫生局收录的治疗阴虚阳亢型高血压病的方剂，组方得当，用药全面，疗效明显，有上述证象患者，可选用之。

方四　二仙汤（又名仙茅汤）

出处：卢祥之、谢海洲主编《历代中医得效方全书》载《方剂学》。

组成：仙茅 12g，淫羊藿 12g，当归 10g，巴戟天 10g，黄柏 8g，知母 8g。

用法：水煎服，日 1 剂，分 2 次服。

治法：补肾泻火，调理冲任。

证象：妇女更年期综合征，冲任不调，头痛眩晕，高血压，心烦失眠，周身不适，胁痛，舌红苔薄白，脉弦细数。

评介：本方常用于妇女更年期前后，血压波动不稳，出现更年期综合征，月经异常，精神倦怠，情志不舒等。

59. 贫血

方一　当归补血汤

出处：金代李东垣《内外伤辨惑论》。

组成：黄芪 30g，当归 10g（酒洗）。

用法：水煎服，日 1 剂，分 2 次服。

治法：补气生血，实卫和营。

证象：劳倦内伤，气虚血弱，肌热面赤，烦渴欲饮，以及妇人经行、产后血虚发热，头痛等。

评介：本方为传统经典古方，历代应用，虽然只有两味药，但却都是治疗贫血，补血的主药，黄芪补气，当归补血，中医称"气为血之帅，血为气之母"，两者的关系极为密切，补血必须益气，当然临床应用时还要加配其他有关补血药物。

方二　四物汤

出处： 宋代陈师文等《太平惠民和剂局方》。

组成： 当归 12g，熟地黄 12g，白芍 10g，川芎 6g。

用法： 水煎服，日 1 剂，分 2 次服。

治法： 补血养血，疏肝调经。

证象： 血虚证，面色少华，头晕目眩，妇女血虚血滞所致的月经不调，脐腹作痛，舌淡，脉细。

评介： 本方为传统经典方，既是补血剂的主方，又是调经要方。但是专门用作补血时，还要重用补气药，气为血之帅，益气才能更好生血。

方三　八珍汤

出处： 明代薛己《正体类要》。

组成： 当归 10g，党参 10g，白芍 10g，白术 10g，茯苓 12g，熟地黄 12g，川芎 6g，炙甘草 5g。

用法： 加生姜 3 片，大枣 2 枚。水煎服，日 1 剂，分 2 次服。

治法： 补益气血。

证象： 气血两虚，面色苍白或萎黄，心悸怔忡，头晕目眩，气短懒言，食欲不振，舌淡苔白，脉细弱或虚大无力。

评介： 本方为传统经典方剂，是由四君子汤与四物汤组成，有气血双补作用，用于病后失调、久病失治、失血过多、明显贫血之症，疗效显著。本方一方多用，也用于全身病证疲乏及生殖系统病证闭经等。

方四　归脾汤

出处： 宋代严用和《济生方》。

组成： 党参 2g，炒白术 10g，茯苓 15g，炙黄芪 15g，当归 10g，酸枣仁 15g，龙眼肉 15g，远志 8g，木香 5g，炙甘草 6g，生姜 2 片，大枣 3 枚。

用法： 水煎服，日 1 剂，分 2 次服。

治法：益气补血，养心宁神。

证象：心脾两虚，气血不足，气不摄血，心悸怔忡，健忘不寐，体倦食少，月经过多或量少，舌淡，脉弱。

评介：本方为著名传统经典方剂，主要用于心脾两虚、气血不足、血虚证，及各种贫血患者。本方一方多用，也用于全身病证郁证。

方五　补肾助阳方

出处：崔玲等主编《中西医结合内科学》自拟方。

组成：菟丝子 15g，补骨脂 15g，肉苁蓉 12g，巴戟天 12g，淫羊藿 12g，仙茅 10g，锁阳 12g，熟地黄 15g，制首乌 15g，枸杞子 15g，炙黄芪 20g，当归 15g。

用法：水煎服，日 1 剂，分 2 次服。

治法：补肾助阳，益气养血。

证象：再生障碍性贫血肾阳不足，脾肾阳虚，心悸气短，面色无华，周身乏力，腰酸腿软，手脚不温，舌淡苔薄白，脉细无力。

评介：本方为《中西医结合内科学》作者自拟经验方，主要用于以脾肾阳虚为主证的再生障碍性贫血，补肾培本药力较强，符合本证象之贫血患者，可以选用。

方六　绛矾丸

出处：上海中医学院主编《内科学》（下册）方。

组成：绛矾 1g（煅用），厚朴 10g，苍术 10g，陈皮 8g，鸡内金 6g，大枣 10g，甘草 5g。

用法：共研细末，制成小丸，每服 2g，日服 3 次。一般 20 天为 1 个疗程。

治法：健脾补血。

证象：面色萎黄，神疲乏力，缺铁性贫血。

评介：本方中绛矾因含硫酸亚铁，故能用于治疗缺铁性贫血。如在服后患者有腹胀、恶心、胃部不适者，可在方中加入行气和胃药物。

60. 血小板减少性紫癜

方一 凉血地黄汤

出处：湖南医学院主编《农村医生手册》。

组成：生地黄 30g，白茅根 30g，紫草 15g，炒蒲黄 10g，白芍 10g，连翘 12g。

用法：水煎服，日 1 剂，分 2 次服。

治法：滋阴清热，凉血止血。

证象：皮肤和黏膜多发性慢性出血，反复发作，紫癜呈暗红色，下肢多见，手足心热，妇女月经提前量多，血小板减少，舌红绛少苔，脉细数。

评介：本方主要凉血止血，可治疗慢性血小板减少性紫癜，有一定疗效。

方二 升麻鳖甲玄参合剂

出处：方药中等主编《实用中医内科学》。

组成：升麻 6g，鳖甲 20g，玄参 20g，当归 15g，丹皮 10g，阿胶 15g（烊化），生地黄 15g，黄芪 20g，仙鹤草 15g，木香 6g。

用法：水煎服，日 1 剂，分 3 次服。

治法：滋阴降火，宁络止血。

证象：血小板减少性紫癜，皮肤和黏膜瘀点、瘀斑、齿衄、鼻衄或内脏出血。

评介：本方为《实用中医内科学》收录之固定方药，该书称对血小板减少性紫癜有较好疗效，可以选用。

方三 茜根散

出处：明代张景岳《景岳全书》。

组成：茜草根 15g，黄芩 10g，阿胶 12g（烊化），侧柏叶 15g，生地黄 20g，甘草 6g。

用法：作汤剂，水煎服，日 1 剂，分 2 次服。

治法：清热，凉血，止血。

证象：血小板减少性紫癜，瘀点、瘀斑、出血等。

评介：本方为古代名方，作用主要是凉血止血，用于虚火上炎、热伤血络之血小板减少性紫癜。

61. 过敏性紫癜

方一 过敏性紫癜单方

出处: 上海中医学院等主编《赤脚医生手册》。

组成: 生白芍 12g, 生地炭 15g, 炙乌梅 5g, 防风 10g, 小蓟 30g, 槐花 15g, 红枣 10 枚, 生甘草 5g。

用法: 水煎服, 日 1 剂, 分 2 次服。

治法: 摄血养血, 清热脱敏。

证象: 过敏性紫癜, 皮下点状出血、瘀斑, 或乌青块, 紫癜微高起, 多见下肢, 局部发痒, 或可出现腹痛、关节痛、便血和血尿。

评介: 本方为专治过敏性紫癜的经验方, 本病由变态反应引起血管壁渗透性和脆性增加所致, 临床选用, 可获良效。

方二 抗紫癜方

出处: 方药中等主编《实用中医内科学》载西苑医院方。

组成: 金银花 10g, 蒲公英 15g, 紫花地丁 15g, 土茯苓 15g, 白鲜皮 12g, 地肤子 12g, 萆薢 10g, 丹参 15g, 赤芍 10g, 蝉蜕 10g, 防风 10g, 泽泻 10g, 白芷 10g, 甘草 6g。

用法: 水煎服, 日 1 剂, 分 3 次服。

治法: 清热解毒, 凉血化瘀。

证象: 过敏性紫癜, 热毒蕴结, 热盛迫血, 出现紫癜者。

评介: 本方为西苑医院治疗过敏性紫癜经验方, 据介绍有较好疗效, 临床可以选用。

方三 过敏性紫斑方

出处: 天津市南开医院皮肤科编《中西医结合治疗常见皮肤病》。

组成: 黄芪 15g, 党参 12g, 白术 10g, 茯苓 15g, 当归 10g, 赤芍 10g, 红花 9g, 牛膝 10g, 鸡血藤 15g, 甘草 6g。

用法: 水煎服, 日 1 剂, 分 2 次服。

治法: 健脾活血, 化瘀通络。

证象：脾虚血瘀型过敏性紫癜，面色苍白，食欲不振，四肢乏力，下肢浮肿，反复发生下肢瘀斑或紫斑，口腔溃疡，舌胖淡，脉滑无力。

评介：紫斑属中医内科杂病范围，以血液溢出或渗出肌肤之间、皮肤呈现青紫斑点或斑块为临床特征，和西医学的血小板减少性紫癜及过敏性紫癜基本同类，治疗此类疾病同样疗效显著。

62. 白细胞减少症

升白细胞验方

出处：安徽省卫生局编《安徽单验方选集》。

组成：生地黄 15g，熟地黄 15g，黄精 30g，红枣 30g，甘草 10g。

用法：水煎服，日 1 剂，分 2 次服。

治法：益气补血，滋阴健脾。

证象：患慢性及重证疾病后期，白细胞下降，气虚血衰，免疫力低下。

评介：本方为安徽医学院附属医院经验方，作用能益气补血，升高白细胞，临床遇到白细胞减少之类证象患者，可以选用。

63. 病毒性心肌炎

百合益心汤

出处：《中国中医药报》社主编《中国当代名医名方录》范振域方。

组成：百合 30g，沙参 15g，麦冬 15g，生地黄 30g，丹皮 15g。

用法：共水煎，每剂取汁 500mL，每日 1 剂，分 3 次服。

治法：益肺养心，凉血解毒，清热安神。

证象：病毒性心肌炎症见心悸，胸闷，气短，咽红赤，舌红。

忌宜：用药期间忌食油腻辛辣之品。

评介：本方是北京中医学院毕业的著名中医范振域的临床经验方。范氏从事中医 50 多年，在治疗心血管疾病方面积累了丰富经验。提出诊治病毒性心肌炎要注意观察患者咽喉、舌及软腭黏膜色泽以指导辨证，治疗以凉血解毒为法旨。该方用药巧妙，立法灵活，屡收显效。

64. 血栓闭塞性脉管炎

方一　四妙勇安汤

出处：清代鲍相璈《验方新编》。

组成：当归20g（原方60g），玄参30g（原方90g），金银花30g（原方90g），甘草10g。

用法：水煎服，日1剂，分2次服。

治法：清热解毒，活血止痛。

证象：血栓闭塞性脉管炎热毒炽盛，患肢暗红微肿灼热，溃烂，疼痛剧烈，烦热口渴，舌红，脉数。

评介：本方为古代经典方剂，专门用来治疗脱疽、热毒炽盛之症，近代多用于治疗属热毒型之脉管炎，效果较好。唯药力较单，临床可根据病情调整剂量或增补药味。

方二　阳和汤

出处：清代王维德《外科全生集》。

组成：熟地黄20g，鹿角胶10g，白芥子10g，肉桂3g，姜炭3g，麻黄3g，甘草3g。

用法：水煎服，日1剂，分2次温服。

治法：温阳补虚，散寒通滞。

证象：阳虚寒凝，血滞痰阻，一切阴疽、流注、痰核、瘰疬，患处漫肿无头，皮色不变，属阴疽范畴之血栓闭塞性脉管炎，舌淡苔白，脉沉迟。

评介：本方为经典古方，临床常用，可用于阳虚寒凝血滞型血栓闭塞性脉管炎，有一定疗效。

65. 心力衰竭

方一　参桂四逆汤

出处：刘茂才主编《现代疑难病中医治疗精粹》谢海珍方。

组成：人参15g（另炖），熟附子15g（先煎），肉桂3g（焗服），干姜12g，炙甘草10g，龙骨30g，牡蛎30g。

用法：水煎服，日 1～2 剂，每日 3 次服。

治法：回阳救逆，益气养心。

证象：心力衰竭心阳虚脱证，呼吸气促，张口抬肩，烦躁不安，面色苍白，汗出如油，四肢厥逆，尿少浮肿，苔少，脉细欲绝。

评介：心力衰竭可分为心阳虚脱、心肾阳虚、气阴两虚等几型，本方可用于心阳虚脱型心力衰竭，其作用能固后天，补先天，壮元阳，通心脉，诸药共奏回阳救逆、补虚固脱之功，疗效显著，可选用之。

方二　新订炙甘草汤

出处：天津市中医医院编著《中医内科》。

组成：炙甘草 12g，人参 10g（另炖），桂枝 6g，紫丹参 15g，紫石英 20g，麦冬 10g，琥珀粉 2g。

用法：水煎服，日 1 剂，分 3 次服。

治法：益气补血，宁心复脉。

证象：气血虚弱，虚羸少气，心悸气短，面色不华，头晕目眩，心烦盗汗，夜寐不安，舌淡，脉细弱。

评介：本方为天津《中医内科》方剂。心力衰竭在西医学可分为三度：可从事轻体力活动，干体力活动时出现症状，为一度；休息时无不适，轻体力活动时即出现症状，为二度；在卧床休息状态时亦出现症状，为三度。本方治疗一、二度心力衰竭有较好疗效。

方三　养心汤

出处：明代王肯堂《证治准绳》。

组成：炙黄芪 15g，茯神 10g，茯苓 10g，半夏曲 10g，炒酸枣仁 10g，当归 10g，柏子仁 10g，川芎 6g，炙远志 6g，五味子 6g，人参 6g（或党参 12g），肉桂 3g，炙甘草 3g，大枣 2 枚，生姜 5 片。

用法：水煎服，日 1 剂，分 3 次服。

治法：益气，养心，宁神。

证象：心气不足，心神不宁，心悸怔忡，气短乏力，动则更甚，汗出，胸闷，懒言，舌淡苔薄白，脉细弱。

评介：本方为古代经典方剂，现代临床上多用于心气不足，轻度心力衰竭患者，疗效较好。

66. 风湿性心脏病

方一　银翘白虎秦艽汤

出处： 方药中等主编《实用中医内科学》。

组成： 生石膏 30g，知母 12g，粳米 20g，甘草 10g，金银花 12g，连翘 12g，秦艽 15g，防己 12g，木瓜 10g，桑枝 10g。

用法： 水煎服，日 1 剂，分 3 次服。

治法： 清热利湿，祛风通络。

证象： 风湿性心脏病，风湿热型，发热不退，心悸气短，汗出，口干，舌红苔黄，脉滑数。

评介： 本方为《实用中医内科学》载急诊退热经验方，专治风湿性心脏病急性发热期，遇到风湿性心脏病急性阶段，发热不退，并有上述证象者，可选用之。

方二　济生肾气丸

出处： 宋代严用和《济生方》。

组成： 熟地黄 240g，山药 120g，山萸肉 120g，泽泻 90g，茯苓 90g，丹皮 90g，制附子 30g，桂枝 30g，牛膝 90g，车前子 90g。

用法： 共研细末，炼蜜为丸，每服 6g，1 日 2 次。

治法： 温补肾阳，利水消肿。

证象： 慢性风湿性心脏病心肾俱虚，心慌，气喘，心烦，失眠，乏力，眩晕，腰酸腿软，下肢浮肿，舌淡苔白，脉沉细。

评介： 本方为经典古方，是金匮肾气丸加牛膝、车前子而成，一般常用于慢性肾炎之腰疼、水肿、小便不利，若心肾虚性风湿性心脏病患者有上述证象者，可再加柏子仁、酸枣仁、五味子等养心安神药，服之疗效更好。

67. 冠状动脉粥样硬化性心脏病

方一　枳实薤白桂枝汤

出处： 汉代张仲景《金匮要略》。

组成： 枳实 12g，厚朴 12g，薤白 9g，桂枝 10g，瓜蒌 12g。

用法：水煎服，日 1 剂，分 3 次温服。

治法：行气活血，通阳散结。

证象：冠心病（冠状动脉硬化性心脏病），胸痹，心阳不振，胸痛彻背，阳气不足，气血不畅，心悸气短，咳喘，舌白腻，脉沉弦。

评介：本方为经典古方，可用于寒凝心脉型冠状动脉硬化性心脏病，具有心前区痛、胸闷彻背、心慌气短等症状，效果显著。本方一方多用，也用于血液循环系统病证心前区痛，呼吸系统病证胸胁痛等。

方二 瓜蒌薤白半夏汤

出处：汉代张仲景《金匮要略》。

组成：瓜蒌 12g，薤白 10g，半夏 10g，米酒适量。

用法：水煎服。

治法：通阳散结，行气止痛。

证象：冠心病，胸阳不振，胸痹胸痛，胸闷气短，心痛彻背，不得卧，苔厚腻，脉弦滑。

评介：本方为经典古方，现代临床多用于治疗冠心病，心前区不适或疼痛，效果较好。本方也用于血液循环系统病证心前区痛。

方三 冠心二号方

出处：方药中等主编《实用中医内科学》载中医研究院单验方。

组成：丹参 15g，赤芍 10g，川芎 10g，降香 6g，红花 6g。

用法：水煎服，日 1 剂，分 2 次服。

治法：活血化瘀，行气止痛。

证象：冠心病，心绞痛，心肌梗死，气滞血瘀，胸痹心痛，如刺如绞，痛连背臂，舌暗红苔黄白，脉沉细或结代。

评介：本方为现代广泛应用的治疗冠心病的基本方剂之一，可根据证象辨证论治，对症加减，效果显著。

方四 心痛宁方

出处：《中国中医药报》社主编《中国当代名医名方录》沈宝藩方。

组成：当归 15g，丹参 15g，红花 10g，川芎 10g，瓜蒌 15g，薤白 10g，檀香 5g，厚朴 10g，桔梗 10g。

用法：水煎服，日 1 剂，分 2 次服。

治法：活血祛瘀，宁心止痛。

证象：气血瘀滞，痰瘀交阻，虚实夹杂之冠心病心绞痛。

评介：本方为新疆中医学院教授、主任医师沈宝藩自拟经验方，沈氏在治疗心脑血管病方面临床经验丰富，治疗有独到之处，所拟心痛宁方治疗冠心病，临床疗效显著。

方五　通阳复脉灵（又名补心通冠灵 3 号）

出处：鄢卫东、陈成主编《陇上中医传承集》刘国安方。

组成：炙甘草 10g，党参 18g，生地 12g，桂枝 10g，阿胶 12g（烊化），麦冬 10g，炒酸枣仁 30g（打碎），益母草 30g，柏子仁 30g，郁金 10g，当归 20g，川芎 10g，生姜 3 片，大枣 5 枚，黄酒（适量）。阳虚明显者以人参易党参，加黄芪、鹿茸等。

治法：调补阴阳，复脉通络。

用法：水煎服，日 1 剂，分 2 次服。

证象：老年冠心病，阴阳两虚兼有血瘀型，心悸气短，疲乏无力，怕冷自汗，胸痛胸闷，怔忡健忘，少寐多梦，头昏眼花，面色㿠白，舌质暗红，脉结代、沉细无力。

评介：本方为甘肃省名中医、甘肃省优秀专家、中西医结合主任医师、教授刘国安自拟经验方。刘氏在治疗老年冠心病方面有多年的研究并有丰富的经验，本方治疗阴阳两虚兼有血瘀型老年冠心病有良好疗效，可以首选运用。

68. 肺源性心脏病

方一　苓甘五味姜辛夏仁汤

出处：汉代张仲景《金匮要略》。

组成：茯苓 15g，甘草 8g，五味子 10g，干姜 10g，细辛 6g，半夏 8g，杏仁 10g。

用法：水煎服，日 1 剂，分 2 次服。

治法：温阳化饮，降逆止咳。

证象：肺心病缓解期，心肺阳虚，肺寒停饮，胸满气闷，动则气急，咳喘不得卧，面目浮肿，尿少，舌暗红苔白腻，脉细弱。

评介：本方为古代常用方剂，加减用于肺心病缓解期有一定疗效，遇到如上证象患者可选用之。

方二　参赭镇气汤

出处：清代张锡纯《医学衷中参西录》。

组成：党参15g，生赭石18g，生芡实15g，生山药15g，山萸肉18g，生杭芍12g，生龙骨18g，生牡蛎18g，苏子6g。

用法：水煎服，日1剂，分2次服。

治法：健脾益肾，温阳纳气，降逆平喘。

证象：肺实肾虚，喘逆迫促，咳喘痰多，动则心悸气短，胸闷乏力，面目肢体浮肿，腰酸腿软，四肢不温，苔白薄或白腻，脉沉细。

评介：本方为张锡纯著名方剂，临床多用于缓解期肺心病，咳喘痰多，心悸气短等，兼有上述证象患者，可选用之。

方三　清气化痰丸

出处：明代吴崑《医方考》。

组成：胆南星45g，制半夏45g，陈皮30g，茯苓30g，枳实30g，杏仁30g，瓜蒌仁30g，黄芩30g。

用法：姜汁为丸，每次服6～10g，温开水送下；若作汤剂，须减剂量，日1剂，分3次服。

治法：清热化痰，平喘止咳。

证象：肺心病，痰热内结，咳嗽痰黄，稠厚胶黏，气促心悸，喘息烦躁，胸膈痞满，睡眠不安，或发热，或惊悸，舌红苔黄腻，脉滑数。

评介：本方为古代经典方剂，多用于痰热困肺型肺心病，痰热内结，肺失清宁，浊阴上逆，凌于心系，对此型肺心病，选用加减治疗，效果较好。本方也用于呼吸系统病证咯痰。

69. 心脏神经官能症

方一　平补镇心丹加减方

出处：刘东亮主编《内科难治病的中医治疗》何光明方。

组成：党参10g，五味子6g，山药15g，茯神15g，天冬10g，生地黄

15g, 熟地黄 15g, 肉桂 3g（后下）, 远志 10g, 酸枣仁 15g, 生龙骨 30g（先煎）, 珍珠母 30g（先煎）, 丹参 15g。

用法：水煎服，日 1 剂，分 2 次服。

治法：益气养心，镇惊安神。

证象：心脏神经官能症，心悸怔忡，善惊易恐，坐卧不安，多梦易醒，食少纳呆，脉细数。

评介：本方为陕西中医学院何光明教授的临床经验方，专门治疗心虚胆怯型心脏神经官能症。心脏神经官能症还可分为心阴不足、肝郁气滞、心脾两虚、痰热内扰、血脉瘀阻等类型，应分别辨证论治。在治疗中应重视心理疗法的运用。

方二　心阴不足方

出处：刘东亮主编《内科难治病的中医治疗》何光明方。

组成：生地黄 30g, 玄参 30g, 麦冬 15g, 丹参 30g, 酸枣仁 30g, 柏子仁 15g, 石菖蒲 15g, 珍珠母 60g（先煎）, 竹叶 10g, 知母 10g, 黄连 6g, 甘草 3g。

用法：水煎服，日 1 剂，分 2 次服。有失眠者头煎在睡前服。

治法：滋养阴血，宁心安神。

证象：心阴不足，心悸易惊，心烦失眠，口干微热，五心烦热，盗汗，舌红少津，脉细数。

评介：本方为中医学院教授的临床经验方剂，专门用于治疗心阴亏损型心脏神经官能症，临床遇到素体阴虚、久病之后、心悸、心前区痛、气短或过度换气症状者，可选用之。

70. 无脉病

方一　麻黄附子细辛汤

出处：汉代张仲景《伤寒论》。

组成：麻黄 6g, 制附子 10g, 细辛 3g。

用法：水煎服，日 1 剂，分 2 次服。附子先煎，以不麻口为度。

治法：助阳解表，益气通脉。

证象：素体阳虚，又感风寒，疲倦乏力，全身不适，肢体疼痛，或发热恶寒，或双侧脉搏减弱甚至消失。

评介：无脉病属中医脉痹，西医称多发性大动脉炎，临床比较少见，以双腕摸不到脉搏为特点。编著者曾用本方配合西医治疗两例无脉病患者，效果较好，其论文报告发表在 1986 年第 8 期《中西医结合杂志》上，可供参考。

方二 补阳还五汤

出处：清代王清任《医林改错》。

组成：黄芪 20g，当归尾 10g，赤芍 8g，川芎 6g，桃仁 8g，红花 6g，地龙 8g。

用法：水煎服，日 1 剂，分 2 次服。

治法：益气活血，疏通经脉。

证象：多发性大动脉炎，素体气虚，复感外邪，血行无力，流动不畅，瘀阻经脉，脉道不通，两腕脉搏减弱或无脉。

评介：刘东亮主编《内科难治病的中医治疗》中记载用补阳还五汤治疗无脉病经验，临床遇到上述证象患者可选用之。本方一方多用，也用于神经系统病证脑卒中。

71. 病态窦房结综合征

养心汤加减

出处：养心汤出自明代《证治准绳》，加减见刘茂才主编《现代疑难病中医治疗精粹》。

组成：黄芪 15g，人参 8g，茯神 15g，当归 10g，川芎 8g，柏子仁 12g，酸枣仁 12g，远志 10g，炙甘草 10g，五味子 6g。

血虚者加阿胶 15g（烊化），白芍 15g；舌有瘀斑者加赤芍 10g。

用法：水煎服，日 1 剂，分 3 次服。

治法：补气、安神、养心。

证象：病态窦房结综合征，心气不足型，心慌心悸，胸闷气短，心律失常，活动后加剧，面色苍白，或有自汗，舌淡苔白，脉结代。

评介：本方为广东省中医院韩丽等医师根据临床实践所拟。该病主要由于各种原因造成心脏窦房结功能减退所致。目前尚无特效疗法。中医属于"怔忡""胸痹""眩晕"等的范畴，可分为心气不足、气阴两虚、气虚血瘀、心肾阳虚等型。

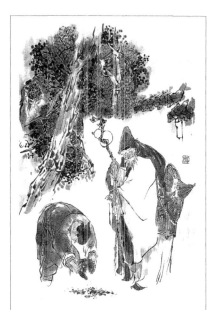

四、呼吸系统病证

　　呼吸系统病证共收集21种，都是与肺经呼吸有关的疾病。人的呼吸道与外界相通，中医讲肺主皮毛，容易感受外邪，故把流行性感冒、支气管炎、肺结核等归属本系统治疗。

72. 咳嗽

方一　止嗽散

出处： 清代程国彭《医学心悟》。

组成： 荆芥 10g，桔梗 10g，紫菀 10g，百部 10g，白前 10g，陈皮 6g，甘草 6g，生姜 3 片。

用法： 水煎服，日 1 剂，分 3 次服。宜饭后服。

治法： 止咳化痰，解表宣肺。

证象： 风邪犯肺，肺失宣降，咳嗽痰多，咯痰不爽，或轻度恶风，发热头痛，苔薄白，脉浮缓。

评介： 本方为传统经典古方，专治外感咳嗽、余邪未尽的久咳不愈患者，效果显著。本方一方多用，也用于呼吸系统病证支气管炎。

方二　桑菊饮

出处： 清代吴鞠通《温病条辨》。

组成： 桑叶 9g，菊花 12g，连翘 10g，杏仁 10g，桔梗 10g，芦根 12g，薄荷 5g，甘草 3g。

用法： 水煎服，日 1 剂，分 2 次服。

治法： 疏风解表，宣肺止咳。

证象： 风温初起，风热犯肺，咳嗽，微热，口微渴，苔薄白，脉浮数。

评介： 本方为古代经典方剂，临床常用，治疗风温初起之咳嗽、轻热，疗效明显。

方三　桑杏汤

出处： 清代吴鞠通《温病条辨》。

组成： 桑叶 10g，杏仁 10g，沙参 12g，浙贝母 10g，淡豆豉 6g，山栀皮 6g，梨皮 10g。

用法： 水煎服，日 1 剂，分 2 次服。

治法： 轻宣凉润，清热镇咳。

证象： 外感温燥，燥伤肺卫，头痛身热，干咳无痰，或痰少而黏，口渴，舌红苔薄白而燥，脉浮数。

评介：本方为古代经典方剂，是临床常用的镇咳剂，治疗燥热干咳较好。也可用于上呼吸道感染之发热、干咳无痰等症。

方四　杏苏散

出处：清代吴鞠通《温病条辨》。

组成：杏仁 10g，苏叶 6g，橘皮 6g，制半夏 10g，茯苓 15g，前胡 10g，桔梗 6g，枳壳 6g，炙甘草 5g，生姜 6g，大枣 2 枚。

用法：水煎服，日 1 剂，分 2 次服。

治法：疏风解表，宣肺化痰。

证象：风寒束表，肺气不宣，咳嗽痰稀，恶寒无汗，鼻塞咽干，苔白，脉弦。

评介：本方为古代经典方剂，是治疗伤风咳嗽的常用方，尤其对秋季凉燥所致的咳嗽痰稀、伤风感冒等，效果良好。

方五　沙参麦冬汤

出处：清代吴鞠通《温病条辨》。

组成：沙参 10g，麦冬 10g，玉竹 6g，天花粉 6g，生扁豆 5g，冬桑叶 6g，生甘草 3g。

用法：水煎服，日 1 剂，分 2 次服。

治法：清养肺阴，生津润燥。

证象：燥伤肺胃，阴津亏损，咽干口渴，干咳少痰，发热，舌红苔少。

评介：本方为古代经典方剂，主治肺胃津伤，有甘寒生津、清养肺胃作用，对干咳、燥咳患者可首选之。

方六　贝母瓜蒌散

出处：清代程国彭《医学心悟》。

组成：贝母 10g，瓜蒌 12g，橘红 8g，茯苓 12g，天花粉 6g，桔梗 6g。

用法：作汤剂，水煎服，日 1 剂，分 2 次服。

治法：清热化痰，润肺止咳。

证象：燥热伤肺，肺有燥痰，痰阻气道，咳嗽咽干。咯痰不利，苔少而干，脉弦数。

评介：本方为古代经典常用方，是较为典型的润燥方剂，对燥热咳嗽、咽喉干燥、咯痰不利患者，用之有效。

方七 温肺汤

出处：宋代陈师文等《太平惠民和剂局方》。

组成：干姜 3g，肉桂 3g，五味子 5g，细辛 3g，陈皮 10g，制半夏 8g，白芍 10g，杏仁 10g，甘草 3g。

用法：水煎服，日 1 剂，分 2 次服。

治法：温肺散寒，化饮止咳。

证象：肺气虚寒，不能温煦，气失所主，咳嗽，咳声低弱，气短不足以息，咯痰清稀色白，痰有泡沫，咯吐不爽，形寒怕冷，苔白滑，脉弦紧。

评介：本方为古代经典方剂，是治疗肺气虚寒、咳嗽反复发作的代表方剂之一，临床遇到阳虚体弱，咳嗽受凉加重，久延不愈者，可选用之。

方八 清金化痰汤

出处：明代叶文龄《医学统旨》。

组成：黄芩 12g，山栀 10g，桔梗 10g，贝母 10g，知母 12g，瓜蒌仁 15g，麦冬 10g，橘红 10g，茯苓 12g，桑白皮 15g，甘草 6g。

用法：水煎服，日 1 剂，分 3 次温服。

治法：清热化痰，肃肺止咳。

证象：热痰郁肺，壅阻肺气，肺失清肃，咳嗽有痰，痰多黄稠，舌红苔黄，脉濡数。

评介：本方为古代经典方剂，以治疗热痰壅肺、咳喘黄痰见长。编著者用本方加减治疗正虚邪盛之老年人肺炎咳嗽，清热润肺，豁痰止咳，效果良好，其论文发表在 1992 年第 2 期甘肃《中西医结合研究》杂志上。

73. 咯痰

方一 二陈汤

出处：宋代陈师文等《太平惠民和剂局方》。

组成：陈皮 10g，制半夏 10g，茯苓 15g，炙甘草 5g，生姜 5g，乌梅 1个。（乌梅也可不用）

用法：水煎服，日 1 剂，分 2 次服。

治法： 燥湿化痰，行气和中。

证象： 脾不运湿，湿困脾阳，湿滞成痰，湿痰为患，咳嗽，痰多色白易咳，胸膈痞闷，恶心呕吐，饮食减少，肢体困倦，或头眩心悸，苔白润，脉濡滑。

评介： 本方为古代经典方剂，是健胃祛痰代表方，现代主要治疗慢性支气管炎脾不运湿、湿痰为患之证，效果良好。也可用于慢性胃炎而兼有咳嗽吐痰者。

方二　清气化痰丸

出处： 明代吴崑《医方考》。

组成： 胆南星45g，制半夏45g，陈皮30g，茯苓30g，枳实30g，杏仁30g，瓜蒌仁30g，黄芩30g。

用法： 姜汁为小丸，每次服6～10粒，日服2次；作汤剂，须按常规减量，水煎服，日1剂，分2次服。

治法： 清热化痰，理气止咳。

证象： 咯痰，痰热内结，咳嗽痰黄，稠厚胶黏，心悸气急，呕恶痞满，发热，舌红苔黄腻，脉滑数。

评介： 本方为古代经典方剂，主治痰热内结的咳嗽，咯痰，胸闷痞满，多用于慢性支气管炎合并感染、发热者，效果明显。本方一方多用，也用于血液循环系统病证肺源性心脏病。

方三　苓甘五味姜辛汤

出处： 汉代张仲景《金匮要略》。

组成： 茯苓12g，甘草6g，干姜9g，细辛5g，五味子6g。

用法： 水煎服，日1剂，分2次服。

治法： 温肺化饮，化痰止咳。

证象： 肺寒停饮，寒饮内蓄，咳嗽痰多，痰稀清白，胸满喘逆，苔白滑，脉弦滑。

评介： 本方为古代著名方剂，主要治疗寒饮内蓄、咳嗽痰多之症。近代临床常用于虚寒型慢性气管炎、肺气肿，而见上述证象者。

方四 导痰汤

出处：宋代严用和《济生方》。

组成：陈皮 10g，制半夏 10g，茯苓 15g，枳实 6g，制南星 6g，生姜 6g，甘草 3g。

用法：水煎服，日 1 剂，分 2 次服。

治法：燥湿祛痰，行气开郁。

证象：痰涎壅盛，痰多咳嗽，胸痞喘急，胁肋胀满，或头痛呕吐，甚或眩晕、痰厥，苔腻。

评介：本方为治咯痰经典名方，用于风痰为患、痰多咳嗽、喘急、苔腻之症，效果良好。

方五 冷哮丸

出处：清代张璐《张氏医通》。

组成：麻黄、川乌、细辛、川椒、生白矾、炙皂角、半夏曲、胆南星、杏仁、生甘草各 30g，紫菀茸、款冬花各 60g。

用法：共研细末，姜汁调，神曲末打糊为丸，每遇哮喘发作时，生姜汤送服 3～6g。

治法：温肺散寒，祛痰定喘。

证象：感受寒邪，哮喘发作，呼吸迫促，喉间痰鸣，咳吐不爽，胸膈痞满，不能平卧，舌紫苔白腻，脉浮滑。

评介：本方为经典古方，主要用于寒痰壅肺，遇寒加重，痰黏不利，哮喘发作之症，效果良好。本方也用于呼吸系统病证支气管哮喘。

方六 三子养亲汤

出处：明代韩天爵《韩氏医通》。

组成：紫苏子 10g，白芥子 10g，莱菔子 12g。

用法：水煎服，日 1 剂，分 2 次服。

治法：化痰消滞，顺气降逆。

证象：痰壅气盛，咳嗽喘满，痰多胸痞，痰黄黏稠，腹胀懒食，苔腻微黄，脉滑。

评介：本方为常用古代经典方剂，原本为老年人痰多咳嗽食少而设，虽有养亲之名，并无养亲（补益）之品，方中以行痰药为主，兼降气畅膈消食，故临床无问老幼，有上述证象者，均可使用本方治疗。

74. 咳血

方一　滋阴降火止血汤

出处：《中国中医药报》社主编《中国当代名医名方录》沈炎南方。

组成：水牛角 15g（粉碎先煎），生地黄 30g，白芍 12g，丹皮 12g，蒲黄炭 12g，侧柏叶炭 12g，艾叶炭 9g，荷叶 9g，藕节炭 24g，茜草炭 9g，大小蓟炭各 9g，茅根 24g，花蕊石 9g，田七末 3g（冲服）。

用法：水煎服，日 1 剂，分 2 次服。

治法：滋阴降火，止血化瘀。

证象：阴虚火旺，迫血妄行，咳血，咯血，吐血，颧红，舌红，脉细数。

评介：本方为现代广东省名老中医沈炎南的经验方，是由犀角地黄汤加减化裁而成，以滋阴清火凉血为本，方中多种止血药物，多经炒炭存性入方，取"血见黑则止"之意，诸药配伍得当，共奏滋阴降火、止血化瘀之效。

方二　气逆咯血方

出处：上海中医学院等编《赤脚医生手册》。

组成：鲜生地 15g，苏子 10g，丹皮 10g，茜草根 15g，侧柏炭 12g，杏仁 10g。

用法：水煎服，日 1 剂，分 2 次服。

治法：养肺降气，凉血止血。

证象：反复咯血，血色鲜红，气逆咳嗽，痰中带血。

评介：本方为农村医生经验方，药简力专，临证遇到气逆发热咯血者，可以用之。一般血液来自呼吸道，随咳嗽而出者，称为咳血；来自消化道，随呕吐而出者，称为呕血；来自喉头一咯而出者，称为咯血；凡血液从口而出者，概称吐血。

方三　清心凉膈散

出处：方药中等主编《实用中医内科学》。

组成：桑叶 10g，杏仁 10g，栀子 10g，浙贝母 10g，连翘 10g，黄芩 10g，

竹叶 6g，丹皮 10g，侧柏叶 10g，茜草根 15g，百及 10g，藕节 10g，阿胶 10g（烊化），梨皮 15g，蜂蜜 6g，甘草 3g。

用法：作汤剂，水煎服，日 1 剂，分 3 次服。

治法：清宣肺热，凉血止血。

证象：发热咳嗽，肺热咳血，痰黄带血，血色鲜红，口渴，咽痛，苔薄黄，脉浮数。

评介：本方为医院临床经验方，适用于急性肺炎，肺热咳血、咯血患者，效果显著。

方四　犀角地黄汤（又名芍药地黄汤）

出处：唐代孙思邈《备急千金要方》。

组成：犀角 2g（磨汁分次冲服）（可用水牛角 10g 代替犀角），生地黄 30g，赤芍 12g，丹皮 10g。

用法：水煎服，日 1 剂，分 2 次服。

治法：清热解毒，凉血散瘀。

证象：热伤血络，热扰心营，迫血妄行，吐血衄血，便血尿血；或周身透发斑疹，色呈紫褐；或神昏谵语等。

评介：本方为经典古方，是著名的清热凉血方剂，通过凉血散瘀而达到止血目的，常用于热伤血络、热血妄行的治疗，有上述证象者，均可使用本方。需按病情再加药物。

方五　十灰散

出处：元代葛可久《十药神书》。

组成：小蓟、大蓟、荷叶、侧柏叶、白茅根、茜草根、大黄、山栀、棕榈皮、丹皮各等份。

用法：烧灰存性，研细末。每服 6g，1 日 2～3 次。

治法：凉血行瘀，收敛止血。

证象：血热妄行，咳血，呕血，咯血，吐血，尿血，便血等，属血热证之各种出血。

评介：本方为古代著名方剂，专门用于血热证各种出血，临床应用时宜根据病情病因，适当加味。本方一方多用，也用于消化系统病证吐血。

75. 呼吸困难

方一　治寒喘方

出处：上海中医学院等编《赤脚医生手册》。

组成：水炙麻黄 6g，姜半夏 10g，北细辛 4g，五味子 4g。

用法：水煎服，日 1 剂，分 2 次服。

治法：祛寒平喘。

证象：气急，咳喘，咳嗽，畏寒，发热，痰吐白沫，苔薄。

评介：呼吸困难患者有呼吸不畅，空气不够用感觉，属中医"喘"的范畴，可分为寒喘、热喘、虚喘。本方是《赤脚医生手册》书中经验方，对寒喘、呼吸困难患者，用之有效。

方二　麻杏甘石汤

出处：汉代张仲景《伤寒论》。

组成：麻黄 6g，杏仁 10g，炙甘草 5g，生石膏 18g。

用法：水煎服，日 1 剂，分 2 次服。

治法：宣泄郁热，清肺平喘。

证象：呼吸困难，热喘，咳嗽，气急，咯痰色黄，苔薄黄。

评介：本方为古代经典方剂，现代常加减用于急性气管炎、大叶性肺炎、呼吸困难，属于本方证象者，效果显著。

方三　苏子降气汤

出处：宋代陈师文等《太平惠民和剂局方》。

组成：紫苏子 10g，半夏 9g，当归 6g，前胡 6g，厚朴 6g，肉桂 3g，甘草 5g，苏叶 2g，生姜 2 片，大枣 1 个。

用法：水煎服，日 1 剂，分 3 次服。

治法：降气平喘，化痰止咳。

证象：上实下虚，痰涎壅盛，咳喘气短，胸膈满闷，咽喉不利，肢体倦怠，浮肿，苔白滑或白腻，脉弦滑。

评介：本方为古代经典方剂，现代多用于慢性支气管炎、支气管哮喘、轻度肺气肿、肺心病等所致咳喘、呼吸困难患者，效果良好。

方四　定喘汤

出处： 明代张时彻《摄生众妙方》。

组成： 白果 6g（去壳炒黄研碎），麻黄 9g，苏子 6g，款冬花 9g，杏仁 6g，法半夏 9g，桑白皮 9g，黄芩 6g，甘草 3g。

用法： 水煎服，日 1 剂，分 3 次服。

治法： 降气平喘，宣肺祛痰。

证象： 风寒外束，痰热内蕴，咳喘气急，胸满哮喘，痰多黏稠色黄，或恶寒发热，苔黄腻，脉滑数。

评介： 本方为古代经典方剂，现代常用于治疗慢性支气管炎、支气管哮喘患者，因感冒而引发呼吸困难、气喘、咳嗽者。

76. 胸胁痛

方一　治胸胁痛简易方

出处： 甘肃省卫生局编《中医药简易方选》。

组成： 柴胡 9g，白芍 9g，陈皮 9g，香附 9g，郁金 9g，当归 10g。

用法： 水煎服，日 1 剂，分 2 次服。

治法： 舒肝，理气，止痛。

证象： 胸胁疼痛，肝郁气滞，胁肋串痛，胸闷打呃，胁胀，苔薄。

评介： 本方为民间医生治疗胸胁痛简易方，药味简单，作用专一，治疗一般气滞胸胁痛，效果显著。

方二　枳实薤白桂枝汤

出处： 汉代张仲景《金匮要略》。

组成： 枳实 12g，厚朴 12g，薤白 9g，瓜蒌 12g，桂枝 6g。

用法： 水煎服，日 1 剂，分 2 次服。

治法： 通阳散结，化痰下气。

证象： 胸胁痛，胸满气短，胸痛彻背，喘息咳唾，胁下逆气抢心，苔白腻，脉沉弦或紧。

评介： 本方为古代经典方，是治疗胸胁痛、冠心病的常用方，疗效显著。本方一方多用，也用于血液循环系统病证心前区痛、冠状动脉硬化性心脏病等。

方三 七厘散

出处: 清代谢元庆《良方集腋》。

组成: 血竭30g,麝香0.4g,冰片0.4g,乳香5g,没药5g,红花5g,朱砂4g,孩儿茶8g。

用法: 研极细末,密闭贮存备用。口服,每次2g,用黄酒或温开水送服。外用适量,用酒调敷伤处。

治法: 活血散瘀,止痛止血。

证象: 跌仆撞击,损伤胸部,局部疼痛,呼吸尤甚。

评介: 本方为古代传统常用成药方,外科跌打损伤多用,凡各种外伤的软组织瘀血肿硬疼痛,皆可用之,效果明显。

77. 胸水

葶苈瓜蒌逐饮汤

出处: 刘茂才主编《现代疑难病中医治疗精粹》林琳验方。

组成: 葶苈子30～60g,瓜蒌皮15～30g,赤小豆15～30g,薤白10～15g,茯苓10～15g,百部3～10g,青皮3～9g,白芥子3～9g。

用法: 水煎服,日1剂,分2次服,直至胸水完全消失为止。

治法: 宣肺逐饮。

证象: 适用于渗出性胸膜炎(结核性胸膜炎)胸水较多者。

评介: 本方为广东省中医院林琳医师临床经验方,用于渗出性胸膜炎胸水较多者,有较好疗效。

78. 感冒

方一 人参败毒散(又名败毒散)

出处: 宋代钱乙《小儿药证直诀》。

组成: 党参10g,柴胡8g,前胡8g,川芎6g,枳壳6g,羌活10g,独活10g,茯苓15g,桔梗10g,甘草5g,薄荷4g,生姜3g。

用法: 作汤剂,水煎服,日1剂,分2次服。

治法：益气解表，散风祛湿。

证象：正气不足，外感风寒湿邪，憎寒壮热，头痛项强，鼻塞声重，肢体酸痛，无汗，咳嗽吐痰，胸膈痞满，苔白腻，脉浮数。

评介：本方为古代经典常用方剂，是一个强壮性益气解表剂，用于风寒湿邪引起的感冒、支气管炎等，疗效显著。名为人参败毒散，原方中用人参，但虚证不十分明显者，一般用党参代替人参即可。

方二　参苏饮

出处：宋代陈师文等《太平惠民和剂局方》。

组成：党参 10g，紫苏叶 8g，葛根 10g，陈皮 8g，姜半夏 8g，茯苓 12g，桔梗 10g，前胡 10g，炒枳壳 6g，木香 6g，甘草 5g，生姜 3 片，大枣 3 枚。

用法：水煎服，日 1 剂，分 2 次温服。

治法：益气解表，理气化痰。

证象：体虚气弱，外感风寒，内有痰饮，恶寒发热，头痛鼻塞，咳嗽痰多，胸膈满闷，苔白，脉浮。

评介：本方为古代经典方剂，是治疗气虚外感风寒常用方，凡身体虚弱感冒患者，具有上述证象者，可加减用之，收效甚捷。

方三　九味羌活汤

出处：元代王好古《此事难知》。

组成：羌活 6g，防风 6g，苍术 6g，川芎 6g，白芷 6g，生地黄 8g，黄芩 6g，细辛 2g，甘草 3g，生姜 2 片，葱白 2 条。

用法：水煎服，日 1 剂，分 2 次服。

治法：发汗祛湿，兼清里热。

证象：外感风寒湿邪，恶寒发热，肌表无汗，头痛项强，肢体酸楚疼痛，口苦微渴，苔白，脉浮。

评介：本方为经典治疗感冒通用方，凡外感风寒湿邪，邪气束于肌表，腠理闭塞，出现上述证象者，可用本方治疗，疗效显著。

方四　参附再造汤

出处：清代俞根初《通俗伤寒论》。

组成：人参 6g，黄芪 10g，制附片 6g（先煎），羌活 8g，防风 8g，桂枝

6g，炙甘草 4g，细辛 3g。

用法： 水煎服，日 1 剂，分 2 次温服。

治法： 助阳解表，温经散寒。

证象： 阳气虚弱，感受风寒，身热较轻，恶寒较重，鼻塞头痛，无汗或自汗，骨节冷痛，四肢不温，面色苍白，语声低微，舌淡苔白，脉沉无力。

评介： 本方为治疗阳虚体弱感冒的经典方剂，因为阳气弱，正气不足，故感冒后身热轻，恶寒重，对于素体阳虚患者，用此方效果显著。

方五 银翘散

出处： 清代吴鞠通《温病条辨》。

组成： 金银花 10g，连翘 10g，牛蒡子 10g，桔梗 6g，荆芥穗 6g，竹叶 6g，薄荷 6g，芦根 10g，淡豆豉 10g，甘草 5g。

用法： 作汤剂，水煎服，日 1 剂，分 2 次服。

治法： 辛凉解表，清热解毒。

证象： 风热外感，温病初起，发热无汗，或有汗不畅，头痛口渴，鼻塞涕浊，咽喉红肿疼痛，咳嗽咽干，痰黄黏稠，舌尖红苔薄黄，脉浮数。

评介： 本方为经典常用方剂，主要用于风热感冒，还多用于急性扁桃腺炎、流行性感冒、支气管炎、支气管肺炎，以及某些急性传染病的初起，有上述证象者，疗效显著。本方一方多用，也用于全身病证发热、神经系统病证流脑等。

方六 桑菊饮

出处： 清代吴鞠通《温病条辨》。

组成： 桑叶 8g，菊花 6g，杏仁 8g，桔梗 6g，连翘 10g，芦根 10g，薄荷 6g，甘草 5g。

用法： 水煎服，日 1 剂，分 2 次服。

治法： 疏风清热，宣肺止咳。

证象： 风温初起，热邪在肺，发热咳嗽，咽痛口干，小便短赤不利，苔薄白或微黄，脉浮数。

评介： 本方为传统经典方剂，常用于一般轻度感冒或外感风热，咳嗽，咽痛口干；也可用于急性支气管炎，伴有轻度发热恶寒者，疗效良好。

方七　柴葛解肌汤（又名干葛解肌汤）

出处： 明代陶华《伤寒六书》。

组成： 柴胡 10g，葛根 12g，白芍 10g，黄芩 10g，羌活 10g，桔梗 6g，白芷 6g，甘草 3g，生姜 2 片，大枣 2 枚。（一方有石膏 6g）

用法： 水煎服，日 1 剂，分 2 次服。

治法： 解肌清热，祛风止痛。

证象： 外感风寒，寒郁化热，恶寒轻发热重，无汗，头痛，目痛鼻干，身体困倦，苔薄黄，脉浮数。

评介： 本方为经典古方，是常用的感冒解热方剂，多用于外感风寒，寒轻热重患者，效果明显。流行性感冒、三叉神经痛、小儿麻疹初起，属风热火盛者可加减选用之。

方八　荆防败毒散

出处： 明代张时彻《摄生众妙方》。

组成： 荆芥 9g，防风 9g，羌活 9g，独活 9g，柴胡 9g，前胡 9g，茯苓 12g，川芎 6g，桔梗 6g，枳壳 6g，薄荷 3g，甘草 3g，生姜 2g。

用法： 作汤剂，水煎服，日 1 剂，分 2 次服。

治法： 发汗解表，祛风止痛。

证象： 外感风寒湿邪，恶寒发热，无汗不渴，头痛项强，肢体疼痛，苔薄白，脉浮数。

评介： 本方为临床常用的经典方剂，多用于外感风寒湿邪所引起的病证，疗效较好；也可治疗疮肿初起，红肿疼痛，以及目赤肿痛，痄腮，疮疡初起，有寒热、头痛表证者。

方九　藿香正气散

出处： 宋代陈师文等《太平惠民和剂局方》。

组成： 藿香 9g，紫苏 6g，白芷 6g，半夏 9g，茯苓 12g，大腹皮 9g，陈皮 6g，白术 9g，厚朴 6g，桔梗 6g，炙甘草 6g，生姜 3 片，大枣 3 枚。

用法： 作汤剂，水煎服，日 1 剂，分 2 次服。

治法： 解表化湿，理气和中。

证象： 外感风寒，内伤湿滞，发热恶寒，头痛胸闷，脘腹疼痛，胃胀食少，或呕吐泄泻，苔白腻。

评介： 本方为经典著名方剂，是治疗外感风寒，内伤食滞之通剂，因其感冒具有明显胃肠道症状，故西医学称胃肠型感冒，四季皆可发生，尤其是夏月时感，外客表寒，肠胃不和，每每选用此方治疗，可获良效。

方十　防风通圣散

出处： 金代刘完素《宣明论方》。

组成： 防风、荆芥、连翘、麻黄、薄荷、川芎、当归、白芍、白术、焦山栀、大黄、芒硝各 15g，石膏、黄芩、桔梗各 30g，甘草 60g，滑石 80g。

用法： 共研粗末，每次服 6～9g，每日 1～2 次，加生姜 3 片，水煎温服；或作汤剂，水煎服，日 1 剂，用量按原方比例酌减。

治法： 疏风解表，泻热通便。

证象： 外感风邪，内有蕴热，表里皆实，恶寒发热，头痛目眩，口苦口干，咽喉不利，胸膈痞闷，咳呕喘满，便秘尿赤，苔黄，脉弦滑数。

评介： 本方为常用经典古方，是解表、清热、抗菌、通便并用之剂，用于风热感冒，表里俱实之证效果较好；对体形肥盛的高血压患者，兼见上述证象者，亦可选用。

79. 流行性感冒

方一　清瘟解毒丸

出处： 山西省中医研究所等编《中医方药手册》。

组成： 羌活 120g，连翘 120g，黄芩 120g，桔梗 120g，葛根 120g，玄参 120g，天花粉 120g，柴胡 60g，白芷 60g，川芎 120g，赤芍 30g，淡竹叶 60g，甘草 100g。

用法： 共为细末，炼蜜为丸，每丸 9g，每服 1 丸。日服 2 次；药店有售中成药，按说明书服用；可作汤剂，按常规剂量，水煎服，日 1 剂，分 2 次服。

治法： 清瘟解毒，退热止痛。

证象： 外感时疫，憎寒壮热，头痛无汗，身热畏寒，口渴咽干，四肢酸痛，咳嗽，小便黄，苔薄黄，脉浮数。

评介： 本方原为普通常用的中成药丸剂，一般药店有售；可作为治疗流行性感冒首选方剂，也用于重症感冒，及有上述证象之上呼吸道感染患者。根据中药研究进展，治疗流行性感冒时，方中加入板蓝根、大青叶等疗效会更好。

方二　羚翘解毒丸

出处： 卢祥之、谢海洲主编《历代中医得效方全书》载《全国中成药》。

组成： 金银花、连翘各360g，牛蒡子、桔梗、薄荷各240g，竹叶、荆芥穗各180g，豆豉、甘草各150g，羚羊角8g。

用法： 共为细末，炼蜜为丸，每丸重6g，每服1～2丸，1日2次，温开水或鲜芦根汤送下。作汤剂，减为按常规剂量，日1剂，分2次温服。

治法： 辛凉透表，清热解毒。

证象： 外感风热，憎寒发热，头痛咳嗽，咽喉肿痛，四肢酸懒，舌红苔薄白少津，脉浮数。

评介： 本方原为普通常用的中成药丸剂，药店有售，按说明书服用；功能辛凉透表，清热解毒，对流行性感冒、普通感冒、急性扁桃腺炎等有风热表证者均可选用，疗效显著。

方三　解毒清热饮

出处：《中国中医药报》社主编《中国当代名医名方录》刘绍勋方。

组成： 金银花30g，连翘30g，菊花30g，桑叶20g，薄荷15g，柴胡10g，芦根20g，生石膏20～30g，滑石20～30g，黄芩15g，蝉蜕15g，甘草15g。

用法： 水煎服，先煎生石膏20～30分钟，然后煎群药，日1剂，分2～3次服。

治法： 清热解毒，辛凉透表。

证象： 流行性感冒，病毒性感冒，高热、低热均可服用。

评介： 本方为沈阳中医研究所主任中医师刘绍勋教授临床经验方剂，主要治疗流行性感冒。对高热和低热，及一般伤风感冒，皆可服用，均能取得良好效果。唯原方剂量偏大，对小儿、老人及体弱者应注意适当减量。流行性感冒相当于中医时行感冒，比一般感冒症状较重，传染性强，容易流行，需注重预防。

方四　流行性感冒预防方

出处：上海中医学院主编《内科学》。

组成：大青叶、板蓝根、贯众各 30g。

用法：上药水煎代茶随量饮。同时可用大蒜液点鼻，用 10% 大蒜液，每次 1 滴，日滴 3～5 次。

治法：增强肺卫，预防流感。

证象：流行性感冒流行期间，尚未发病。

评介：本方为上海中医学院《内科学》推荐的常用预防方药，在流行性感冒流行传染期间，作预防服用，有一定效果。

80. 支气管炎

方一　金沸草散

出处：宋代陈师文等《太平惠民和剂局方》。

组成：旋覆花（即金沸草）6g，麻黄 6g，前胡 6g，荆芥穗 6g，姜半夏 6g，赤芍药 6g，茯苓 10g，细辛 3g，炙甘草 2g，生姜 3 片，大枣 3 枚。

用法：作汤剂，水煎服，日 1 剂，分 2 次服。

治法：疏风散寒，止咳化痰。

证象：外感风寒，恶寒发热，咳嗽气喘，咯痰不爽，苔白滑，脉浮紧。

评介：本方为临床常用古方，主要用于治疗慢性支气管炎，感冒咳嗽，痰多，鼻塞，偏寒者，效果明显。

方二　止嗽散

出处：清代程国彭《医学心悟》。

组成：荆芥 10g，桔梗 10g，紫菀 10g，百部 10g，白前 10g，陈皮 8g，甘草 6g。

用法：现多作汤剂，水煎服，日 1 剂，分 3 次服。宜饭后服。

治法：止咳化痰，疏风解表。

证象：外感咳嗽，咯痰不爽，痰多喉痒，日久不愈，或有头痛恶风，苔白，脉浮缓。

忌宜：本方药性偏于温燥，对阴虚劳嗽，不宜使用。

评介：本方为经典古方，常用于外感咳嗽，尤其是慢性支气管炎患者风寒伤肺，肺气不利，咳嗽，咯痰不畅，用之最宜。本方一方多用，也用于呼吸系统病证咳嗽。

方三　小青龙汤

出处：汉代张仲景《伤寒论》。

组成：麻黄 10g，桂枝 10g，制半夏 9g，干姜 9g，白芍 10g，五味子 6g，细辛 4g，甘草 6g。

用法：水煎服，日 1 剂，分 3 次服。

治法：解表散寒，温肺化痰，止咳平喘。

证象：风寒束表，寒饮内停，咳嗽短气，痰白清稀，胸满喘息不得卧，口不渴，或有浮肿，苔白润，脉浮紧。

评介：本方为常用经典古方，是发汗祛痰剂，主治寒性喘咳多痰，表有寒，里有饮病证，慢性支气管炎、哮喘性支气管炎和支气管哮喘患者，见上述证象者可选用之。

方四　清热平喘汤

出处：刘东亮主编《内科难治病的中医治疗》杨爱霞等自拟方。

组成：地龙 20g，桑白皮 15g，黄芩 12g，麻黄 10g，杏仁 10g，枇杷叶 10g，浙贝母 10g，前胡 12g，瓜蒌 15g，制半夏 10g，甘草 10g。

用法：水煎服，日 1 剂，分 2 次服。

治法：清热宣肺，化痰平喘。

证象：慢性支气管炎急性发作期，咳嗽，咯痰，痰黄黏稠，或有气喘，口苦，尿黄，便秘，舌红苔黄，脉弦。

评介：本方选自《内科难治病的中医治疗》一书，主要用于治疗支气管炎急性发作期，属于热证者。患者若无气喘者可去麻黄。

方五　支气管炎煎剂

出处：北京医学院防治气管炎协作组编《感冒、气管炎验方选编》北京市中医医院方。

组成：锦灯笼（又名酸浆）9g，杏仁 9g，桔梗 8g，桑叶 6g，桑白皮 6g，玄参 12g，瓜蒌皮 12g，赤芍 12g，麦冬 9g，前胡 6g，麻黄 2g。

用法：水煎服，日 1 剂，分 3 次服。

治法：养阴润肺，止咳化痰。

证象：急、慢性支气管炎。

证象：本方为北京医学院防治气管炎协作组，根据简、便、廉、效的原则，从各地收集的验方之一，治疗急、慢性支气管炎有一定疗效。

方六 温肺汤

出处：北京医学院防治气管炎协作组编《感冒、气管炎验方选编》北京医学院第一附属医院方。

组成：款冬花 12g，紫菀 10g，桑白皮 10g，百合 5g，白果 15g，五味子 10g，茯苓 12g，枇杷叶 10g，海浮石 10g，北沙参 15g，紫苏子 10g。

用法：水煎服，日 1 剂，分 2 次服。

治法：温肺化痰，止咳平喘。

证象：慢性单纯性支气管炎，喘息性支气管炎。

评介：本方为北京医学院防治气管炎协作组，收集的验方之一，对治疗单纯性或喘息性气管炎、支气管炎可参考应用。

81. 支气管哮喘

方一 定喘汤

出处：明代张时彻《摄生众妙方》。

组成：炙麻黄 9g，炒白果 9g，桑白皮 9g，制半夏 9g，苏子 9g，杏仁 9g，款冬花 9g，黄芩 9g，甘草 3g。

用法：水煎服，日 1 剂，分 2 次服。

治法：宣肺平喘，清热化痰。

证象：风寒外束，痰热内蕴，哮喘气促，咳嗽胸闷，肺热痰稠，喉有哮鸣，苔白滑，脉滑数。

评介：本方为治疗哮喘经典名方，主要用于因感冒咳嗽引起之支气管哮喘，以及慢性气管炎呼吸不利气喘者，而对无痰热证象，病情日久气虚患者不宜使用。

方二　冷哮丸

出处：清代张璐《张氏医通》。

组成：麻黄、川乌、细辛、川椒、白矾、炙皂角、制半夏、胆南星、杏仁、甘草各30g，紫菀、款冬花各60g。

用法：共研细末，姜汁调，神曲末打糊为丸，哮喘发作时，生姜汤送服3～6g；或作汤剂，水煎服，日1剂，分2次温服。宜饭后服。

治法：温肺散寒，祛痰定喘。

证象：背部感受寒邪，遇冷即发哮喘，咳嗽吐痰，顽痰结聚，胸闷痞满，呼吸迫促，倚息不得卧，喉中痰鸣声，舌紫苔白腻，脉浮滑。

评介：本方为治哮喘经典名方，对治疗支气管哮喘感寒而发作，并具有上述证象患者，最为相宜。本方也用于呼吸系统病证咯痰。

方三　都气丸

出处：清代杨乘六《医宗己任编》。

组成：生地黄240g，山药120g，山萸肉120g，泽泻90g，丹皮90g，茯苓90g，五味子90g。

用法：共研细末，炼蜜为丸，每次6～9g，每日2～3次，温开水送服；作汤剂，用原方剂量十分之一，水煎服，日1剂，分2次温服。

治法：补肾滋阴，纳气归原。

证象：支气管哮喘，呼吸困难，肾阴亏损，摄纳无权，面赤，呃逆，以及肾虚尿频、遗精滑精等，舌红少苔，脉虚大。

评介：本方为经典名方，主治肾不纳气，阴虚气喘，是由六味地黄丸加五味子而成。六味地黄丸为滋阴补肾主方，五味子能敛降肺气，使肺气下行，肾气摄纳，则气喘可平。

方四　射干麻黄汤

出处：汉代张仲景《金匮要略》。

组成：射干9g，麻黄9g，紫菀10g，款冬花12g，制半夏9g，细辛6g，五味子6g，生姜9g，大枣6枚。

用法：水煎服，日1剂，分3次服。

治法：温肺降逆，化痰平喘。

证象：寒饮郁肺，肺失宣降，咳逆喘息，喉中痰鸣，痰多清稀，胸膈满闷，苔白滑，脉浮紧。

评介：本方为古代经典著名方剂，临床以咳嗽气喘、喉中痰鸣为其辨证要点，常用于哮喘性支气管炎、哮喘、慢性支气管炎，以及咳嗽气喘、不得平卧、干鸣音显著患者。

方五　平哮汤

出处：《中国中医药报》社主编《中国当代名医名方录》崔玉衡方。

组成：炙麻黄 6～9g，炒杏仁 12g，桑白皮 12g，地龙 12g，蝉蜕 6g，蜈蚣 1～2 条，当归 12g，石韦 20g，细辛 5g，徐长卿 15g，生甘草 6g。

用法：水煎服，日 1 剂，分 3 次服。缓解期可制作丸剂，上方量加大 5 倍，共研细末，炼蜜为丸，每丸 9g，每次 2 丸，日服 3 次。

治法：理肺平喘，解痉脱敏。

证象：支气管哮喘发作期及持续期，寒热不甚明显者。

评介：本方为河南开封名医崔玉衡经验效方，方中诸药宣肺平哮，活血解痉，阴阳相济，寒热并用，施药精准，功专力著，临床遇见哮喘患者可选用之。

82. 支气管扩张

方一　泻白化血汤

出处：《中国中医药报》社主编《中国当代名医名方录》任达然方。

组成：桑白皮 15～20g，地骨皮 10g，侧柏叶 10g，紫珠 10g，花蕊石 15g，三七粉 3g（冲服），血余炭 10g，甘草 5g。

用法：水煎服，日 1 剂，分 2 次温服。症状较重者，每日 2 剂，每 6 小时 1 次。

治法：清肺泻火，止血生新。

证象：支气管扩张咯血。

忌宜：禁忌烟酒、辛辣及温燥之品。

评介：本方为江苏扬州名医任达然临床经验方，主要功能是清泻肺经邪热，化瘀止血生新，曾经治疗支气管扩张咯血患者数十例，效果满意，故可推介用之。

方二　桑杏桔梗汤

出处： 湖南医学院主编《农村医生手册》。

组成： 桑白皮 10g，杏仁 10g，百部 10g，白前 10g，桔梗 8g，前胡 8g，贝母 6g，甘草 5g，鱼腥草 30g。

用法： 水煎服，日 1 剂，分 3 次服。

治法： 止咳化痰，清热理肺。

证象： 支气管扩张症，慢性咳嗽，轻度发热，胸痛，尚无明显咳血。

评介： 本方为湖南医学院收集编辑的治疗支气管扩张症的中医方剂，遇到支气管扩张患者并有上述证象者，可选用之。

方三　支气管扩张热毒型方

出处： 上海中医学院等主编《赤脚医生手册》。

组成： 蒲公英 30g，鱼腥草 30g，芦根 40g，金银花 20g，冬瓜子 40g，杏仁 10g，桔梗 10g，瓜蒌皮 12g，紫苏子 10g，茜草根 15g，延胡索 10g。

用法： 水煎服，日 1 剂，分 3 次服。

治法： 清热解毒，化痰止血。

证象： 支气管扩张，热重毒盛，发热畏寒，咳嗽胸痛，呼吸气急，咯吐脓痰，痰中带血，苔黄，脉数。

评介： 本方为上海中医学院等中医院所收集编辑的治疗支气管扩张的中医方剂，主要用于热重毒盛，咳嗽胸痛，咳吐脓痰，痰中有血患者，临床遇到此类病情者，可选用之。

83. 肺气肿

方一　金水交泰汤

出处：《中国中医药报》社主编《中国当代名医名方录》李孔定方。

组成： 南沙参 50g，黄精 30g，苏子 30g，赤芍 30g，木蝴蝶 10g，地龙 12g，制南星 15g，葶苈子 15g，黄芩 30g，甘草 15g，沉香 6g（为末，分次冲服）。

用法： 水煎服，每剂服 2 天，日服 3 次。

治法： 养阴益气，清热化痰，降气活血，纳气归肾。

证象：肺气肿，咳喘反复发作，日久不愈，以致五脏功能失调，气血津液运行敷布障碍，喘、咳、痰三症常见，甚则饮溢皮下形成水肿。

评介：本方为四川蓬溪名医李孔定临床经验方，全方补泻并施，清温并用，治上理下，标本兼顾，共奏扶正以祛邪、邪祛而正复之效。临床遇到上述证象之肺气肿患者，可选用之。

方二 麻杏石甘汤加减方

出处：刘东亮主编《内科难治病的中医治疗》杨爱霞方。

组成：麻黄 10g，杏仁 10g，生石膏 30g，黄芩 12g，金银花 30g，鱼腥草 30g，贝母 12g，桔梗 15g，陈皮 15g，甘草 6g。

用法：水煎服，日 1 剂，分 3 次服。

治法：清热化痰，宣肺平喘。

证象：阻塞性肺气肿，喘促气短，咳嗽咯痰，痰色黄稠，咯吐不爽，发热恶寒，胸部胀满，口渴欲凉饮，舌质红苔黄燥，脉细数。

评介：本方为《内科难治病的中医治疗》一书中治疗阻塞性肺气肿经验方剂，是由麻杏石甘汤加减而来，辨证施治，结合实际，加减用药，效果明显，遇到上述证象患者，可选用之。

84. 肺炎

方一 银翘散加减方

出处：天津市中医医院编著《中医内科》。

组成：金银花 30g，连翘 15g，鲜芦根 30g，忍冬藤 30g，板蓝根 15g，杏仁 10g，浙贝母 10g，炒栀子 10g，瓜蒌皮 10g，前胡 10g，豆豉 10g，薄荷 5g，甘草 5g。

用法：水煎服，日 1 剂，分 3 次服。

治法：辛凉解表，宣肺化痰。

证象：肺炎初期，发病急剧，身热恶寒，咳嗽气急，痰黏色白量少，胸胁隐痛，口微渴，舌红苔黄白，脉浮数。

评介：本方为天津市中医医院治疗肺炎经验方，是由辛凉解表剂银翘散加减而成，能清热、解肌、宣肺、止咳、降气、化痰，为治疗肺炎之良方，常用于肺炎发病初期，效果显著。

方二　清肺汤

出处：崔玲等主编《中西医结合内科学》。

组成：瓜蒌 20g，金银花 20g，黄芩 15g，知母 15g，地龙 12g，赤芍 12g，丹参 12g，紫菀 10g，款冬花 10g，杏仁 10g，桔梗 10g，枇杷叶 10g，麦冬 10g，甘草 10g。

用法：水煎服，日 1 剂，分 3 次服。

治法：利痰清肺，活血化瘀。

证象：急、慢性肺炎，久治不愈，肺部炎症不消散，发热口渴，咳嗽胸痛，咯痰黄稠，苔黄，脉滑数。

评介：本方为临床治疗肺炎经验方，根据大量病例疗效总结观察，疗效显著，对难愈之肺炎的治疗亦效果明显。

方三　清肺化痰汤

出处：《中国中医药报》社主编《中国当代名医名方录》郭中元方。

组成：板蓝根 20g，鱼腥草 15g，黄芩 10g，浙贝母 10g，橘红 10g，天竺黄 15g，玄参 12g，炒杏仁 10g，白前 10g，芦根 20g，炙紫菀 12g，甘草 10g。

用法：水煎服。病情轻者，日服 1 剂，分 2 次服完；重者，日服 2 剂，分 4～6 次服完。

治法：清热化痰，降逆止咳。

证象：肺炎，风温、春温、冬温，温邪犯肺所致的咳喘。

评介：本方为河北保定名医郭中元临床经验方，全方用药以清热化痰为主，佐以降气止咳之品，适用于温邪犯肺之肺炎咳喘，若临证加减得当，常获卓效。

方四　麻杏合剂

出处：广东中医学院主编《方剂学》。

组成：麻黄 10g，杏仁 10g，炙甘草 5g，石膏 18g，麦冬 10g，天花粉 10g，白茅根 12g，金银花 10g，炙枇杷叶 10g，牛蒡子 10g，川贝母 6g。

用法：水煎服，日 1 剂，分 3 次服。

治法：解热平喘，宣肺涤痰。

证象：痰热壅肺，肺失宣降，发热咳嗽，胸痛气急，无汗或有汗，苔黄，脉滑数。

评介：本方为全国试用教材《方剂学》上收载的经验方剂，本来张仲景的麻杏甘石汤就是宣泄郁热、清肺平喘著名方剂，现又增加金银花、枇杷叶等7味药，对治疗肺炎、支气管肺炎、支气管哮喘，以及小儿麻疹合并肺炎等，尤为适宜，效果显著。

85. 肺痈

方一 苇茎汤

出处：唐代孙思邈《备急千金要方》。

组成：苇茎 30～60g，薏苡仁 30g，冬瓜仁 24g，桃仁 12g。

用法：水煎服，日1剂，分2次服。

治法：清肺化痰，逐瘀排脓。

证象：湿热壅肺，蓄结成痈，肺痈形成，咳吐腥臭黄痰，胸中隐痛，咳时尤甚，口干咽燥，舌红苔黄腻，脉滑数。

评介：本方为经典古方，主治肺痈常用，用药精当，作用全面，不论肺痈之将成或已成，均可服用，疗效确切。

方二 桔梗汤

出处：宋代严用和《济生方》。

组成：桔梗 10g，枳壳 6g，防己 10g，瓜蒌 10g，贝母 10g，当归 10g，薏苡仁 15g，桑白皮 10g，杏仁 10g，百合 12g，黄芪 15g，甘草 3g。

用法：水煎服，日1剂，分2次服。

治法：清肺化痰，消痈排脓。

证象：肺痈，口干咽燥，烦渴喜饮，隐隐胸痛，咳吐脓痰，痰中带血，气喘不能平卧，舌红苔黄，脉滑数。

评介：本方为经典古方，传统上常用于治疗肺痈。肺痈相当于西医学的肺脓肿、肺化脓症，原发于肺脏的内痈，因外感风温邪毒，蕴阻于肺，热壅血瘀，郁结成痈。本方主要治疗肺痈中期（溃脓期），有是证象者，可选用之。

方三 复方鱼桔汤

出处：《中国中医药报》社主编《中国当代名医名方录》叶景华方。

组成：鱼腥草 30g，桔梗 15g，黄连 5g，金银花 30g，象贝母 10g，黄芩 10g，冬瓜仁 30g，薏苡仁 30g，桃仁 10g，甘草 5g。

用法：水煎服，日 1 剂，分 2 次服。

治法：清热解毒，祛痰排脓。

证象：肺痈（肺脓肿），咳嗽，胸痛，咯脓痰，腥臭带血，发热不退，舌红苔黄，脉滑数。

评介：本方为当代上海市名中医叶景华总结制订的经验方，方中鱼腥草是治疗肺痈的要药，桔梗有很好的祛痰排脓作用，再配加其他相关药物，组成复方鱼桔汤，临床治疗肺痈效果显著。

86. 病毒性肺炎

方一　痰热施治方

出处：上海中医学院等主编《赤脚医生手册》。

组成：桑白皮 15g，杏仁 9g，黄芩 9g，金银花 9g，桔梗 6g，牛蒡子 10g，薏苡仁 12g，板蓝根 30g，生甘草 5g。

用法：水煎服，日 1 剂，分 2 次服。

治法：清肺解毒，化痰止咳。

证象：病毒性肺炎，发热，咳嗽，痰黄，全身无力。

评介：本方为基层临床治疗病毒性肺炎经验方，凡经西医诊断是本病，属痰热证型者，可选用之。

方二　抗病毒汤

出处：张俊庭主编《中国中医特治新法大全》湖北省向方世方。

组成：鱼腥草 20g，法半夏 10g，黄芩 10g，枳壳 10g，郁金 10g，莱菔子 10g，杏仁 10g，黄连 6g，麻黄 5g，干姜 4g，生石膏 30 ～ 50g，生甘草 10g。

用法：水煎服，日 1 剂，分 2 次服；重者日 2 剂，分 4 次服。小儿酌减。

治法：清热解毒，宣肺化痰。

证象：病毒性肺炎（一般经 X 线拍片和血象检查确诊），并有咳嗽、胸痛、发热、黄痰、乏力等症状。

评介：本方为治疗病毒性肺炎经验方，据原书该文介绍，药物集清、温、宣、和、消于一方，药证合拍，配伍灵活，标本同治，临床治疗每获良效。应用时可按病情再做加减，疗效更好。

方三　清瘟败毒饮

出处：清代余师愚《疫疹一得》。

组成：生石膏 30g，生地黄 15g，黄连 6g，栀子 6g，桔梗 8g，黄芩 8g，知母 10g，赤芍 10g，丹皮 10g，玄参 10g，连翘 10g，竹叶 6g，甘草 3g，犀角 1g（磨冲）（犀角可用水牛角 15g 代替）。

用法：水煎服，日 1 剂，分 4 次服。

治法：清瘟解毒，凉血宣肺。

证象：病毒性肺炎，感受疫疠秽浊之毒，起病急，人际传染快，有潜伏期，易流行，发热乏力，胸闷咳嗽，小便黄，舌红，脉数。

证象：本方为传统经典古方，加减治疗病毒性肺炎较好。古代中医有时毒、疫毒之说，未有病毒之称，然疫疠秽浊之毒与病毒感染类似。本方经过加减，治疗病毒性肺炎较好，故可选用之。根据病情需要，可加金银花、大青叶、鱼腥草、贯众、瓜蒌皮等。

方四　清气化痰汤

出处：侯宗德等主编《中西医结合方法与疑难病治疗》。

组成：橘红 12g，半夏 12g，浙贝母 12g，元参 12g，桑白皮 12g，鱼腥草 30g，葶苈子 10g，款冬花 12g，杏仁 10g，瓜蒌 12g，虎杖 30g，冬瓜仁 12g，桔梗 10g，甘草 9g。

用法：水煎服，日 1 剂，分 2～3 次服。10 天为 1 个疗程。

治法：解毒宣肺，清热利湿，活血化瘀。

证象：病毒性肺炎，咳嗽，痰热壅肺，痰湿阻肺，肺气不利，气滞血瘀。

评介：本方是《中西医结合方法与疑难病治疗》编者自拟方，因病制宜，辨证施治，思路正确，治法妥当。中医认为"冬伤于寒，春必病温，"作为伏寒化热的伏邪温病看待。温病起病急，传变快，具有较强的传染性。"温邪上受，首先犯肺"，而致肺气不宣，肃降失职，形成本病证象。临床遇到这类患者可选用本方治疗。在治疗中必须坚持辨证加减论治，并要中西并重，中西医结合。清气化痰汤与明代《医方考》的清气化痰丸名同方异，应予区别。

87. 胸膜炎

方一 蠲饮汤

出处： 刘茂才主编《现代疑难病中医治疗精粹》林琳方。

组成： 葶苈子 30g，茯苓皮 30g，桑白皮 15g，黄芩 18g，泽泻 15g，枳壳 12g，陈皮 9g，法半夏 12g，桔梗 12g，郁金 24g，炙麻黄 12g，甘草 9g。

用法： 水煎服，日 1 剂，分 2 次服。

治法： 宣肺蠲饮，理气止痛。

证象： 渗出性胸膜炎，饮停胸胁型，咳嗽引痛，呼吸困难，咳逆气急喘促，胸胁胀满，不能平卧，苔白腻，脉沉弦。

评介： 本方为原文作者林琳自拟验方，辨证施治，用药全面，主要治疗停饮型渗出性胸膜炎，效果显著。若热盛加苇茎、石膏、石韦以清热；饮多加大腹皮、生姜皮以泻水。

方二 痰饮停聚一方

出处： 天津市中医医院编著《中医内科》。

组成： 生薏苡仁 30g，茯苓皮 15g，地骨皮 15g，桑白皮 15g，葶苈子 10g，大枣 10g，桃仁 10g，杏仁 10g，炒白术 10g，桂枝 5g，甘草 3g。

用法： 水煎服，日 1 剂，分 2 次服。

治法： 蠲饮逐水，温通阳气。

证象： 恶寒，发热，咳嗽，胸痛，胸胁胀满，气急憋闷，呼吸短促，不能安卧，舌红苔白腻，脉沉弦。

评介： 本方为天津市中医医院编写的《中医内科》一书中整理的协定处方，临床遇到有上述证象的胸膜炎患者，可选用之。

方三 治疗悬饮证方

出处： 甘肃省新医药学研究所主编《中医内科学讲义》。

组成： 柴胡 15g，半夏 9g，大枣 10 个，白芍 9g，黄芩 9g，枳实 9g，川大黄 5g，瓜蒌 18g，桑白皮 9g，瓜蒌仁 15g，陈皮 12g，桔梗 9g，芦根 30g，葶苈子 9g。

用法： 水煎服，日 1 剂，分 3 次服。

治法：清肺逐水，疏肝理气。

证象：胸膜炎悬饮证，胸胁满闷胀痛，咳嗽，甚者气促、心悸、不能平卧，苔白腻，脉弦滑。

评介：胸膜炎属中医"悬饮"范畴，凡胸膜炎中期，痰饮停聚，胸胁胀满，需泻肺利水者，用此方为宜。本方是由张仲景大柴胡汤与葶苈大枣泻肺汤加减组合而成，为治疗胸膜炎悬饮证专方，疗效显著，可以选用。

88. 肺结核

方一　月华丸

出处：清代程国彭《医学心悟》。

组成：天门冬30g，麦门冬30g，生地黄60g，熟地黄60g，山药60g，沙参60g，百部60g，川贝母20g，茯苓60g，阿胶45g，三七15g，獭肝30g。

用法：共研末，用白菊花、桑叶各60g煎成浓汁，将阿胶化入，炼蜜为丸，每服6g，1日2～3次。

治法：滋阴润肺，宁嗽除瘵。

证象：肺结核，肺肾阴虚，潮热久咳，干咳少痰，痰中夹血，胸痛，口燥咽干，舌边尖红，脉细数。

评介：本方为古代经典名方，传统中成药，长期临床经验治疗肺结核有明显的疗效。肺结核病中医称之为"痨瘵""肺痨"，中医治疗本病应考虑到月华丸的应用。

方二　百合固金汤

出处：清代汪昂《医方集解》录赵蕺庵方。

组成：百合15g，生地黄12g，熟地黄10g，玄参10g，当归10g，白芍10g，麦门冬6g，天门冬6g，贝母6g，桔梗6g，生甘草3g。

用法：水煎服，日1剂，分2次服。

治法：养阴润肺，化痰止咳。

证象：肺肾阴虚，虚火上炎，咳嗽咯痰，痰中带血，咽喉燥痛，手足心热，骨蒸盗汗，舌红苔少，脉细数。

评介：本方为著名经典古方，历来多用于肺结核、支气管炎的干咳无痰，或痰中带血，或见肺肾两亏、阴亏液耗者，效果均佳。

方三　秦艽鳖甲散

出处：元代罗天益《卫生宝鉴》。

组成：地骨皮 30g，柴胡 30g，秦艽 15g，知母 15g，当归 15g，鳖甲 30g（去裙，酥炙）。

用法：共为粗末，每服 15g，用乌梅 1 个，青蒿 3g，同煎去渣，空腹、临卧各一服。现代可水煎服，剂量酌减，日 1 剂，分 3 次服。

治法：滋阴养血，清热除蒸。

证象：肺结核，骨蒸劳热，肌肉消瘦，午后潮热，困倦盗汗，咳嗽颧红，脉细数。

评介：本方为经典古方，临床常用，主要用于治疗骨蒸劳热、消瘦、盗汗、咳嗽等，这些症状均符合肺结核病的表现，故肺结核病用之最宜，疗效显著。

方四　保真汤

出处：元代葛可久《十药神书》。

组成：人参 8g（另炖），白术 10g，茯苓 15g，黄芪 15g，当归 12g，白芍 10g，生地黄 12g，熟地黄 12g，天门冬 10g，麦门冬 10g，五味子 10g，地骨皮 10g，柴胡 10g，知母 10g，黄柏 6g，莲子心 10g，陈皮 8g，甘草 5g，生姜 3g，大枣 3 枚。

用法：水煎服，日 1 剂，分 3 次服。

治法：益气健脾，养阴润肺。

证象：肺结核病，脾肺同病，阴伤气耗，咳嗽无力，气短声低，痰色清白，偶夹血丝，潮热畏风，自汗盗汗，食少乏力，肠鸣便溏，舌淡苔薄，脉细数。

评介：本方为元代葛可久经典方剂，是其《十药神书》中治疗肺结核的方剂之一，现主要用于本病病程较久、病灶有活动、全身衰弱、消化功能不好患者。

方五　清骨散

出处：明代王肯堂《证治准绳》。

组成：银柴胡 8g，胡黄连 10g，秦艽 10g，炙鳖甲 10g，地骨皮 10g，青蒿 10g，知母 10g，甘草 4g。

用法：原为散剂，现可作汤剂，水煎服，日 1 剂，分 2 次服。

治法：清虚热，退骨蒸。

证象：虚热骨蒸，阴虚潮热，低热日久不退，唇红颧赤，消瘦盗汗，舌红苔少，脉细数。

评介：本方为传统经典古方，可用于结核病的消耗热，尤其阴虚潮热较重患者最为合适。

方六　参胶肺痨丸

出处：甘肃省卫生局主编《新编中医入门》。

组成：西洋参 10g，北沙参 10g，当归炭 20g，玄参 20g，阿胶 20g，黄连 12g，焦栀子 12g，生地炭 30g，荷叶炭 30g，炙百合 30g，黄芩炭 10g，大黄炭 10g，厚朴 10g，三七 10g，鳖甲 20g，白术 15g，贝母 12g，橘红 10g，砂仁 10g。

用法：共研细末，炼蜜为丸，每丸 3g，每次 2 丸，日服 2 次，温开水送下。

治法：滋阴养肺，清热除蒸。

证象：肺结核，潮热盗汗，颊赤午后加重，咳嗽咯痰，痰中带血，食欲不振，体弱乏力，舌红苔少，脉虚数无力。

评介：本方为甘肃省卫生局收录编辑的治疗肺结核病的经验方，辨证论治，对症用药，补虚抗痨，作用全面，临床遇到肺结核病患者，可选用之。

89. 结核性胸膜炎

方一　葶苈瓜蒌逐饮汤

出处：刘茂才主编《现代疑难病中医治疗精粹》林琳方。

组成：葶苈子 30 ～ 60g，瓜蒌皮 15 ～ 30g，赤小豆 15 ～ 30g，薤白 10 ～ 15g，茯苓 10 ～ 15g，百部 3 ～ 10g，青皮 3 ～ 9g，白芥子 3 ～ 9g。

用法：水煎服，日 1 剂，分 3 次服。

治法：宣肺逐饮，宽胸平喘。

证象：结核性渗出性胸膜炎，胸水渗出较多，胸胁胀满，咳嗽引痛，呼吸困难，难以平卧，苔白腻，脉沉弦。

评介：本方为现代临床实践经验方，结核性渗出性胸膜炎治疗的关键是在积极治疗肺结核病的基础上，减少渗出，消除积液，防止胸膜增厚及粘连，本方对此，作用显著，效果良好。

方二　柴胡陷胸汤

出处：清代俞根初《通俗伤寒论》。

组成：柴胡 10g，黄芩 10g，瓜蒌 10g，姜半夏 9g，黄连 5g，枳实 6g，桔梗 6g，生姜 3g。

用法：水煎服，日 1 剂，分 2 次服。

治法：和解少阳，清化痰热。

证象：结核性干性胸膜炎，寒热往来，痰热咳嗽，胸膈痞胀，胸痛剧烈，深吸气和咳嗽胸痛加重，病变部位有胸膜摩擦音。

评介：本方为古代经典方，功能和解少阳，清化痰热。湖南医学院主编《农村医生手册》（1971 年）用此方治疗结核性胸膜炎、干性胸膜炎，并配合应用西药，有一定疗效。

90. 猩红热

方一　清心凉膈散

出处：清代王孟英《温热经纬》。

组成：连翘 12g，黄芩 10g，山栀 8g，薄荷 8g，石膏 15g，桔梗 10g，甘草 5g。

用法：作汤剂，水煎服，日 1 剂，分 3 次服。

治法：清气泄热，凉膈解毒。

证象：猩红热（烂喉丹痧），外感时疫，疫毒化火，壮热，口渴烦躁，咽喉红肿腐烂，肌肤丹痧，舌红苔黄，脉弦数。

评介：本方为古代治疗毒壅上焦证型猩红热方剂，应用时需根据病情加减、增加药味，以求提高疗效。猩红热是出疹性传染病，小儿多见，临床运用要按年龄酌减剂量。

方二　猩红热治疗方

出处：天津市中医医院《中医内科》。

组成： 生石膏 30g，鲜生地 30g，板蓝根 30g，鲜芦根 30g，玄参 15g，金银花 30g，连翘 15g，丹皮 10g，赤芍 10g，马勃 6g，竹叶 5g。

用法： 水煎服，日 1 剂，分 3 次服。

治法： 气血双清，透解毒热。

证象： 猩红热气血两燔阶段，高热口渴，咽喉疼痛，红肿腐烂，斑疹密布，皮肤猩红，舌红绛生刺，脉滑数。

评介： 本方为《中医内科》书中治疗猩红热经验方。猩红热是由溶血性链球菌侵犯上呼吸道所引起的急性传染病，幼儿多见，发病时周身皮肤呈弥漫性点状猩红色斑疹，故称猩红热。中医中药治疗可用本方加减。书中介绍，还可加用中成药锡类散吹喉，冀其祛腐生新，毒解热清。

91. 百日咳

方一　百部沙枇汤

出处： 甘肃省卫生局主编《新编中医入门》。

组成： 炙百部 5g，沙参 12g，枇杷叶 6g。

用法： 水煎服，药汁加冰糖 30g，每日 1 剂，分 2 次服。

治法： 降气化痰，养阴清肺。

证象： 百日咳，阵咳期，病程 3～6 周，阵发性痉咳，涕泪交加，喉中有鸡鸣样吼声，口舌干渴，苔干燥，脉滑数。

评介： 本方为甘肃省卫生局收录编辑的治疗小儿百日咳中期（痉咳期）专用方，效果良好。本病是一种小儿常见的传染病，以阵发性痉挛性咳嗽，伴有特殊吼声为特征，因其病程较长，故叫作百日咳。

方二　泻肺镇咳汤

出处： 张俊庭主编《中国中医特治新法大全》浙江中医学院盛丽先方。

组成： 炙桑白皮 10g，炙白前 10g，浙贝母 10g，杏仁 10g，化橘红 10g，竹沥 10g，制半夏 8g，前胡 10g，炒苏子 10g，地龙 10g，炒黄芩 8g，姜竹茹 6g。

用法： 水煎服，日 1 剂，分 3 次服。

治法： 清泄肺热，宣降止咳。

证象：百日咳，肺气阻遏，痉咳喉鸣，久咳不愈。

评介：本方为治疗百日咳痉咳期经验方，施治全面，用药精当，能够泄热除痰，疏畅肺气，缓解痉咳，疗效较好。

方三 中药治疗方

出处：湖南医学院主编《农村医生手册》。

组成：蜜麻黄 3g，紫菀 6g，杏仁 6g，射干 6g，苏子 6g，百部 12g，青黛 4g（兑服）。

用法：水煎服，日 1 剂，分 2 次服。

治法：止咳化痰，宽中定喘。

证象：百日咳，属肺寒者，痰多清稀，苔白润。

评介：本方来自《农村医生手册》治疗百日咳肺寒久咳者，临床若遇到上述证象患者，可加减选用之。

92. 矽肺

方一 参芪补肺汤

出处：张俊庭主编《中国中医特治新法大全》甘肃省靖远矿务局职工总院万自安方。

组成：黄芪 15g，党参 15g，款冬花 10g，丹参 30g，杏仁 10g，苏子 10g，海藻 12g，牡蛎 30g，海蛤壳 15g，炙甘草 4g。

用法：水煎服，日 1 剂，分 2 次服。

治法：补益肺气，活血化瘀。

证象：长期从事接触并吸入含有二氧化硅、二氧化矽等粉尘的工种，经肺部 X 线检查，可见肺间质弥漫性纤维性变化的人群，胸闷胸痛，咳嗽咯痰，气短气急，心跳心悸，矽肺结节形成。

评介：本方为甘肃靖远矿务局医院，治疗多例矿工矽肺所总结的经验方，方药对补气活血、提高免疫力、软化肺纤维结节、促进组织修复与再生等，有一定疗效。

方二 补肺养阴方

出处：上海《工人医生手册》编写组编《工人医生手册》。

组成：黄芪 10g，玄参 10g，沙参 10g，玉竹 10g，野百合 10g，麦冬 10g，黄精 10g，白及 10g，枇杷叶 6g，瓜蒌皮 6g，瓜蒌仁 6g，桔梗 5g。

用法：水煎服，日 1 剂，分 2 次服。

治法：补肺养阴，止咳化痰。

证象：矽肺，有长期对含二氧化矽、二氧化硅等粉尘的接触史，有典型的矽肺症状和体征，肺阴不足，胸痛气短，咳嗽咯痰，呼吸功能减退。

评介：本方为上海工人医生手册编写组，为适应基层工人防病治病需要，收集编写的中医中药治疗矽肺的经验方，对矽肺患者可选用之。

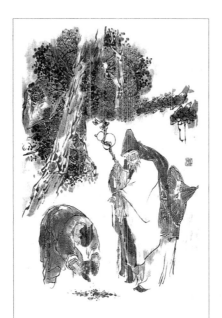

五、消化系统病证

消化系统病证包括胃、肠、肝、胆、胰、阑尾等相关疾病，共有 49 种。临床上十分常见。它们的病因多与情志不遂、饮食不节、脏腑失调密不可分。病理上相互影响、相互关联，故在治疗时应从整体考虑。

93. 食欲减退

方一 参苓白术散

出处： 宋代陈师文等《太平惠民和剂局方》。

组成： 党参 15g，白术 12g，茯苓 15g，山药 15g，白扁豆 12g，莲子肉 10g，薏苡仁 10g，砂仁 5g，桔梗 8g，陈皮 6g，炙甘草 10g，大枣 2 枚。

用法： 作汤剂，水煎服，日 1 剂，分 2 次服。

治法： 补气健脾，渗湿和胃。

证象： 脾胃虚弱，消化功能减退，饮食不消，食欲减退，或恶心呕吐，或大便溏泄，形体消瘦，四肢无力，胸脘满闷，面色无华，脉沉细。

评介： 本方为常用传统经典古方，主治脾胃气虚而夹湿之证，食欲减退，消化不良。以及慢性胃肠炎、便溏、贫血等慢性消耗性疾病，效果显著，应用广泛。本方一方多用，还用于全身病证浮肿、消化系统病证腹泻等。

方二 香砂六君子汤

出处： 宋代陈师文等《太平惠民和剂局方》。

组成： 党参 15g，白术 12g，茯苓 15g，陈皮 6g，半夏 6g，木香 6g，砂仁 5g，炙甘草 5g，生姜 2g，大枣 2 枚。

用法： 水煎服，日 1 剂，分 2 次服。

治法： 补益脾胃，行气理湿。

证象： 脾胃气虚，寒湿滞于中焦，食欲减退，脘腹胀痛，嗳气呕吐，胃寒吐酸，大便稀薄，苔白腻，脉细缓。

评介： 本方为常用传统经典古方，治疗脾胃虚寒，不思饮食等症，临床也常用于慢性胃炎、溃疡病的食欲不振，吞酸嘈杂，胃脘疼痛，恶心呕吐等。本方一方多用，也用于生殖系统病证妊娠呕吐。

方三 消食丸

出处： 明代鲁伯嗣《婴童百问》。

组成： 香附 30g，陈皮 15g，三棱 15g，莪术 15g，砂仁 15g，神曲 15g，麦芽 15。

用法： 共研细末，面糊为丸，每服 3～6g，紫苏汤送下。或作汤剂，中药按常规剂量减少，水煎服，日1剂，分2次服。

治法：健脾消食，理气助运。

证象：小儿消化不良，食欲减退，吃食不香，形体消瘦，面色不华，腹部膨胀，苔白有花剥。

评介：本方为经典古方，专门为小儿食欲不振，吃饭不香，挑食偏食，面黄肌瘦所设，效果较好，适宜于儿童服用。

方四 保和汤

出处：清代程国彭《医学心悟》。

组成：厚朴10g，连翘10g，香附8g，陈皮8g，莱菔子10g，山楂10g，麦芽10g，神曲8g，甘草5g。

用法：水煎服，日1剂，分3次服。

治法：消积和胃，清热利湿。

证象：饮食不节，损伤脾胃，食欲减退，脘腹时痛，心胸胀闷，手不可及，嗳气吞酸，脉紧滑。

评介：本方为传统经典方剂，作用主要是开胃消食，增进食欲。还有《丹溪心法》保和丸、《古今医鉴》保和丸等，组成及作用大同小异，临床遇到类似证象患者，可选用之。

94. 消化不良

方一 山楂健脾丸

出处：山西省中医研究所等编《中医方药手册》。

组成：山楂480g，山药24g，炒扁豆18g，炒芡实18g，炒薏米18g，炒神曲18g，炒麦芽18g，炒莲子18g，茯苓18g。

用法：共为细面，加白糖200g，炼蜜为丸，每丸6g，每次服2丸，开水送下。

治法：健脾开胃，促进消化。

证象：脾胃虚弱，胃肠功能减退，消化不良，食欲不振，大便溏薄，以及慢性胃肠炎等。

评介：本方为山西《中医方药手册》所载治疗消化不良方剂，遇到本病患者，可以配制服用。或可按常规剂量，作汤剂，水煎服。

方二 白术散

出处：宋代钱乙《小儿药证直诀》。

组成：白术 12g，人参 6g（或党参 10g），茯苓 15g，藿香 8g，木香 6g，葛根 12g，炙甘草 3g。

用法：作汤剂，水煎服，日 1 剂，分 3 次服。

治法：益气健脾，升阳举陷。

证象：脾胃功能不足，外感寒邪，内伤胃肠，消化不良，大便溏泄，舌淡苔少，脉缓弱。

评介：本方为经典古方，临床常用，主要治疗因脾虚气陷，湿浊下滞之消化不良，大便溏薄，营养不佳，身体虚弱患者。

方三 健脾丸

出处：明代王肯堂《证治准绳》。

组成：人参 45g，炒白术 75g，茯苓 60g，山药 30g，陈皮 30g，砂仁 30g，木香 20g，山楂 30g，神曲 30g，麦芽 30g，黄连 20g，肉豆蔻 30g，甘草 20g。

用法：共为细末，水泛为丸，每服 5～10g，日服 2 次。或作汤剂，酌减其量，日 1 剂，分 2 次服。

治法：健脾化滞，和胃消食。

证象：脾胃虚弱，饮食内停，食少难消，脘腹胀满，大便溏薄，苔腻微黄，脉象虚弱。

评介：本方为经典古方，功效健脾化滞，和胃消食，常用于如上证象患者，效果良好。

方四 小儿增食汤

出处：鄢卫东、陈成主编《陇上中医传承集》张士卿方。

组成：云茯苓 10g，白术 6g，苍术 6g，枳壳 6g，生白芍 10g，乌梅肉 10g，木瓜 6g，焦槟榔 6g，焦三仙各 10g，清半夏 6g，陈皮 6g，炙甘草 3g。

大便稀溏者加怀山药 15g，白扁豆 10g；大便干燥者加炒莱菔子 10g，火麻仁 10g；脘腹胀满食后恶心者加砂仁 6g，藿香 6g，厚朴 6g；食不消化者加鸡内金 10g；体质虚弱者加太子参 10g，生黄芪 10g。

用法：水煎服，日 1 剂，分 3 次温服。

治法：醒脾柔肝，健脾增食。

证象：脾胃不和，食欲不振，消化不良，饮食减少，舌淡苔少，脉虚弱。

评介：本方为甘肃省名中医、中医主任医师、教授、博士生导师张士卿自拟经验方。张氏在小儿科疾病治疗方面，十分注重调理脾胃，认为"脾常不足"，重视醒脾柔肝、健脾增食，遇到上述证象患儿，用之效果明显。

方五　调胃益智慧散

出处：本书编著者自拟经验方。

组成：太子参 10g，益智仁 10g，贡白术 10g，白茯苓 10g，制黄精 10g，北黄芪 10g，鸡内金 8g，东山楂 8g，使君子 6g，菟丝子 6g，枸杞子 5g，杭菊花 6g，花龙骨 12g，左牡蛎 12g。

用法：共研细末，6 岁以上儿童每服 5g，日服 2 次。1 个月为 1 个疗程。宜饭前服。

治法：调养脾胃，补益肝肾，益智开慧，祛病强身。

证象：脾胃不和，食欲不振，腹胀腹痛，食积虫积，面黄肌瘦，虚弱多汗，性格乖僻，易烦好动，智力低弱，抗病力差。

评介：本方为编著者等人开发的科研项目，经疗效观察有效率达 95.9%，获国家知识产权局新药发明专利，科研论文发表在 1994 年 12 期《中国农村医学》杂志上。

95. 小儿疳积

方一　党参麦芽汤

出处：李聪甫著《李聪甫医案》。

组成：西党参 3g，炒白术 3g，茯苓 3g，怀山药 6g，当归身 3g，酒白芍 3g，炒麦芽 5g，炒神曲 3g，炒鸡内金 3g，花槟榔 3g，广陈皮 2g，炒枳实 2g，炙甘草 2g。

用法：本方为小儿剂量，水煎服，日 1 剂，分早晚 2 次服。

治法：益脾厚肠，化积驱蛔。

证象：小儿疳积，面黄肌瘦，身体虚弱，头发枯黄。

评介：本方为现代湖南省著名中医李聪甫的经验方，专治疳积，确有疗效。疳积是积滞和疳症的总称，是小儿时期的一种常见病证，主要由于喂养不当，或久患疾病，使脾胃受损所致，如遇到这种患儿，可选用此方治疗。

方二 大安丸

出处：清代汪昂《医方集解》。

组成：陈皮 30g，半夏 60g，茯苓 90g，连翘 30g，莱菔子 30g，白术 60g，焦山楂 100g，神曲 60g，麦芽 30g。

用法：共研细末，水泛为丸，每服 6～9g，日服 2～3 次。作汤剂，剂量酌减，水煎服，日 1 剂，分 3 次服。

治法：健脾和胃，消食消积。

证象：小儿疳积，饮食不消，脾虚体弱，食积腹胀。

评介：本方为古代名方，是由保和丸加白术而成，治疗小儿疳积，消化不良，食积腹胀等症疗效较好，可以选用。

96. 呕吐

方一 丁萸理中汤

出处：宋代陈师文等《太平惠民和剂局方》。

组成：人参 6g（或党参 10g），白术 10g，干姜 6g，丁香 6g，吴茱萸 8g，甘草 5g。

用法：水煎服，日 1 剂，分 3 次服。

治法：理中降逆，散寒止呕。

证象：呕吐时作，面色苍白，倦怠乏力，渴不欲饮，四肢不温，大便溏薄，舌淡苔白，脉缓弱。

评介：本方为治疗脾胃虚寒、经常呕吐的有效古方，系理中汤加丁香、吴茱萸而成，既温理中焦，又降逆止呕，是有效治疗虚寒呕吐之良方。

方二 吴茱萸汤

出处：汉代张仲景《伤寒论》。

组成：吴茱萸 10g，人参 6g（或党参 10g），生姜 18g，大枣 6 枚。

用法：水煎服，日 1 剂，分 3 次温服。

治法：温肝暖胃，降逆止呕。

证象： 肝胃虚寒，食后欲吐，胃脘作痛，颠顶头痛，吞酸嘈杂，舌淡苔滑，脉弦迟。

评介： 本方为传统经典古方，主治肝胃虚寒，阴浊上逆，遇见呕吐患者，有如上述证象者，可选用之。

方三　四七汤合左金丸

出处： 四七汤出自宋代陈师文等《太平惠民和剂局方》，左金丸出自元代朱震亨《丹溪心法》，合方选自天津市中医医院《中医内科》。

组成： 制半夏 10g，厚朴 10g，茯苓 12g，苏叶 8g，大枣 3 枚，生姜 6g，黄连 8g，吴茱萸 5g。

用法： 水煎服，日 1 剂，分 3 次服。

治法： 理气降逆，清肝和胃。

证象： 肝气郁结，痰涎凝聚，呕吐食物，食后即吐，吞酸嗳气，胸胁胀满，咽如有物，烦闷不舒，苔薄白，脉弦。

评介： 本合方选自天津市中医医院《中医内科》呕吐一节，集四七汤与左金丸两方功效于一体，主治肝郁气结、肝胃不和之呕吐，辨证施治，药与证合，是治疗常见呕吐之良方。

97. 呃逆

方一　橘皮竹茹汤

出处： 清代吴谦《医宗金鉴》。

组成： 橘皮 6g，竹茹 9g，柿蒂 7g，人参 3g（或党参 10g），黄连 3g，生姜 3g。

用法： 水煎服，日 1 剂，分 3 次温服。宜空腹服。

治法： 降逆止呃，益气清热。

证象： 胃火上逆，时时呃逆，身热烦渴，口腔溃疡，口干唇燥，舌红，苔薄黄。

评介： 本方为《医宗金鉴》所载，主治胃热呃逆之症，凡遇上述证象患者，用之有效。又济生橘皮竹茹汤，比本方多加法半夏、枇杷叶、麦门冬、赤茯苓，治疗呃逆呕哕而兼阴液不足者，疗效亦佳。

方二　旋覆代赭汤

出处： 汉代张仲景《伤寒论》。

组成： 旋覆花 10g，党参 12g，代赭石 15g，制半夏 8g，炙甘草 5g，生姜 10g，大枣 4 枚。

用法： 水煎服，日 1 剂，分 3 次服。

治法： 降逆化痰，益气和胃。

证象： 胃气虚弱，痰浊内阻，呃声低小，呃逆断续，胸胁逆满，噫气呕恶，面色苍白，手足不温，食少困倦，苔白腻，脉沉细弱。

评介： 本方为古代经典常用方剂，主治胃虚痰阻，气逆不降，嗳气频作，反胃呕恶病证，对胃神经官能症、慢性胃炎、胃下垂、胃及十二指肠溃疡，出现上述证象者，也有一定疗效。

方三　丁香柿蒂汤

出处： 明代秦景明《症因脉治》。

组成： 丁香 6g，柿蒂 9g，党参 12g，生姜 9g。

用法： 水煎服，日 1 剂，分 2 次温服。

治法： 益气温中，降逆止呕。

证象： 久病体虚，胃中虚寒所致的呃逆、呕吐，胸痞脘闷，口淡食少，舌淡苔白，脉沉迟。

评介： 本方为古代经典方剂，主要用于脾胃虚寒，呃逆呕吐，效果明显，也可用于神经性呃逆，及慢性胃炎虚寒型患者的呕吐、恶心等。

98. 吐血

方一　十灰散

出处： 元代葛可久《十药神书》。

组成： 大蓟、小蓟、荷叶、侧柏叶、茅根、茜草根、大黄、山栀、棕榈皮、丹皮各等份。

用法： 各药烧炭存性，共研细末，每服 6g，1 日 2～3 次。

治法： 清热凉血，收敛止血。

证象： 热血妄行，来势急猛，呕血，吐血，咯血，咳血，舌红，脉数。

评介：本方为传统经典古方，是有效止血方剂，用于各种出血病证，属治标方法。急则治其标，尤其对急性出血，先用此方止血，同时配合其他措施治本。本方一方多用，也用于呼吸系统病证咳血。

方二 四生丸

出处： 宋代陈自明《妇人大全良方》。

组成： 生荷叶、生艾叶、生柏叶、生地黄各等份。

用法： 共捣如泥，制成丸剂，每服9g；亦可作汤剂，水煎服，剂量按常规用量，日1剂，分3次服。

治法： 凉血止血。

证象： 热血妄行，吐血、衄血，血色鲜红，口干咽燥，舌红，脉弦数。

评介： 本方为常用经典止血方剂，主要用于血热急症，色鲜量多，舌象红绛，脉弦数者。血止以后，即改用他药调理。

方三 泻心汤（又名三黄泻心汤）

出处： 汉代张仲景《金匮要略》。

组成： 大黄10g，黄连6g，黄芩6g。

用法： 水煎服，日1剂，分1～2次服。

治法： 清热止血，燥湿解毒。

证象： 心肝热盛，迫血妄行，吐血，发热，烦躁，尿赤，便秘，舌红苔黄腻，脉弦数。

评介： 本方为经典古方，主治心肝热盛，胃火积滞，所致热血妄行，吐血衄血，目赤口疮，外科痈肿等症，效果良好。药店市售中成药"三黄片"，其成分与本方相同，功效作用一致，按说明书服用。

方四 治吐血单验方

出处： 甘肃省新医药学研究所主编《中医内科学讲义》。

组成： 花蕊石9g，白及6g。

用法： 共研细末，日1剂，分2次服（原方用童便冲服）。

治法： 止血化瘀，收敛消肿。

证象： 慢性胃肠病证，内有瘀滞之吐血、呕血；以及咯血、衄血创伤出血等。

评介：本方为甘肃省西医学习中医班教材中的方剂，药味简单，治疗瘀滞性出血，精准有效，遇到吐血病证可以选用。

99. 胃痛

方一 沉香降气散

出处： 清代张璐《张氏医通》。

组成： 沉香6g，砂仁6g，炙甘草6g，香附9g，延胡索9g，川楝子9g。

用法： 作汤剂，水煎服，日1剂，分2次服。

治法： 理气止痛，疏肝和胃。

证象： 肝气犯胃，胃气胀满，攻痛连胁，按之较舒，嗳气频繁，苔薄白，脉沉弦。

忌宜： 本方活血行气作用明显，孕妇不宜。

评介： 本方为古代经典方剂，主治肝气郁结，横逆犯胃，胃脘疼痛，攻痛连胁，疗效显著。唯方中延胡索能活血祛瘀，故孕妇应慎用。

方二 柴胡疏肝汤

出处： 清代尤在泾《金匮翼》。

组成： 柴胡8g，陈皮9g，川芎6g，赤芍9g，枳壳6g，香附9g，炙甘草5g。

用法： 水煎服，日1剂，分2次服。

治法： 疏肝行气，活血止痛。

证象： 肝郁气滞，肝气犯胃，胁肋疼痛，脘痞嗳气，寒热往来，苔白，脉弦。

评介： 本方为常用经典方剂，传统用于疏肝理气，所谓"治肝可以安胃"，肝气调达，胃不受侮，则胃自安和而疼痛亦止。治疗肝郁气滞、肝胃不和所致的胃痛，效果明显。根据方义，本方还可用于慢性肝炎，胁肋胀满疼痛，食欲不振，头晕头痛，神经衰弱等症。

方三 良附丸

出处： 清代谢元庆《良方集腋》。

组成： 高良姜、香附各等份。

用法：共研细末，淡盐水与生姜汁泛丸，每次服6g，开水送下。近代用法，各10g，水煎服，日1剂。

治法：温中祛寒，行气止痛。

证象：肝郁气滞、胃有寒凝之胃脘作痛，胁痛，腹痛，胸胀，呕吐，得温则减，喜按，苔白，脉细缓。

忌宜：本方药性辛热，阳亢火盛患者不宜。

评介：本方为常用经典名方，是一个健胃镇痛剂，能疏肝行气，散寒止痛，治疗虚寒性胃脘痛最宜，也可用于慢性胃炎，溃疡病的胃痛，食欲不振等。

方四　化肝煎

出处：明代张景岳《景岳全书》。

组成：青皮9g，陈皮9g，白芍药10g，丹皮6g，炒栀子6g，泽泻6g，贝母9g。

用法：水煎服，日1剂，分2次温服。宜饭后服。

治法：疏肝理气，凉血清火。

证象：肝气郁结，日久化火，肝火犯胃，胃脘灼痛，胃痛甚剧，烦躁易怒，口干口苦，胁肋胀满，苔黄，脉弦。

评介：本方为经典古方，主要用于火郁型肝火犯胃，胃脘灼痛，临床应该谨守辨证，与虚寒证胃痛截然不同，应予区别。

方五　加味失笑散

出处：方药中等主编《实用中医内科学》。

组成：蒲黄15g，五灵脂10g，丹参15g，延胡索10g。

用法：共研细末，每服6～9g，加水、醋同煎，和渣热服。亦作汤剂，水煎服，日1剂，分2次服。

治法：活血行瘀，散结止痛。

证象：血瘀阻络，胃脘痛剧，痛有定处，痛处拒按，或见吐血、黑便，舌紫暗或有瘀斑，脉涩。

忌宜：孕妇忌服。

评介：本方为中医内科书载治疗血瘀络阻胃痛经验方，是由名方失笑散加丹参和延胡索而成，用药精简，实用有效，临床遇到血瘀型胃痛患者，可选用之。失笑散是《太平惠民和剂局方》名方，"失笑"形容见效快。

方六　手拈散

出处： 明代董宿《奇效良方》。

组成： 延胡索、五灵脂、草果、没药各等份。

用法： 共研细末，每服 6～9g，开水或加酒送服，1 日 2 次。

治法： 活血散瘀，行气止痛。

证象： 气滞血瘀，中焦湿阻，脘腹疼痛，反复发作，喜食热物，舌淡苔腻，脉沉涩。

忌宜： 孕妇忌服。

评介： 本方为古代经典名方，治疗血瘀气滞引起的脘腹疼痛，以及筋骨、肌肉损伤之青紫瘀血肿痛，效果明显，"手拈"形容祛痛非常容易。

方七　一贯煎

出处： 清代魏之琇《续名医类案》。

组成： 北沙参 15g，麦门冬 10g，当归 10g，生地黄 15g，枸杞子 12g，川楝子 6g。

用法： 水煎服，日 1 剂，分 2 次服。

治法： 滋阴柔肝，疏郁止痛。

证象： 肝肾阴虚，气滞不运，胁腹疼痛，吞酸吐苦，咽干口燥，舌红少津，脉细弱。

评介： 本方为古代经典名方，主要治疗阴虚肝旺木郁之证。根据上述表现证象，还可用于慢性肝炎，溃疡病出现上腹疼痛、胸胁胀痛、吞酸吐苦等症。

方八　黄芪建中汤

出处： 汉代张仲景《金匮要略》。

组成： 黄芪 12g，桂枝 10g，白芍药 15g，炙甘草 6g，生姜 10g，大枣 4 枚，饴糖 30g。

用法： 水煎服，日 1 剂，前 6 味水煎，汤成去渣，溶入饴糖，日服 3 次。

治法： 补气温中，缓急止痛。

证象： 虚劳里急，阴阳不足，气血虚弱，筋脉失养，拘急腹痛，喜温喜按，不思饮食，自汗心悸，虚烦不眠，面色苍白，舌淡苔白，脉沉细。

评介：本方为古代经典名方，是一首滋补强壮性缓急止痛剂，主要治疗虚劳里急诸不足，气血虚损，经脉挛急，腹中疼痛。也可用于慢性肝炎、溃疡病、慢性腹膜炎等，属虚寒表现者。

100. 腹痛

方一　小建中汤

出处： 汉代张仲景《伤寒论》。

组成： 白芍药 18g，桂枝 9g，炙甘草 6g，生姜 9g，大枣 4 枚，饴糖 30g。

用法： 水煎服，日 1 剂，前 5 味水煎 2 次，取汁，兑入饴糖，分 2～3 次温服。

治法： 温中补虚，缓急止痛。

证象： 脾胃虚寒，脘腹挛痛，喜温喜按，面色无华，舌淡苔白，脉细弦而缓。

评介： 本方为古代经典名方，用于中焦虚寒，肝木侮土之腹痛，属挛急性疼痛，喜按则证明内脏无实质性病变，喜温为寒证，故用本方缓急暖中而止痛，必获良效。近代临床常用于治疗胃及十二指肠溃疡、神经衰弱等病见上述证象者。若虚寒挛急腹痛见症较重者，则宜加用《金匮要略》大建中汤（党参、蜀椒、干姜、饴糖）。

方二　新订吴茱萸汤

出处： 清代尤在泾《金匮翼》。

组成： 人参 6g（或党参 10g），吴茱萸 6g，黄连 3g，茯苓 12g，半夏 6g，木瓜 6g，生姜 3g。

用法： 水煎服，日 1 剂，分 2 次服。

治法： 疏肝调气，和中止痛。

证象： 肝郁气滞，脘腹胀闷，痛而拒按，胃失和降，不欲饮食，食则呕吐，嗳气或矢气则痛减，苔薄，脉弦细。

评介： 本方为中医学院试用教材《中医内科学讲义》治疗肝郁气滞型腹痛之方剂，并提出合用芍药甘草汤（芍药、甘草）为宜。遇到上述证象患者，值得参照应用。

方三　统旨清中汤

出处： 清代尤在泾《金匮翼》。

组成： 黄连 6g，炒栀子 6g，陈皮 8g，姜半夏 6g，茯苓 10g，草蔻仁 6g，炙甘草 5g，生姜 5g。

用法： 水煎服，日 1 剂，分 2 次服。

治法： 泄热利湿，理气止痛。

证象： 湿热蕴结，胃肠积滞，脘腹疼痛，热则痛甚，心烦口干，溲赤便秘，舌尖红苔黄腻，脉滑。

评介： 本方为古代名方，功能泄热利湿，主治湿热蕴结胃肠，脘腹疼痛等。方中苦寒清热燥湿配伍温中健脾燥湿，寒热并用，调和胃肠，宣通气机，则疼痛止矣。

方四　天台乌药散

出处： 金代李东垣《医学发明》。

组成： 天台乌药 15g，木香 15g，小茴香 15g，高良姜 15g，青皮 15g，槟榔 6g，川楝子 10g。（原方有巴豆）

用法： 近代用作汤剂，不用巴豆，诸药剂量酌减，日 1 剂，水煎服，分 3 次酒冲服。

治法： 温肝散寒，行气止痛。

证象： 由于寒凝气滞，或过食生冷，引发脐腹疼痛、小肠疝痛，小腹引控睾丸疼痛，得暖则缓，以及妇女寒凝痛经，舌淡苔薄白，脉沉迟。

评介： 本方为古代经典方剂，现通常不用巴豆，按常规减小剂量作汤剂服用。一般作为兴奋性祛寒镇痛剂，治疗寒凝气滞的下腹疼痛，寒疝疼痛及牵引睾丸疼痛，疗效显著。

方五　少腹逐瘀汤

出处： 清代王清任《医林改错》。

组成： 小茴香 2g，炒干姜 3g，延胡索 3g，当归 9g，川芎 3g，官桂 3g，赤芍 6g，蒲黄 9g，五灵脂 6g，没药 6g。

用法： 水煎服，日 1 剂 分 2 次服。

治法： 活血祛瘀，温经止痛。

证象：少腹瘀血，疼痛胀满，或有积块，或妇女经期腰酸，少腹胀痛，月经不调，其色紫黑，或夹瘀块。

忌宜：孕妇不宜服用。

评介：本方为古代经典名方，常用于少腹（脐下腹部）瘀血疼痛、积块，胀满等症。也可用于妇女月经不调、痛经、习惯性流产、虚寒不孕等病证，均有一定疗效。

101. 腹胀

方一 分消汤

出处：明代龚廷贤《万病回春》。

组成：炒苍术 8g，白术 8g，陈皮 8g，炒厚朴 8g，炒枳实 6g，砂仁 5g，木香 4g，香附 8g，大腹皮 8g，茯苓 10g，猪苓 8g，泽泻 6g，灯心草 5g，生姜 3g。

用法：水煎服，日 1 剂，分 2 次服。

治法：健脾除湿，行气消胀。

证象：脾虚中满，肿胀壅滞，湿凝气阻，脘腹憋胀，浮肿腹水，二便不利，舌淡苔白腻，脉濡。

评介：本方为常用经典古方，主要功能是健脾除湿，行气消胀，还可用于慢性肝炎、早期肝硬化、鼓胀等病症，效果亦好。

方二 厚朴温中汤

出处：金代李东垣《内外伤辨惑论》。

组成：厚朴 12g，陈皮 15g，草豆蔻 10g，木香 9g，干姜 3g，茯苓 15g，炙甘草 6g，

用法：水煎服，日 1 剂，分 2 次温服。

治法：温中行气，燥湿除满。

证象：脾胃虚寒，中焦寒湿，气机阻滞，脘腹胀满，时作疼痛，喜温喜按，不欲饮食，泛吐清涎，大便溏薄，四肢倦怠，舌淡苔白，脉缓。

评介：本方为著名常用经典古方，主要用于脾胃寒湿，脘腹胀满病证，疗效满意。近代也多用来治疗慢性肠炎、慢性肝炎以及早期肝硬化之脾虚腹胀、食欲不良、大便不实等症。

方三　宽中进食丸

出处：清代李东垣《兰室秘藏》。

组成：人参 5g（或党参 10g），焦白术 10g，茯苓 12g，猪苓 10g，泽泻 8g，陈皮 8g，青皮 6g，制半夏 8g，木香 6g，砂仁 5g，草蔻仁 5g，枳实 6g，麦芽 10g，干姜 5g，炙甘草 5g。

用法：共研细末，蒸饼为丸，每日早晚各服 9g。可作汤剂，水煎服，日 1 剂，分 2 次服。

治法：补脾健胃，宽中助运。

证象：脾胃气虚，胃肠气滞，食欲减退，消化不良，脘腹胀满，食少懒言，气短乏力，舌淡苔白，脉缓弱。

评介：本方为常用古方，临床应用机会较多，疗效明显，凡遇到慢性胃炎、脾胃虚弱、腹胀纳呆、食欲不振、消化不良等病症，皆可选用。

102. 肠炎

方一　理中汤

出处：汉代张仲景《伤寒论》。

组成：干姜 5g，人参 6g（或用党参 10g），白术 10g，炙甘草 6g。

用法：水煎服，日 1 剂，分 3 次服。

治法：温中祛寒，补益脾胃。

证象：脾胃虚寒，泄泻清稀，腹满食少，呕吐，不渴，舌淡苔白，脉沉细。

评介：本方为经典名方，主治脾胃虚寒证，疗效显著。现多用于慢性胃肠炎、胃肠功能减退、慢性腹泻以及胃与十二指肠溃疡属于脾胃虚寒患者。

方二　连理汤

出处：清代张璐《张氏医通》。

组成：人参 6g（或用党参 10g），白术 10g，茯苓 12g，干姜 5g，黄连 3g，炙甘草 5g。

用法：水煎服，日 1 剂，分 3 次服。

治法：温中健脾，清热燥湿。

证象：脾胃虚寒，兼有湿热，脘腹冷痛，呕吐泄泻，或有吐酸，舌边尖红苔白，脉弦。

评介：本方为古代名方，临床常用。现代多用于慢性胃肠炎及溃疡病的胃痛吐酸，腹痛泄泻，心窝部烧灼感等病证。

方三 连朴饮

出处：清代王士雄《霍乱论》。

组成：制厚朴 6g，姜黄连 3g，石菖蒲 3g，制半夏 3g，炒豆豉 9g，焦栀子 9g，芦根 60g。

用法：水煎服，日 1 剂，分 2 次服。

治法：清热化湿，调和肠胃。

证象：湿热蕴结肠胃，胸脘痞满，呕吐腹泻，身热口苦，不思饮食，口渴不欲饮，小便短赤，脉数。

评介：本方为古代名方，功能是清热化湿，理气和中。配伍特点是苦寒与辛温药味相结合，苦寒以清热燥湿，辛温以化湿宣通气机，因而可使湿热清，脾胃和，吐泻止。现代药理研究，本方具有较好的抑菌作用，对治疗消化道的多种感染性疾病，有良好的效果。

方四 温肾固肠汤

出处：《中国中医药报》社主编《中国当代名医名方录》周夕林方。

组成：补骨脂 20g，胡芦巴 20g，炮姜炭 10g，姜川连 4g，煨木香 10g，上肉桂 4g（研末冲服），赤石脂 30g（布包），炒罂粟壳 6g，川军炭 5g。

用法：水煎服，日 1 剂，分 3 次服。

治法：温肾补脾，固肠止泻。

证象：慢性结肠炎、直肠炎、溃疡性结肠炎、过敏性结肠炎等，久泻久痢，久治不愈。

评介：本方为安徽中医学院（现安徽中医药大学）教授、安徽中医药专家学术经验继承工作导师周夕林提供的经验方。作者认为，慢性肠道疾患，病虽在大肠传导失职，但其本却在脾肾，只有温肾固肠，脾肾并及，标本兼顾，方能显效。对久病慢性患者，作者采用本方散剂装入胶囊服用，疗效亦佳。

103. 腹水

方一　实脾饮（又名实脾散）

出处： 宋代严用和《济生方》。

组成： 制附子15g（先煎），干姜10g，白术10g，茯苓15g，草果仁10g，厚朴12g，大腹皮10g，木瓜12g，木香6g，甘草3g，生姜3g，大枣3枚。

用法： 散剂，除姜枣，共研粗末，每用12g，加生姜、大枣，水煎去渣服；或水煎服，日1剂，分2次服。

治法： 温阳健脾，行气利水，化湿消肿。

证象： 脾肾阳虚水肿，全身浮肿，腰以下较重，胸腹胀满，手足不温，体倦少食，口中不渴，大便溏稀，小便清利，苔厚腻，脉沉迟。

评介： 本方为著名经典古方，属强壮性利尿剂，主要用于脾肾阳虚，肚腹胀满，腹水，下半身浮肿。现代可用于慢性肾炎、慢性肝炎、早期肝硬化腹水、心功能不全性水肿，属阳虚证者。

方二　调营饮

出处： 明代王肯堂《证治准绳》。

组成： 莪术10g，川芎8g，丹参15g，当归10g，延胡索10g，赤芍10g，瞿麦10g，大黄6g，槟榔5g，大腹皮10g，葶苈子10g，赤茯苓12g，桑白皮10g，肉桂3g，甘草3g。

用法： 水煎服，日1剂，分2次服．

治法： 活血化瘀，行气利水。

证象： 血瘀气滞，腹大坚满，水气内聚，脉络怒张，胁腹刺痛，舌质紫红，脉细涩。

评介： 本方为古代经典方剂，主要用于肝脾瘀血、腹水、腹胀，如肝硬化、肝腹水等，可选用之。

方三　己椒苈黄丸

出处： 汉代张仲景《金匮要略》。

组成： 防己30g，椒目30g，葶苈子30g，大黄30g。

用法： 共为细末，蜜丸如梧子大，食后服1丸，日服3次；或作汤剂，剂量减小，水煎服，日 1 剂，分 3 次服。

治法：泻热逐水，通利二便。

证象：饮邪内结，腹满积水，积聚肠间，肠间有声，腹胀便秘，郁而化热，口干舌燥，脉沉弦。

评介：本方为古代经典名方，主要作用是逐水涤饮，利尿通便，使停蓄肠间水液湿浊，从小便而出，大便而下，二便通利，腹满自除。临床遇到属此证象者，可选用此方治之。

方四 苍牛防己汤

出处：《中国中医药报》社主编《中国当代名医名方录》载方药中方。

组成：苍术 30g，白术 30g，川牛膝 30g，怀牛膝 30g，汉防己 30g，大腹皮 30g。

用法：上药凉水浸泡 2 小时后水煎，首次煎 50 分钟，二煎 30 分钟，两煎混匀约 300mL，日服 2～4 次，饭后服。

治法：健脾，活血，行水。

证象：水臌（肝性腹水），腹大而柔软，一般情况尚好，舌淡嫩苔薄白，脉沉细微弱。

忌宜：服药期间忌盐忌碱；本方见效即停，不能长期服用。

评介：本方为我国著名中医内科专家方药中治疗肝硬化及其合并证肝腹水的经验方，对一般体质尚佳，病情不是很严重的患者，选用此方，效果较好。

104. 腹部包块

方一 大七气汤

出处：明代李梴《医学入门》。

组成：青皮 8g，陈皮 8g，桔梗 10g，藿香 8g，三棱 10g，莪术 10g，香附 10g，桂枝 6g，益智仁 15g，甘草 5g，生姜 3g，大枣 3 枚。（一方有大黄、槟榔）

用法：水煎服，日 1 剂，分 2 次服。

治法：行气消积，温通血络。

证象：气滞血阻，腹中积块，软而不坚，块物胀痛，胀多于痛，固着不移，舌青苔薄，脉弦。

评介：本方为古代经典方剂。腹部包块属于积聚一类病证。积有形而固定不移，痛有定处，属血分，为脏病；聚无形而聚散无常，痛无定处，属气分，为腑病。应用本方时应掌握积块软而不坚、固着不移、胀多于痛等特征，用之有效。

方二 膈下逐瘀汤

出处：清代王清任《医林改错》。

组成：炒五灵脂9g，当归9g，川芎6g，牡丹皮6g，赤芍9g，香附10g，枳壳6g，桃仁9g，红花6g，台乌药6g，延胡索9g，甘草3g。

用法：水煎服，日1剂，分2次服。

治法：活血化瘀，行气止痛。

证象：血瘀气滞，血积成癥，气滞腹痛，痛有定处，瘀在膈下，形成积块，块位不移，舌有瘀点，脉涩。

忌宜：孕妇及月经期妇女忌服。

评介：本方为《医林改错》中著名活血化瘀系列方剂之一，主要治疗气滞血瘀，瘀在膈下，形成积块病证，也可用于小儿痞块、肚腹疼痛之症，然本方证象属于实证，如病程较久则需考虑配合补虚益气之品。本方一方多用，也用于全身病证积聚。

方三 五积散

出处：宋代陈师文等《太平惠民和剂局方》。

组成：麻黄180g，白芷90g，桔梗360g，枳壳18g，陈皮180g，厚朴120g，川芎90g，当归90g，白芍90g，肉桂90g，干姜120g，苍术360g，制半夏90g，茯苓90g，炙甘草90g。

用法：以上略炒，共研粗末，每天用10g，加生姜3片，水煎分2次温服。

治法：解表温里，调气活血，祛痰消积。

证象：外感风寒，内伤生冷，身热无汗，恶寒较重，头痛身痛，项背拘急，寒、湿、气、血、痰五积，胸满腹胀，呕吐腹痛，苔白腻，脉浮迟。

评介：本方为著名古方，专为治疗寒、湿、气、血、痰五积而设。但从证象来看，实际并非纯治五积之证，而是治疗外感风寒，内有五积之方，功能解表、除湿、祛痰、消痞、化积。唯其方药味复杂，临床应用需按具体情况进行加减为善。

105. 肝脾肿大

方一　中医辨证气滞方

出处：上海中医学院等编《赤脚医生手册》。

组成：青皮 9g，陈皮 9g，制香附 9g，藿香 8g，丹参 12g，桔梗 6g。

用法：水煎服，日 1 剂，分 2 次服。

治法：行气，活络，止痛。

证象：肝郁气滞，肝脾肿大，质地较软，两胁作痛，苔薄，脉弦。

评介：本方为上海中医学院等编《赤脚医生手册》里的经验方，临床遇到肝脾肿大，属气滞型者，可选用之。

方二　中医辨证血瘀方

出处：上海中医学院等编《赤脚医生手册》。

组成：桃仁 9g，红花 6g，五灵脂 9g，川芎 9g，台乌药 9g，延胡索 9g。

用法：水煎服，日 1 剂，分 2 次服。

治法：活血，化瘀，理气。

证象：血瘀络阻，肝脾肿大，压之疼痛，面色暗黑，朱砂掌，蜘蛛痣，毛细血管充血，苔薄舌紫，脉弦涩。

评介：本方为上海中医学院等编《赤脚医生手册》里的经验方，临床遇到肝脾肿大，属血瘀型者，可选用之。然临证所见患者，血瘀型和气滞型，并非截然分开，故应两者兼顾，参考前面气滞方，综合施治。

方三　鳖甲煎丸

出处：汉代张仲景《金匮要略》。

组成：炙鳖甲 90g，炒射干 22.5g，黄芩 22，5g，鼠妇 22.5g，干姜 22.5g，大黄 22.5g，桂枝 22.5g，石韦 22.5g，厚朴 22.5g，瞿麦 22.5g，紫葳 22.5g，阿胶 22.5g，柴胡 45g，蜣螂 45g（熬），芍药 37g，牡丹皮 37g，䗪虫 37g（熬），炙蜂巢 30g，赤硝 90g，桃仁 15g，人参 7.5g，半夏 7.5g，葶苈 7.5g。

用法：现代用法，取灶下灰 1.5kg，黄酒 5kg，浸灰内滤过取汁，煎鳖甲成胶状，其余 22 味共为细末，将鳖甲胶放入炼蜜中和匀为小丸，每服 3g，日服 3 次。药店有售中成药，可按说明书服用。

治法：行气活血，祛湿化痰，软坚散痞。

证象：疟疾日久不愈，胁下痞硬成块，结成疟母。以及癥积结于胁下，推之不移，腹中疼痛，肌肉消瘦，饮食减少等。

评介：本方为古代经典著名方剂，近有用此方治疗肝脾肿大属于血瘀气滞者，效果较好。

106. 急性肝炎

方一　茵陈蒿汤

出处：汉代张仲景《伤寒论》。

组成：茵陈蒿 20g，山栀子 10g，大黄 6g。

用法：水煎服，日 1 剂，分 3 次服。

治法：清热，利湿，退黄。

证象：湿热黄疸证，症见一身面目俱黄，黄色鲜明如橘子色，腹胀满，口渴，二便不利，舌红苔黄腻，脉滑数。

评介：本方为古代经典名方，能够消炎、退黄和利尿，治疗阳黄症，是现代治疗急性黄疸型传染性肝炎的简单有效方剂，对胆囊炎、胆石症引起的属实热型黄疸者也可酌情选用。

方二　茵陈五苓散

出处：汉代张仲景《金匮要略》。

组成：茵陈蒿 15g，猪苓 10g，茯苓 10g，泽泻 12g，白术 10g，桂枝 6g。

用法：作汤剂，水煎服，日 1 剂，分 3 次服。

治法：清热退黄，利水渗湿。

证象：湿热黄疸，湿重于热，头重身困，腹胀便溏，小便不利，食欲减退，苔黄腻，脉弦滑。

评介：本方为古代经典方剂，主要治疗湿热黄疸，现代常用于治疗急性黄疸型传染性肝炎，以及肝硬化的黄疸。

方三　疏肝理气方

出处：上海中医学院等编《赤脚医生手册》。

组成：柴胡 9g，黄芩 9g，姜半夏 9g，丹参 15g，生香附 9g，生甘草 3g。

用法：水煎服，日 1 剂，分 3 次服。

治法：疏肝理气，解毒止痛。

证象：无黄疸型肝炎，右胁疼痛，恶心呕吐，脘腹胀满，食欲不振，烦躁易怒，大便干，小便赤，脉弦数。

评介：本方为上海中医学院（现上海中医药大学）等院校面向基层，实地调查，收集编写的经验方，对无黄疸型肝炎有上述证象者，可加减用之。

方四　降转氨酶方

出处：甘肃省新医药学研究所主编《中医内科学讲义》。

组成：柴胡 15g，杭芍 12g，瓜蒌 12g，山楂 12g，三棱 6g，红花 6g，连翘 15g，茵陈 18g，五味子 10g，甘草 6g。

用法：水煎服，日 1 剂，分 3 次服。

治法：疏肝解郁，健脾清热。

证象：无黄疸型肝炎，血清谷丙转氨酶增高，右侧胁下胀痛，发热较轻，纳差，厌油，恶心，脉弦。

评介：本方为甘肃省新医药学研究所西医学习中医班教材中提供的单验方，主要治疗肝炎患者肝功检验转氨酶长期居高不下者，在治疗无黄疸型肝炎时，可根据检验，用此方配合调治。

107. 慢性肝炎

方一　疏肝化癥汤

出处：《中国中医药报》社主编《中国当代名医名方录》周信有方。

组成：柴胡 9g，茵陈 20g，板蓝根 15g，当归 9g，丹参 20g，莪术 9g，党参 9g，炒白术 9g，黄芪 20g，女贞子 20g，五味子 15g，茯苓 9g。

用法：水煎服，日 1 剂，分 3 次服。亦可共研细末，炼蜜为丸，每丸重 9g，日服 3 丸，分次服。

治法：舒肝解郁，活血化瘀，清解祛邪，培补脾肾。

证象：各种急慢性病毒性肝炎，早期肝硬化，肝脾肿大，肝功能异常等。

评介：本方为国医大师、甘肃中医学院教授周信有的经验方，经过长期大量临床病例治疗观察，对各种病毒性肝炎具有显著的疗效。临床遇到此类证象患者，可加减选用之。

方二　关幼波经验方

出处： 刘东亮主编《内科难治病的中医治疗》吉保民提供。

组成： 沙参 10g，麦冬 10g，天花粉 10g，玉竹 10g，黄芪 30g，白术 10g，苍术 10g，补骨脂 10g，葛根 10g，五味子 10g，乌梅 10g，当归 10g，白芍 20g，川断 10g，甘草 6g。

用法： 水煎服，日 1 剂，分 2 次服。

治法： 益气，养阴，护肝。

证象： 气阴两虚，乏力气短，心慌头晕，面色无华，胁痛口干，五心烦热，舌红苔薄白，脉沉细。

评介： 本方为全国著名中医肝病专家、北京名医关幼波的经验方，专门用以治疗气阴两虚型慢性肝炎或急性肝炎后期，具有上述相关症状者，效果良好。

方三　慢性肝炎自拟方

出处： 刘东亮主编《内科难治病的中医治疗》吉保民方。

组成： 柴胡 10g，虎杖 20g，丹参 20g，草决明 20g，泽泻 10g，泽兰 15g，苍术 10g，山楂 20g，郁金 20g，何首乌 15g，生大黄 10g（后下）。

用法： 水煎服，日 1 剂，分 2 次服。

治法： 疏肝活血，祛湿化痰。

证象： 慢性肝炎，虚胖无力，纳差痰多，头晕沉重，脘腹胀满，大便黏腻不爽，苔白腻，脉弦滑。

评介： 本方为《内科难治病的中医治疗》一书里自拟经验方，主要治疗慢性肝炎合并脂肪肝患者，对痰湿较重、痰湿互结、虚胖身重的慢性肝炎患者，用之有效。

方四　肝宁汤

出处：《中国中医药报》社主编《中国当代名医名方录》何秀川方。

组成： 白花蛇舌草 30g，蒲公英 15g，虎杖 15g，柴胡 15g，丹参 20g，云茯苓 15g，泽兰 15g，白术 12g，枳壳 12g，甘草 6g。

用法： 水煎服，日 1 剂，分 3 次服。儿童量酌减。

治法：疏肝解毒，活血化瘀，补肝健脾。

证象：病毒性乙型肝炎，早期肝硬化，乙型肝炎病毒携带，以及其他类型肝炎。

评介：本方为河北省著名中医、沧州市中医药肝病研究所所长何秀川的经验方。方中清中有补，解毒祛邪不伤正；养中有疏，健脾扶正不恋邪。扶正祛邪，标本兼治，是治疗各种肝炎的有效良方。

方五 慢肝七君子饮

出处：编著者自拟经验方。

组成：党参15g，白术12g，茯苓15g，丹参15g，虎杖15g，柴胡8g，甘草5g。

用法：水煎服，日1剂，分2次服。

治法：健脾益气，活血化瘀，疏肝解郁，清热解毒。

证象：脾虚肝郁，面色萎黄，食欲不振，脘闷腹胀，胁肋隐痛，体倦肢困，肝功能异常，各型慢性肝炎，舌淡胖有齿印，脉弦细。

评介：本方为编著者的经验方，曾经在甘肃省级继续教育内科诊疗进展学习班上推荐过。全方集益气、活血、疏肝、解毒四个方面于一体。四君子汤健脾益气，可酌加黄芪；丹参活血化瘀，改善肝微循环，可酌加川芎、当归；柴胡疏肝解郁，护肝利胆，可酌加白芍、香附；虎杖清热解毒，利湿退黄，可酌加茵陈、白花蛇舌草、板蓝根、半枝莲。所加药味须根据病情轻重而定，此四者乃为治疗各种慢性肝炎必须环节，四面齐下，异曲同工，共奏奇效。

108. 肝硬化

方一 软肝缩脾方

出处：《中国中医药报》社主编《中国当代名医名方录》赵绍琴方。

组成：柴胡6g，黄芩10g，蝉蜕6g，白僵蚕10g，片姜黄6g，水红花子10g，炙鳖甲20g，生牡蛎20g，炒神曲10g，焦山楂10g，炒麦芽10g，生大黄1g。

用法：上方每周5剂，每剂煎取500mL左右，分2～4次温服，服3个月后改为每周3剂分服维持。

治法：行气开郁，活血化瘀，软肝缩脾。

证象：早期肝硬化，肝硬，脾大，胁痛，腹胀等。

忌宜：忌食辛辣、油腻诸物，要求饮食以清淡素食为主。

评介：本方为北京著名老中医赵绍琴提供的经验方，方中以升降散（蝉蜕、僵蚕、片姜黄、大黄）开通内外，升清降浊，燮理气血为主，配合疏达肝胆，清解郁热，除滞化湿，软坚散结之品，即能收到调气开郁，活血化瘀，软肝缩脾之功效。方中水红花子，又名东方蓼子，功能活血化滞，祛湿利水。

方二　柴胡疏肝散加减方

出处：柴胡疏肝散方出自明代张景岳《景岳全书》，加减方出天津市中医医院编著《中医内科》。

组成：香附 10g，白芍 10g，枳壳 10g，柴胡 10g，川芎 8g，郁金 10g，厚朴 10g，陈皮 8g，川楝子 10g，延胡索 10g，丹参 15g，甘草 5g。

用法：水煎服，日 1 剂，分 2 次服。

治法：疏肝理气，活血柔肝。

证象：肝郁气滞，头晕乏力，面色晦暗无泽，胸胁胀满作痛，嗳气腹胀，食欲不振，舌红苔薄，脉弦。

评介：本方为天津市中医医院编《中医内科》中方剂，主要作用是疏肝和胃，专用于治疗早期肝硬化，或作预防早期肝硬化之用。如遇到早期肝硬化，或患有上述证象，尚未形成肝硬化的患者，可以选用。

方三　软肝煎

出处：《中国中医药报》社主编《中国当代名医名方录》邓铁涛方。

组成：太子参 30g，白术 15g，楮实子 12g，川萆薢 10g，云茯苓 15g，菟丝子 12g，土鳖虫 8g，鳖甲 30g（醋炙），丹参 18g，甘草 6g。

用法：土鳖虫烘干研成细末；用水 3 碗，入鳖甲先煎半小时，后纳诸药煎至 1 碗，冲服土鳖虫末，渣再煎，共分 2 次服。

治法：健脾护肝，化癥软坚。

证象：肝硬化。

评介：本方为国医大师、广东省名老中医，广州中院学院（现广州中医药大学）教授邓铁涛经验方，用药合理，组方得当，健脾护肝、化癥软坚功效显著，专治各种肝硬化。原方加减：如是酒精性肝硬化，可加葛花 12g；如门脉性肝硬化较甚者，可加炒穿山甲 10g。临床若遇到各种肝硬化患者，选用此方加减，无不见效。

方四　一贯煎合猪苓汤加减方

出处：刘茂才主编《现代疑难病中医治疗精粹》张壮战、张波方。

组成：鳖甲 30g（先煎），沙参 18g，枸杞子 15g，女贞子 15g，阿胶 12g（烊化），旱莲草 30g，泽泻 30g，牡蛎 30g（先煎），丹参 18g，水蛭 6g，茯苓 20g，猪苓 20g。

用法：水煎服，日 1 剂，分 2 次服。

治法：滋养肝肾，育阴利水。

证象：肝硬化，肝肾阴虚，腹胀如鼓，按之坚满，面色暗黑，唇干舌燥，潮热心烦，鼻衄牙宣，舌质红绛，脉弦细数。

评介：本方为广东省中医院张壮战、张波二位医师的经验方，全方滋肾养阴利水，活血软坚化瘀，适用于肝硬化腹水见阴虚血瘀者，临床遇到如是证象患者，可选用之。

方五　全真益气汤

出处：清代冯兆张《冯氏锦囊秘录》。

组成：人参 8g（另炖），麦冬 10g，五味子 10g，熟地黄 12g，白术 10g，牛膝 10g，制附片 6g（先煎）。

用法：水煎服，日 1 剂，分 2 次服。

治法：养阴扶阳，益气固脱。

证象：肝硬化，或肝硬化腹水，化气行水障碍，气阴两竭，昏睡不醒，气息低微，手足抖动，甚至汗出肢冷，舌淡，脉微细。

评介：本方为成都中医学院（现成都中医药大学）编《中医内科学》所载，是治疗重症鼓胀，气阴两竭的方剂，书中说，鼓胀主要指西医学的肝硬化腹水，方中用生脉散加熟地黄、牛膝以救肺肾之阴；参附汤加白术以救脾肾之阳，使阴阳两救、互为其根，即可救治有效。

109. 黄疸

方一　茵陈蒿汤加味方

出处：成都中医学院编《中医内科学》。

组成：茵陈 20g，栀子 10g，大黄 6g，虎杖 15g，板蓝根 15g，泽泻 10g，车前草 10g。

用法：水煎服，日 1 剂，分 3 次服。

治法：清热利湿，祛邪退黄。

证象：湿热蕴结，面目、皮肤发黄，色泽鲜明，发热口渴，小便短黄，右胁疼痛，或内有痞块，或脘腹胀满，恶心呕吐，大便秘结，苔黄腻，脉弦数。

评介：本方为成都中医学院编《中医内科学》（1980 年）中主治阳黄（湿热黄疸）的规范方剂，方药功能是既清利气分湿热，又清降血分湿热，兼能活血化瘀，使邪气从二便分消，邪去则黄疸可退。

方二　茵陈术附汤加味

出处：茵陈术附汤出于清代程国彭《医学心悟》，加减药味见上海中医学院主编《内科学》（1980 年）的黄疸阴黄。

组成：茵陈 15g，白术 10g，制附片 6g（先煎），茯苓 15g，泽泻 10g，干姜 6g，厚朴 8g，桂枝 6g，甘草 4g。

用法：水煎服，日 1 剂，分 3 次服。

治法：温中健脾，除湿退黄。

证象：中阳不振，寒湿阻遏，肝胆气机不畅，身目色黄，黄色晦暗，脘闷腹胀，食少纳呆，神疲畏寒，大便不实，舌淡苔白腻，脉濡缓。

评介：本方为上海中医学院主编《内科学》中主治黄疸阴黄的规范方剂，通用于脾胃虚弱、中焦寒湿、肝胆气机不畅的阴黄证，临床遇到此类黄疸患者，可以选用。

方三　丹栀逍遥散合失笑散加味

出处：丹栀逍遥散见宋代陈自明《妇人大全良方》，失笑散见宋代陈师文等《太平惠民和剂局方》，合方加味见甘肃省新医药学研究所主编《中医内科学讲义》瘀血黄疸节。

组成：丹皮 10g，栀子 8g，当归 10g，白芍 12g，柴胡 15g，茯苓 15g，生姜 6g，苍术 12g，薄荷 6g，五灵脂 12g，生蒲黄 9g，郁金 12g，枳壳 9g，木香 6g，甘草 5g。

用法：水煎服，日 1 剂，分 3 次服。

治法：疏肝理气，活血化瘀。

证象：瘀血黄疸，身目发黄，黄色晦暗，形体消瘦，胁下痞硬而痛，或腹胀有水，舌红有瘀点，脉弦细。

评介：本方为甘肃省《中医内科学讲义》中治疗瘀血黄疸的规范方剂，不论阳黄、阴黄，凡有瘀血证之黄疸患者，皆可应用此方加减治疗。对病毒性肝炎、肝硬化、肝腹水、肝癌等患者病久瘀血，黄疸不退，亦可选用。

110. 腹泻

方一　藿香正气散

出处：宋代陈师文等《太平惠民和剂局方》。

组成：藿香 10g，紫苏 10g，白芷 10g，桔梗 10g，陈皮 10g，厚朴 12g，大腹皮 15g，半夏 10g，白术 10g，茯苓 15g，甘草 3g。

用法：作汤剂，水煎服，日 1 剂，分 3 次服。也可作散剂、丸剂。

治法：芳香化湿，升清降浊。

证象：外感风寒，内伤湿滞，恶寒发热，头重胀痛，胸膈满闷，腹痛呕吐，肠鸣泄泻，苔白腻，脉濡。

忌宜：发热不恶寒，口渴苔黄而燥者，不宜服用。

评介：本方为著名经典古方，主要功效是解表和中，宣化湿浊，疏畅气机，调理胃肠，是治疗寒湿困脾、湿凝气阻、腹泻呕吐等症的有效方剂，还常用于急性胃肠炎，属表寒内湿之证候者。本方一方多用，也用于本系统病证急性胃肠炎。

方二　附子理中丸

出处：宋代陈师文等《太平惠民和剂局方》。

组成：炮附子 6g，党参 12g，炮干姜 8g，炒白术 10g，炙甘草 6g。

用法：中成药，药店有售，按说明书服用；或作汤剂，水煎服，日 1 剂，分 2 次温服。宜饭前服。

治法：温中祛寒，健脾止泻。

证象：脾胃虚寒，饮食不化，四肢厥冷，肠鸣时作，腹痛泄泻，泻下清稀，夹有不消化食物，或有呕吐，舌淡苔白，脉沉细。

评介：本方为著名经典古方，用于脾胃虚寒较甚，手足不温，面色苍白，腹泻腹痛等。也多用于慢性胃肠炎，痛而喜温喜按者。本方一方多用，也用于神经系统病证嗜睡。

方三 葛根黄芩黄连汤

出处：汉代张仲景《伤寒论》。

组成：葛根 15g，黄芩 9g，黄连 6g，炙甘草 3g。

用法：水煎服，日 1 剂，分 2 次服。

治法：解表清里，解毒止泻。

证象：外感表证未解，热邪入里，下利臭秽，身热心烦，口干口渴，舌红苔黄，脉数。

忌宜：如下利而不发热，脉沉迟或微弱，病属虚寒者，不宜用本方。

评介：本方为常用经典古方，是以解表药与清里药相结合治疗热痢的著名方剂，既消炎又止泻，可用于急性肠炎、痢疾的腹泻、里急后重、发热等症，效果显著。

方四 参苓白术散

出处：宋代陈师文等《太平惠民和剂局方》。

组成：人参 15g（或党参 30g），白术 15g，茯苓 15g，山药 15g，白扁豆 12g，莲子肉 10g，薏苡仁 15g，缩砂仁 8g，桔梗 10g，陈皮 8g，炙甘草 6g。

用法：共研细末，每服 6～9g，开水冲服；也可作汤剂，水煎服，日 1 剂，分 2 次服。

治法：补气健脾，渗湿和胃。

证象：脾胃虚弱，便溏食少，或泻或吐，面色萎黄，胸脘闷胀，形体消瘦，四肢乏力，舌淡红苔白，脉细缓。

评介：本方为著名经典古方，临床较多用，主要治疗脾胃虚弱，夹湿有痰，便溏食少诸症。也可用于慢性胃肠炎、胃肠功能衰弱、贫血等病症。还对妇女脾虚湿盛，白带增多，身体虚胖，大便溏薄者有效。本方一方多用，还用于全身病证浮肿、消化系统病证食欲减退等。

方五 四神丸

出处：明代王肯堂《证治准绳》。

组成：炒补骨脂 120g，五味子 90g，肉豆蔻 60g，吴茱萸 30g。

用法：共研细末，以生姜煮枣肉打糊为丸，每次服 6～9g，1 日 2 次；或作汤剂，水煎服，剂量酌减，日 1 剂，分 2 次服。

治法：温肾暖脾，固肠止泻。

证象：脾肾虚寒泄泻，经常黎明前腹泻（五更泻），或腹痛久泻，不思饮食，消化不良，腰酸肢冷，神疲乏力，舌淡苔白，脉沉迟无力。

忌宜：胃肠积滞未清的泄泻，忌用本方。

评介：本方为著名经典古方，是一个强壮性止泻剂，主治脾肾虚寒，久泻不止，腹胀腹痛，黎明前泻尤甚者。现代常用于慢性结肠炎、慢性肠炎、肠结核的腹泻等病证。

方六 痛泻要方

出处：明代张景岳《景岳全书》引刘草窗方。

组成：白术 12g（土炒），炒白芍 10g，防风 10g，陈皮 8g。

用法：水煎服，日 1 剂，分 2 次服。

治法：柔肝补脾。

证象：肝旺脾虚所致的肠鸣腹痛，大便泄泻，腹痛即泻，泻必腹痛，苔薄白，脉弦而缓。

评介：本方为著名经典古方，主治肝旺脾虚的腹泻、腹痛、肠鸣之症。古代医书称，痛责之肝，肝责之实，泻责之脾，脾责之虚，肝实脾虚，故而痛泻。唯方剂药味较少，使用时宜再加药，如升麻、茯苓、干姜、车前子等。本方现多用于急慢性肠炎的腹痛泄泻患者。

方七 香砂健脾止泻汤

出处：崔玲等主编《中西医结合内科学》。

组成：木香 10g，砂仁 6g，山楂炭 12g，车前子 10g，半夏 8g，陈皮 10g，茯苓 15g，甘草 5g。

用法：水煎服，日 1 剂，分 2 次服。

治法：健脾燥湿，理气和中。

证象：脾胃虚弱，慢性腹泻，长期饮食失调，大便次数增多，劳倦内伤，脘腹胀闷，水谷停滞，消化不良，运化失常，清浊不分，混杂而下，舌淡苔白，脉细弱。

评介：本方为《中西医结合内科学》作者治疗慢性腹泻的自拟基本方，临床可随症加减，疗效明显。本方除了能健脾燥湿、理气和中外，还具有止泻、排除胃肠积气、调理整个胃肠道的功能，一般数剂即可见效，若遇到此类慢性腹泻患者，可选用此方。

111. 便血

方一 槐花散

出处：宋代许叔微《普济本事方》。

组成：炒槐花15g，侧柏叶15g，荆芥穗10g，炒枳壳8g。

用法：共研细末，每服6g，每日2次，开水送服；亦可作汤剂，日1剂，分2次服。

治法：清肠止血，疏风行气。

证象：肠风下血，血色鲜红，便前便后出血，或粪便中带血，舌红，脉弦数。

忌宜：便血日久，见有气虚或阴虚者，不宜使用本方。

评介：本方为古代名方。大便下血有肠风与脏毒之分，血清而色鲜者为肠风，血浊而暗者为脏毒。此方所治便血色鲜势急，是肝经风热下泄所致，属于肠风。临床如遇上述证象者，可选用之。

方二 桃花汤

出处：汉代张仲景《伤寒论》。

组成：赤石脂24g，干姜6g，粳米15g。

用法：水煎服，日1剂，先煮米令熟，去渣，再纳赤石脂末、姜粉，分3次服。

治法：温中，涩肠，止血。

证象：下利腹痛便脓血，日久不愈，所下脓血色暗不鲜，滑脱不禁，腹部喜温喜按，舌淡苔白，脉迟弱或微细。

评介：本方为古代经典方剂，作用能温中涩肠，专治日久便血不愈。若久泻滑脱致气虚者，可加用党参、煨肉蔻等。

方三 黄土汤

出处：汉代张仲景《金匮要略》。

组成：灶中黄土30g，熟附子8g，干地黄10g，白术10g，黄芩8g，阿胶

10g。

用法：水煎服，日 1 剂，先将灶中黄土水煎取汤煎诸药，阿胶烊化兑入，分 2 次服。

治法：温阳健脾，养血止血。

证象：脾肾虚寒，统摄无权，导致大便下血，以及吐血，衄血，妇人血崩，血色暗淡，四肢不温，面色萎黄，舌淡苔白，脉沉细无力。

评介：本方为古代名方，主治脾阳虚衰之大便下血，是温补性止血方剂，方中黄芩清热止血，并防诸药药性过于温热，亦寓反佐之意。

方四　固肠丸

出处：元代朱震亨《丹溪心法》。

组成：炒椿根白皮 120g。（一方有滑石 60g）

用法：共研细末，米粥和丸。每服 3～6g，1 日 3 次，白汤送下。

治法：清湿热，止血痢。

证象：湿热蕴结大肠，慢性血痢，肠风便血，久痢不止，或妇女湿热下注，赤白带下。

评介：本方为古代医书所载，现在很少单独使用，但提示椿根白皮这味药有很好的清热燥湿、收涩止泻、止血止带作用，凡临床治疗慢性痢疾、湿热肠炎、妇女带下等症时，勿忘辨证加用此药。

方五　地榆散

出处：宋代杨仁斋《仁斋直指方》。

组成：焦地榆 12g，茜草根 10g，黄连 6g，黄芩 10g，焦栀子 6g，茯苓 10g，薤白 8g，甘草 5g。

用法：作汤剂，水煎服，日 1 剂，分 2 次服。

治法：清热化湿，收涩止痢。

证象：胃经湿热蕴积，湿热下移大肠，便血鲜红，或先血后便，大便不畅，口苦，苔黄腻，脉滑数。

忌宜：属于虚寒型便血，及出血有瘀血块者，忌用。

评介：本方为古代经验方，治疗湿热型便血之有效方。方中主药焦地榆专治湿热蕴结大肠，气机失和所致的便血，止血效果显著，再配以其他清热解毒、凉血止血、行滞止痛诸药，药力全面，作用较好。

112. 便秘

方一　大承气汤

出处： 汉代张仲景《伤寒论》。

组成： 大黄 12g（后下），厚朴 15g，枳实 15g，芒硝 9g（冲）。

用法： 水煎服，日 1 剂，分 2 次服。

治法： 峻下热结，泻火解毒。

证象： 阳明腑实，痞满燥实，大便秘结，腹部胀满，脐腹疼痛，按之有块，口干舌燥，苔黄厚，脉沉实。

忌宜： 胃肠无热结者，气虚阴亏及孕妇，不宜服用。

评介： 本方为著名经典古方，四味中药合用，具有峻下热结功效。对实热积结肠胃，燥屎壅滞于里之便秘，效果显著。本方能承顺胃气下行，使塞者通，闭者畅，故名"承气"。

方二　麻子仁丸（又名脾约麻仁丸）

出处： 汉代张仲景《伤寒论》。

组成： 麻子仁 500g，芍药 250g，枳实 250g，大黄 500g，厚朴 250g，杏仁 250g。

用法： 共研细末，炼蜜为丸，如梧桐子大，每服 10 丸，日服 3 次，渐加，以知为度。亦可剂量按比例常规减小，水煎服，日 1 剂，分 2 次服。

治法： 润肠泄热，行气通便。

证象： 肠胃燥热，津液不足，大便干结，小便频数。

忌宜： 本方虽为缓下之剂，但药多破泄，故体虚、年老、孕妇，均不宜用。

评介： 本方为古代名方，多用于肠胃燥热所引起的一般便秘不通，属于缓泻剂。还可运用于习惯性便秘、痔疮便秘。

方三　六磨汤

出处： 明代王肯堂《证治准绳》。

组成： 枳实 12g，槟榔 10g，木香 8g，沉香 6g，乌药 8g，大黄 6g。

用法： 水煎服，日 1 剂，分 2 次服；或热汤磨浓汁服。

治法：行气通便，调理胃肠。

证象：肠胃气滞，大便秘结，脘腹痞满，欲便不得，嗳气呃逆，苔黄腻，脉弦。

评介：本方为古代名方，主治胃肠气机郁滞，肠失传导而致的便秘，凡遇见幽门梗阻、肠梗阻等而具有上述证象者，可以选用。

方四　黄芪汤

出处：清代尤在泾《金匮翼》。

组成：黄芪 30g，火麻仁 30g（打碎），陈皮 15g，白蜜 15g（冲服）。

用法：水煎服，日 1 剂，分 2 次服。

治法：益气润肠。

证象：气虚不运，神疲气怯，排便困难，虽有便意，临厕努挣无力，挣则汗出短气，便后乏力，舌淡，脉虚。

评介：本方为古代治疗气虚便秘经典方。若气虚下陷，肛门有坠胀感，登厕而虚坐努责，还可加升麻、柴胡、党参，益气升陷。

方五　润肠丸

出处：清代沈金鳌《杂病源流犀烛》。

组成：当归 15g，生地 30g，桃仁 10g，麻仁 15g（打碎），枳壳 10g。

用法：共研细末，炼蜜为丸，每次 10g，日服 2 次。或水煎服，日 1 剂，分 2 次服。

治法：养血润肠，行滞通便。

证象：血虚阴亏，肠燥便秘，头昏目眩，心悸失眠，舌淡，脉细。

评介：本方为古代名方，现在常用，药味不多，作用全面，集滋阴养血、润肠通便、宽中下气于一方，是治疗肠燥便秘首选方剂，尤其对老人、病后虚者及产后血虚阴亏患者的便秘，尤其适宜。

方六　济川煎

出处：明代张景岳《景岳全书》。

组成：肉苁蓉 10g，当归 15g，牛膝 10g，泽泻 6g，枳壳 6g，升麻 5g。

用法：水煎服，日 1 剂，分 2 次。宜饭前服。

治法：温肾益精，润肠通便。

证象：肾气虚弱，肾阳不足，腰酸背冷，大便不通，小便清长。

忌宜：本方温润通便，其性偏补，对热结便秘、纯实无虚者，不宜使用。

评介：本方为古代方剂，专门用于肾虚便秘。济川者增水行舟之意，通过充实水道，使舟畅行，使大便容易通下。适合于老年人，年老体虚便秘者。水煎时后下番泻叶 1g，可增强通便效果。

113. 脱肛

方一　补中益气加乌梅汤

出处：甘肃省卫生局主编《新编中医入门》。

组成：党参 15g，黄芪 15g，白术 10g，当归 12g，陈皮 6g，柴胡 6g，升麻 6g，乌梅 10g，炙甘草 5g。

用法：水煎服，日 1 剂，分 2 次服。

治法：补中益气，收敛提升。

证象：中气虚弱，老人力薄，大便干燥，便时肛门外脱。

评介：本方为《新编中医入门》收载的治疗脱肛方剂，脱肛一般都是由于气虚血弱、中气不足、气虚下陷所致，故选用补中益气汤升举中气为主，配以乌梅酸涩收敛之性，治疗脱肛会有明显效果。

方二　提气散

出处：明代龚廷贤《寿世保元》。

组成：炙黄芪 20g，党参 15g，炒白术 10g，当归身 15g，白芍 10g，炒干姜 6g，柴胡 6g，升麻 6g，羌活 6g，炙甘草 5g。

用法：上药共锉粗末，水煎服，日 1 剂，分 2 次服。

治法：健脾提气，温中固脱。

证象：肛门虚寒下脱，或因肠风痔漏而脱，或因下痢里急后重而脱，或因风邪袭虚而脱。

评介：本方为《寿世保元》治疗脱肛而设的健脾提气、温中固脱方剂，临床遇到脱肛证象患者，可选用。

方三　脱肛一方

出处：甘肃省卫生局编《中医药简易方选》。

组成：黄芪 24g，党参 10g，白术 10g，当归 10g，枳壳 10g，柴胡 6g，升麻 6g，乌梅 6g，五味子 6g，甘草 3g。

用法：水煎服，日 1 剂，分 2 次服。

治法：补中益气，收敛提升。

证象：因为长期用力过度，气虚不收，大肠头脱出肛门以外，大便干燥，也有因为痔漏疾患而成脱肛。

评介：本方为《中医药简易方选》收载的治疗脱肛方剂，对脱肛患者有一定效果，为了提高疗效，最好配合使用外用药方。

方四 脱肛外用方

出处：甘肃省卫生局编《中医药简易方选》。

组成：枳壳 30g，防风 30g，五倍子 10g，枯矾 6g。

用法：水煎趁热熏洗肛门。

治法：收敛，燥湿，提肛。

证象：脱肛患者在服药治疗的同时，煎水熏洗患处。

评介：本方为《中医药简易方选》收载的治疗脱肛外用方剂，配合内服药同时治疗，可促进脱肛上升作用。

114. 反胃

方一 丁香透膈散

出处：宋代陈师文等《太平惠民和剂局方》。

组成：党参 12g，白术 10g，香附 10g，砂仁 6g，丁香 6g，麦芽 10g，木香 8g，白蔻仁 6g，神曲 10g，炙甘草 6g。

用法：作汤剂，水煎服，日 1 剂，分 2 次温服。

治法：温中健脾，降气和胃。

证象：脾胃虚寒，食后脘腹胀满，朝食暮吐，暮食朝吐，吐出宿谷不化，吐后即觉舒适，神疲乏力，面色少华，舌淡苔薄，脉细缓。

评介：本方为古代治疗反胃病的常用方剂。反胃之疾多由于脾胃虚寒、饮食失节，或七情郁结所致，治疗应从多方面入手，除了温中健脾，降气和胃，还应注意精神心理调适，饮食生活调养，及注重扶养胃气等，方能取得疗效。现代胃及十二指肠溃疡病、胃黏膜脱垂症状、胃肠神经官能症，以及胃部肿瘤等，出现的上述证象者，也可选用。

方二　消乳丸

出处： 明代王肯堂《证治准绳》。

组成： 炒香附 60g，砂仁 30g，神曲 30g，麦芽 30g，陈皮 15g，制甘草 15g。

用法： 共研细末，面糊为丸（原方为泡云片糕和丸），每服 2～3g，随小儿年龄增减，日服 2 次。

治法： 健脾消乳，理气助运。

证象： 小儿乳食不消，腹胀便溏，面色萎黄，形体瘦弱，舌淡，苔白。

评介： 本方为古代治疗小儿吃奶后，乳汁随即溢吐方剂。如因哺乳过多，偶发吐乳者，不必治。若经常反胃吐乳，乳汁酸腐，大便亦酸臭者，可用本方治疗。

115. 噎膈

方一　启膈散

出处： 清代程国彭《医学新悟》。

组成： 沙参 10g，茯苓 10g，丹参 15g，川贝母 8g，郁金 10g，砂仁壳 5g，荷叶蒂 10g，杵头糠 10g。

用法： 作汤剂，水煎服，日 1 剂，分 3 次服。

治法： 开郁润燥，化痰畅膈。

证象： 噎膈，吞咽梗阻，胸膈痞满隐痛，口干咽燥，嗳气呃逆，大便坚涩，日见消瘦，舌红，脉弦细。

评介： 本方为古代治疗噎膈的经典方剂，噎膈是指饮食吞咽受阻，或食入即吐的病证。噎是吞咽时梗噎不顺，膈是饮食格拒不入，食入即吐。噎膈的临床表现，大致和食道癌、贲门癌、贲门痉挛、食道神经官能症等相类似，临床可参照本方施治。方中杵头糠即米糠、谷糠，能开郁化痰，润燥降气。

方二　通幽汤

出处： 金代李东垣《兰室秘藏》。

组成： 生地黄 10g，熟地黄 10g，桃仁 6g，红花 6g，当归 10g，升麻 6g，

炙甘草 5g，槟榔 3g。

用法： 水煎服，日 1 剂，分 3 次服。

治法： 养阴活血，行瘀破结。

证象： 阴虚瘀阻，噎膈，胸膈疼痛，食入拒隔而复吐出，甚则水饮难下，肌肤枯燥，形体消瘦，舌红少津，脉细涩。

评介： 本方为古代名方，主治瘀血内结之噎膈。现代常用于食管痉挛、食管狭窄、幽门梗阻，以及胃癌、食管癌见有上述证象者。

方三　补气运脾汤

出处： 明代叶文龄《医学统旨》。

组成： 党参 12g，白术 10g，茯苓 15g，炙黄芪 15g，半夏曲 6g，陈皮 8g，砂仁 5g，炙甘草 5g，生姜 3g，大枣 2 枚。

用法： 水煎服，日 1 剂，分 2 次温服。

治法： 补气健脾，行气化湿。

证象： 脾胃气虚阳微，湿阻气滞，形寒气短，脘腹痞塞，饮食减少，食后作胀，泛吐清涎，面浮足肿，苔白腻，脉濡细。

评介： 本方为古代经典方剂，是治疗脾胃气虚阳微，食欲不振，消化不良，腹胀浮肿的常用方剂，唯噎膈属于脾胃消化功能减退之重症，单用此方难以奏效，宜用于中气不足、痰凝瘀阻，噎膈之早期轻证。

116. 急性胃肠炎

方一　藿香正气散

出处： 宋代陈师文等《太平惠民和剂局方》。

组成： 藿香 90g，紫苏 30g，白芷 30g，大腹皮 30g，茯苓 50g，白术 60g，半夏曲 60g，陈皮 60g，厚朴 60g，桔梗 60g，炙甘草 50g。

用法： 共为细末，每服 10g，用生姜 2 片，大枣 1 枚，煎汤，1 日 2 次温服；或作汤剂，用量按比例酌减，水煎服。

治法： 解表和中，理气化湿。

证象： 外感风寒，内伤湿滞，恶寒发热，胸膈满闷，腹痛腹泻，恶心呕吐，口淡，苔白腻，脉濡。

评介： 本方为古代经典方剂，普通常用，既健胃化湿，又解表退热。现代多用于急性胃肠炎，以及夏天感冒、中暑的发热头痛、恶心呕吐、肠鸣泄泻、腹痛等症。本方一方多用，还用于消化系统病证腹泻。

方二　保和丸

出处：元代朱震亨《丹溪心法》。

组成：陈皮10g，半夏8g，茯苓12g，山楂10g，神曲10g，麦芽10g，连翘10g，莱菔子10g。

用法：水煎服，日1剂，分2次服。有中成药，药店有售，按说明书服用。

治法：消积和胃，清热利湿。

证象：食积停滞，胸脘痞满，腹胀时痛，嗳气吞酸，嗳腐厌食，呕吐泄泻，苔厚腻而黄，脉滑。

评介：本方为古代经典著名方剂，临床常用。能和中开胃，帮助消化，治疗食积，食欲不振，消化不良，作用平和。现多用于胃肠炎、慢性胃炎，以及脘腹胀满、嗳腐吞酸、食欲不振、大便不调等症。

117. 反流性食管炎

方一　左金丸合竹茹汤加减

出处：左金丸见元代朱震亨《丹溪心法》，竹茹汤见南宋许叔微《普济本事方》，加减方见刘冬亮主编《内科难治病的中医治疗》。

组成：黄连10g，吴茱萸6g，竹茹10g，制半夏8g，枳壳8g，枇杷叶10g，乌贼骨10g，煅牡蛎30g，甘草6g，生姜2片，大枣2枚。

用法：水煎服，日1剂，分2次服。

治法：清胃泄热，和胃降浊。

证象：胃中积热，胸骨下烧灼疼痛，吐酸，口臭，喜冷饮冷食，常有便秘，舌红苔黄，脉弦滑。

评介：左金丸与竹茹汤均为古方，根据两方治法功效，合方加减治疗反流性食管炎有较好疗效。若吐酸烧心明显，可加煅瓦楞等。

方二　旋覆代赭汤

出处：汉代张仲景《伤寒论》。

组成：旋覆花 10g，代赭石 15g，制半夏 10g，党参 12g，炙甘草 5g，生姜 12g，大枣 4 枚。

用法：水煎服，日 1 剂，分 3 次服。

治法：和胃理气，降逆化痰。

证象：中气虚弱，胃失和降，痰浊内阻，气逆不降，心下痞硬，胃脘满闷，嗳气呃逆，呕吐恶心，苔白腻，脉弦滑。

评介：本方为古代经典健胃止呕方剂，主要用于胃虚痰阻，气逆不降的证候。除了用于反流性食管炎之外，胃神经官能症、不全性幽门梗阻、急慢性胃炎、妊娠恶阻等，也出现类似证象者，可参照使用此方。

118. 慢性胃炎

方一　黄芪建中汤

出处：汉代张仲景《金匮要略》。

组成：黄芪 15g，芍药 12g，桂枝 10g，炙甘草 5g，生姜 8g，大枣 5 枚，饴糖 30g（冲兑）。

用法：水煎服，日 1 剂，分 2 次温服。

治法：温中补虚，柔肝缓急。

证象：虚劳里急，脾胃虚寒，腹中时痛，喜温喜按，不思饮食，心悸自汗，虚烦不眠，面色苍白，舌淡白，脉细缓。

评介：本方为古代著名经典方剂，以滋补性强壮剂称著，专用于诸虚不足，气精两伤者，疗效明显。现代常用来加减治疗慢性胃炎、溃疡病、慢性腹膜炎、神经衰弱等慢性消耗性疾病。

方二　香砂养胃丸

出处：卢祥之、谢海洲主编《历代中医得效方全书》载《上药标准》。

组成：炒香附 12g，广木香 6g，砂仁 6g，炒白术 10g，茯苓 15g，厚朴 12g，枳实 6g，藿香 8g，制半夏 6g，陈皮 10g，白豆蔻 8g，甘草 5g，生姜 4g，大枣 4 枚。

用法：共研细末，水泛为丸，每服 6～9g，1 日 2 次；或水煎服，日 1 剂，分 2 次服。

治法：健脾和胃，理气化湿。

证象：胃肠衰弱，胃脘胀满，气滞湿阻，脘腹疼痛，烧心吐酸，消化不良，食欲减退，恶心呕吐，大便溏泄，舌苔淡白，脉细缓。

评介：本方为常用中成药方剂，中成药丸剂药店有售，多用于治疗慢性胃炎、溃疡病的胃痛、胃胀、胃脘不适、烧心吐酸等症，效果良好。

方三　香砂六君子汤

出处：宋代陈师文等《太平惠民和剂局方》。

组成：党参 12g，白术 10g，茯苓 12g，陈皮 8g，制半夏 8g，木香 6g，砂仁 5g，炙甘草 5g。

用法：水煎服，日 1 剂，分 2 次服。

治法：行气止痛，降逆化痰。

证象：脾胃虚寒，湿滞中焦，脘腹胀痛，不思饮食，恶心呕吐，嗳气吐酸，泄泻，舌淡苔白，脉沉细。

评介：本方为古代经典著名方剂，是由传统古方六君子汤加味而成，常用于治疗慢性胃炎、溃疡病的食欲不振、吞酸嘈杂、胃痛、恶心，以及妊娠恶阻等症。

方四　平胃散

出处：宋代陈师文等《太平惠民和剂局方》。

组成：炒苍术 10g，川厚朴 10g，广陈皮 9g，甘草 6g，生姜 2 片，大枣 2 枚。

用法：水煎服，日 1 剂，分 2 次服。

治法：燥湿健脾，行气和胃。

证象：脾胃湿滞，脘腹胀满，胃部隐痛，嗳气吞酸，食欲不振，大便溏稀，倦怠乏力，舌苔白腻而厚。

评介：本方为古代经典方剂，是运脾和胃燥湿常用方，多用于慢性胃炎、胃下垂、胃神经官能症。若胃痛泛酸明显者，可加延胡索、乌贼骨等。

119. 慢性浅表性胃炎

方一　新加胃苓汤

出处：《中国中医药报》社主编《中国当代名医名方录》李正芳方。

组成：藿香 8g，茯苓 20g，猪苓 10g，制苍术 10g，泽泻 10g，制香附 10g，砂仁 8g，小茴香 6g，高良姜 10g，陈皮 10g，姜半夏 8g，建神曲 10g，生姜 8g。

用法：水煎服，日 1 剂，分 3 次温服。宜饭后服。

治法：温中理气，燥湿健脾。

证象：平素脾胃虚寒，胃纳不健，消瘦虚弱，困倦乏力，腹痛腹泻，小便不利，舌苔白薄白腻，脉沉迟。

评介：本方为甘肃定西名老中医李正芳积几十年临床工作之经验方，对慢性胃炎、浅表性胃炎，属脾胃虚寒证者，有较好治疗效果。新加胃苓汤由平胃散和五苓散加减而成，经过加减后更适宜治疗慢性浅表性胃炎。

方二　健脾和胃汤

出处：《中国中医药报》社主编《中国当代名医名方录》王祖雄方。

组成：太子参 10g，白术 10g，苍术 9g，茯苓 15g，法半夏 9g，陈皮 9g，木香 6g，砂仁 6g，蔻仁 6g，厚朴 6g，佛手 9g，香橼皮 9g，川芎 6g，丹参 15g，炙甘草 3g。

用法：水煎服，日 1 剂，分 2 次服。

治法：健脾和胃，理气除湿，活血化瘀。

证象：浅表性胃炎，症见食纳减少，胸脘胀闷，食后疼痛，兼见呃逆，舌淡苔白腻，脉缓弱。

评介：本方为贵阳中医学院（现贵州中医药大学）教授王祖雄多年临床实践经验方，王氏认为，浅表性胃炎等疾患多属中医的脾胃虚弱，兼夹气滞湿遏瘀阻所致，治疗以健脾胃培土为主，辅以理气除湿化瘀，多能获取良效。

120. 慢性萎缩性胃炎

方一　萎胃乐散

出处：张俊庭主编《中国中医特治新法大全》陕西榆林第一医院马桂梅等方。

组成：炙黄芪 13g，党参 10g，白芍 10g，延胡索 10g，神曲 10g，干姜 8g，乌梅 8g，九香虫 6g，莪术 7g，佛手 7g，白花蛇舌草 15g，炙甘草 6g，大黄 5g。

用法：共研细末制为散剂，每服 10g，每日 3 次。

治法：益气温阳，疏肝祛瘀，通腑利湿。

证象：慢性萎缩性胃炎，气滞血瘀，气虚血凝，气虚生湿。

评介：本方为陕西榆林医院医师临床总结的专治慢性萎缩性胃炎的经验方，方中诸药相互配合，既无苦寒伤胃之害，也无燥烈伤阴之弊，制为散剂不仅便于长期服用，而且能直接作用于胃黏膜，使局部药物浓度高，效果持久，故获良效。

方二　益中活血汤

出处：《中国中医药报》社主编《中国当代名医名方录》孙咸茂方。

组成：黄芪 20g，肉桂 6g，吴茱萸 10g，丹参 15g，乳香 6g，没药 6g，川芎 6g，三棱 6g，莪术 6g，生蒲黄 15g，乌药 10g，百合 12g，甘草 6g。

用法：水煎服，日 1 剂，分早晚 2 次服。

治法：补气温中，活血散瘀，生肌护膜。

证象：萎缩性胃炎，胃脘疼痛，缠绵日久，遇寒增重，嗳气纳呆，大便稀薄，面黄肌瘦，舌淡苔少，脉沉细无力。

评介：本方为山东名老中医孙咸茂临床经验方，孙氏通过大量临床研究认为，萎缩性胃炎的病机为虚、寒、瘀，治法以补虚、散寒、化瘀为主，设立此方。大量病例经过胃镜、病理组织学检查证实，本方尚有消肿生肌护膜，消除胃黏膜肠上皮化生，防止胃细胞癌变，促进萎缩腺体再生等作用。

121. 幽门螺杆菌感染性胃炎

方一　清幽养胃汤

出处：《中国中医药报》社主编《中国当代名医名方录》单兆伟方。

组成：党参 15g，白术 15g，白芍 20g，佛手片 10g，丹参 15g，红花 10g，黄芩 10g，仙鹤草 15g，山楂 12g，神曲 12g，甘草 5g。

用法：水煎服，日 1 剂，分早晚 2 次服，2 个月为 1 个疗程，每疗程间隔 1 周。

治法：益气活血，清幽养胃。

证象：幽门螺杆菌感染性胃炎、幽门螺杆菌感染性十二指肠炎、溃疡病属中气虚、气滞血瘀证者。

评介：本方为南京中医学院（现南京中医药大学）教授单兆伟临床实践经验方，处方辨证施治准确，用药作用全面，健脾养胃，益气培中，通络消瘀，柔肝止痛，并有较强的抑杀幽门螺杆菌的效能，通过大量病例治疗观察证明，疗效显著。

方二　半夏泻心汤

出处： 汉代张仲景《伤寒论》，治疗幽门螺杆菌感染性胃炎见张俊庭主编《中国中医特治新法大全》载浙江中医学院柴可夫等报告。

组成： 制半夏12g，黄芩9g，干姜9g，党参9g，炙甘草9g，黄连3g，大枣6g。

用法： 水煎服，日1剂，分2次服，1个月为1个疗程。

治法： 清热除菌，和胃降逆，化湿除痞。

证象： 幽门螺杆菌相关性胃炎，湿热中阻，升降失常，心下痞满，胃气不和，食欲不振，苔薄黄微腻，脉弦数。

评介： 半夏泻心汤治疗幽门螺杆菌性胃炎是浙江中医学院（现浙江中医药大学）柴可夫等报告的临床应用经验。报告称，半夏泻心汤诸药，寒热并用以和其阴阳，苦辛并进以顺其升降，补泻同施以调其虚实，不仅能治疗痞证，而且还对幽门螺杆菌性胃炎能明显改善症状，减轻胃黏膜炎症病变，对幽门螺杆菌感染有较好的清除作用。

122. 胃下垂

方一　补中益气汤合枳术丸

出处： 补中益气汤与枳术丸均出自金代李东垣《脾胃论》，用于治疗胃下垂（胃缓）方见方药中等主编《实用中医内科学》。

组成： 黄芪15g，党参12g，白术12g，当归10g，陈皮6g，柴胡6g，升麻6g，炙甘草6g，枳实8g，荷叶10g。

用法： 水煎服，日1剂，分3次服。

治法： 补中举陷，升阳益气。

证象： 胃下垂（胃缓），脾虚气陷型，面色萎黄，精神倦怠，不思饮食，食后脘腹痞满，腹胀而坠，嗳气不舒，肌肉瘦弱，舌淡苔白，脉缓弱。

评介： 中医胃缓的临床表现与西医的胃下垂相似，本合方用参、芪补气，白术健脾，枳实、陈皮理气泄浊，升麻、柴胡升清，荷叶疏肝醒脾，共使脾胃升降恢复正常，则胃之缓弛可以向愈。

方二　苓桂术甘汤合附子理中汤加减

出处： 苓桂术甘汤见汉代张仲景《伤寒论》，附子理中汤见宋代陈师文等《太平惠民和剂局方》，合方加减见刘东亮主编的《内科难治病的中医治疗》。

组成： 茯苓20g，桂枝10g，白术15g，附子5g（先煎），制半夏12g，陈皮10g，甘草5g。

用法： 水煎服，日1剂，分3次温服。

治法： 温阳化饮，和胃降逆。

证象： 胃下垂，胃寒夹饮型，脘腹坠胀不适，食后尤甚，喜热喜按，心下动悸，水走肠间辘辘有声，恶心吐涎，便溏，舌淡苔白滑，脉沉细。

评介： 本合方为《内科难治病的中医治疗》一书编者经验方。胃下垂主要由于胃壁胀力低下，胃体周围韧带松弛，无力牵引等因素所致，多见于瘦长体型及女性患者，临床以脾虚气陷型为多，胃寒夹饮型者次之，本型病证适合用苓桂术甘汤合附子理中汤加减治疗，需长期用药方能见效。

123. 胃及十二指肠溃疡

方一　柴胡疏肝散加味

出处： 柴胡疏肝散出自《景岳全书》，加味方见甘肃省新医药学研究所主编《中医内科学讲义》。

组成： 柴胡18g，白芍12g，枳实9g，香附9g，川芎6g，延胡索9g，川楝子9g，甘草6g。

用法： 水煎服，日1剂，分2次服。

治法： 疏肝理气，和胃止痛。

证象： 胃及十二指肠溃疡，肝郁气滞型，胃脘胀痛，时轻时重，痛时窜至胸胁后背，嗳气泛酸，食欲减退，舌淡红苔薄白或薄黄，脉弦数。

评介： 本方为甘肃省新医药学研究所编拟方剂，主要治疗肝郁气滞型溃疡病，效果良好。胃及十二指肠溃疡又称消化性溃疡，西医病因病理认为本病的发病与胃黏膜受到胃酸和胃蛋白酶的自身消化腐蚀有关。

方二 温胃理气方

出处： 上海中医学院等编《赤脚医生手册》。

组成： 黄芪 15g，桂枝 6g，白芍 10g，木香 9g，高良姜 3g，煅瓦楞 30g，甘草 5g。

用法： 水煎服，日 1 剂，分 2 次服。

治法： 温胃理气，制酸止痛。

证象： 溃疡病，胃气虚寒，餐前及夜间脘腹疼痛，喜热喜按，进食后疼痛减轻，苔薄白。

评介： 本方为上海《赤脚医生手册》中编拟的治疗胃气虚寒型胃溃疡辨证方剂。方中诸药对证，遣药精当，用于脾胃虚寒、气滞反酸的胃溃疡病，效果显著。除了本型之外，临床最常见的还有肝胃不和型、脾胃阴虚型、瘀血阻络型等，所以治疗必须辨证施治，对证用药，才能收效。

方三 养阴益胃方

出处： 刘东亮主编《内科难治病的中医治疗》。

组成： 生地黄 15g，天花粉 15g，石斛 12g，竹茹 6g，玉竹 15g，当归 15g，沙参 15g，枸杞子 10g，山药 20g，百合 30g，枳壳 10g，麦冬 10g，炙甘草 5g。

用法： 水煎服，日 1 剂，分 2 次服。

治法： 养阴益胃，清虚热。

证象： 溃疡病，脾胃阴虚型，胃部隐隐灼痛，口燥咽干，心中烦热，食少纳呆，消瘦喜饮，大便干结，小便短少，呃逆干呕，手足心热，舌红苔黄少津，脉弦细。

评介： 本方为《内科难治病的中医治疗》一书作者的经验方，专治阴虚型溃疡病，从方剂药物性能来看，着重于滋阴养胃，兼以理气清热，施治对证，用药恰当，应用时再按症状表现给予加减，必能获效。

方四 舒肝安胃汤

出处：《中国中医药报》社主编《中国当代名医名方录》李鸣皋方。

组成： 丹参 30g，百合 20g，台乌 15g，木香 6g，贝母 15g，煅瓦楞 20g，白芍 30g，黑栀子 6g，黑黄芩 12g，甘草 12g。

用法：水煎服，日 1 剂，分 3 次服，宜空腹服。病程较长者可制为散剂，每服 6g，1 日 3 次。

治法：理气化瘀，养阴清热，解痉止痛。

证象：胃及十二指肠溃疡，慢性胃炎，十二指肠炎，肝气郁滞，肝脾不和，胃脘胀痛，每因忧思伤感或精神刺激恼怒而痛作，胸闷嗳气，嘈杂吐酸，食纳量少，舌红苔黄，脉弦数。

评介：本方为河南省名老中医李鸣皋自拟经验方，临床运用数十载，具有止痛速、溃疡愈合快等优点，经验实在，疗效可靠，值得临床选用。

方五 溃疡散

出处：《中国中医药报》社主编《中国当代名医名方录》周建龙方。

组成：炙黄芪 20g，乌贼骨 12g，延胡索 10g，炒白芍 10g，煅牡蛎 15g，炒白及 10g，广木香 10g，炒白术 10g，五灵脂 10g，炙甘草 8g。

用法：疾病早期水煎服，日 1 剂，分 3 次服。或药量按比例增加制成散剂，或装胶囊，每次 5g，1 日 3 次。

治法：健脾调中，散瘀止血，制酸和胃。

证象：消化性溃疡，慢性胃炎，萎缩性胃炎，胃神经官能症。

评介：本方为陕西省名老中医、陕西中医学院（陕西中医药大学）脾胃病学科带头人周建龙多年实践经验方剂，本方功效特点是注重顾护胃气，保护溃疡黏膜，抑制胃酸分泌，故临床治疗效果显著，见上述证象患者可选用之。

方六 治急性胃溃疡出血方

出处：张俊庭主编《中国中医特治新法大全》北京金宇安方。

组成：太子参 18g，白术 12g，茯苓 15g，醋柴胡 6g，川楝子 9g，延胡索 9g，棱罗子 9g（又名娑罗子），白及 9g，枳实 9g，黄连 6g，海螵蛸 12g，煅瓦楞 12g，伏龙肝 10g，鸡内金 6g，三七粉 3g（冲）。

用法：水煎服，日 1 剂，分 2 次服。

治法：疏肝和胃，健脾摄血。

证象：急性胃溃疡出血，肝气抑郁，肝气横逆犯胃，胃痛胁胀，脾气失健，脾不统血，溃疡出血。

评介：本方为北京中医药大学附属护国寺中医院金宇安临床经验方，处方辨证施治，用药全面，抓住健脾、益气、疏肝、理气、制酸、止血、和胃、止痛等关键点，标本兼治，对证用药，实践证明效果显著。服用时还可根据病情酌情加减。

124. 阑尾炎

方一 大黄牡丹汤

出处： 汉代张仲景《金匮要略》。

组成： 大黄12g，牡丹皮9g，桃仁12g，冬瓜子15g，芒硝9g（后下）。

用法： 水煎服，日1剂，分2次服。

治法： 泻热逐瘀，散结消肿。

证象： 肠痈早期，急性阑尾炎，右下腹疼痛拒按，腹皮微急，恶寒发热，喜曲右腿，苔薄黄，脉滑数或弦紧。

评介： 本方为古代经典名方，主治肠痈初起，腹痛拒按，是一个消炎缓泻剂。适用于阑尾炎、子宫附件炎等盆腔炎症而兼有便秘者。据医书载，本方再加连翘、金银花、紫花地丁、黄芩、薏苡仁、当归等组成复方大黄牡丹汤，治疗急性阑尾炎效果很好，可以选用。

方二 红藤煎

出处： 上海中医学院（现上海中医药大学）主编《中医外科学讲义》经验方。

组成： 红藤30g，紫花地丁30g，乳香9g，没药9g，连翘12g，金银花12g，大黄5g，延胡索6g，丹皮9g，甘草5g。

延胡索： 水煎服，日1剂，分2次服。

治法： 通腑清热，行瘀止痛。

证象： 湿热夹滞，瘀血凝结，肠痈尚未成脓，急性阑尾炎，阑尾脓肿等病证。

评介： 本方为中医学院外科学的讲义中收载的常用经验方，外科临床多用，效果较好，凡患者右下腹疼痛，具有上述证象者，可以选用。

方三 薏苡附子败酱散

出处： 汉代张仲景《金匮要略》。

组成： 薏苡仁30g，附子6g，败酱草15g。

用法：水煎服，日 1 剂，分 2 次服。

治法：排脓消肿，利湿止痛。

证象：肠痈内已成脓，身无热或有低热，腹皮急，按之濡软，脉弦数。

评介：本方为古代经典名方，用于阑尾炎而身体状况较差者，也治疗化脓性阑尾炎、慢性阑尾炎具有上述证象者。并需根据病情增加药味，提高疗效。

方四 清肠饮

出处：清代陈士铎《辨证录》。

组成：金银花 30 ~ 90g，当归 30 ~ 60g，黄芩 12g，地榆 30g，麦冬 30g，玄参 30 ~ 60g，薏苡仁 15g，甘草 9g。

用法：水煎服，日 1 剂，分 3 次服。

治法：清肠解毒，消肿散结。

证象：肠痈腹痛，拒按，右下肢曲而不能伸，相当于急性化脓性阑尾炎，并发局限性腹膜炎，症见热毒内炽，热盛伤阴之候。

评介：本方为经典古方，具有清热解毒、消肿散结之效，对重症急性阑尾炎具有上述证象患者，可以选用，效果显著。

方五 阑尾清化汤

出处：卢祥之、谢海洲主编《历代中医得效方全书》载《新急腹症学》。

组成：金银花 30g，蒲公英 30g，丹皮 15g，大黄 15g（后下），赤芍 12g，川楝子 10g，桃仁 10g，生甘草 10g。

治法：清热解毒，行气活血，通便散结。

证象：急性阑尾炎蕴热期，发热口干，右少腹痛，按之微硬痛甚，右腿常曲，小便短赤，大便或秘，舌红苔黄，脉弦数或滑数。

评介：本方为现代《新急腹症学》所载治疗急性阑尾炎的方剂，用于急性蕴热期，主要作用以抗菌消炎为主，佐以活血理气，散结通便，药力集中，对证施治，效果显著。

125. 非特异性溃疡性结肠炎

方一 白头翁汤加味

出处：白头翁汤出于汉代《伤寒论》，加味方见上海中医学院主编《内科学》。

组成：白头翁 15g，秦皮 10g，黄连 6g，黄柏 10g，车前子 10g，木香 6g，枳壳 10g，金银花 10g，厚朴 10g，苍术 10g。

治法：清热解毒，利湿止痢。

证象：非特异性溃疡性结肠炎初期或发作期，发热，腹痛，腹泻，里急后重，粪便夹有脓、血、黏冻，苔黄腻，脉滑数。

评介：白头翁汤为经典古方，是个消炎、杀菌剂，专治热痢、大便脓血，经过加味后，加强了清热、利湿功效，用于治疗湿热蕴结型非特异性溃疡性结肠炎，效果良好。

方二 四神丸加味

出处：四神丸出自明代《证治准绳》，加味方见甘肃省新医药学研究所主编《中医内科学讲义》。

组成：补骨脂 12g，肉豆蔻 9g，吴茱萸 6g，五味子 9g，党参 10g，白术 10g，茯苓 12g，干姜 9g，胡黄连 9g，白芍 9g，木香 6g，焦山楂 12g，乌梅 6g，炙甘草 6g，生姜 3 片，大枣 3 枚。

用法：水煎服，日 1 剂，分 2 次服。

治法：温肾暖脾，固肠止泻。

证象：非特异性溃疡性结肠炎脾肾阳虚型，面苍体瘦，神疲乏力，腰酸腿困，恶寒肢冷，大便黏液，或带脓血，或五更泄泻，腹痛肠鸣，泻后则安，舌淡苔白，脉沉细。

评介：四神丸为传统经典古方，是一个强壮性止泻剂，主治脾肾虚寒，久泻不止，经过加味后，增强了健脾益气、涩肠止泻作用，临床遇到上述证象结肠炎患者，可选用之。

方三 乌梅败酱方

出处：《中国中医药报》社主编《中国当代名医名方录》路志正方。

组成：乌梅 12～15g，败酱草 12g，黄连 5～6g，木香 9g（后下），当归 10g，炒白芍 12～15g，炒枳实 10g，太子参 12g，炒白术 10g，茯苓 15g，葛根 12g，炙甘草 6g。

用法：水煎服，日 1 剂，分 3 次服。

治法：清热化湿，调气行血，健脾抑肝。

证象：慢性非特异性结肠炎，长期腹泻，大便黏滞或带脓血，腹痛坠胀或里急后重，脘腹痞闷，纳少乏力，面色黄白，舌质淡暗苔腻，脉弦缓滑。

评介：本方为北京名老中医、北京中医学院名誉教授路志正提供经验方。路氏认为本病主要病机是湿热留恋、蕴结大肠、气血失和、土虚木旺，治疗以清热化湿、调气行血、健脾抑肝为主，佐以升清、收敛、化瘀、止泻。处方作用全面，用药得力，应用时再根据具体病情，做必要加减，可获显效。

方四　温中涩肠汤

出处：刘茂才主编《现代疑难病中医治疗精粹》余绍源方。

组成：补骨脂 15g，肉桂 2g（焗服），白术 15g，炮姜 12g，肉豆蔻 6g，赤石脂 24g，石榴皮 30g，煨益智仁 12g，苍术 12g，乌梅 6g。

用法：水煎服，日 1 剂，分 3 次服。

治法：健脾温肾，涩肠止泻。

证象：慢性非特异性溃疡性结肠炎，脾肾两虚型，久泻不愈，形寒肢冷，食减纳呆，腰膝酸软，少气懒言，腹中隐痛喜按，腹胀肠鸣，五更泄泻。

评介：本方为《现代疑难病中医治疗精粹》一书中载广东名医余绍源自拟经验方，专治脾肾两虚型慢性结肠炎，久泻不愈，五更泄泻，辨证施治准确，用药全面合理，临床加减运用，必能获取良效。

126. 肠结核

方一　参苓白术散合四神丸加减

出处：参苓白术散出于《太平惠民和剂局方》，四神丸出于《证治准绳》，合方加减见上海中医学院主编《内科学》载蔡淦方。

组成：党参 10g，白术 10g，茯苓 12g，山药 12g，扁豆 10g，陈皮 5g，补骨脂 10g，肉豆蔻 10g，吴茱萸 2g，百部 10g。

用法：水煎服，日 1 剂，分 2 次服。

治法：健脾补肾。

证象：脾肾虚弱，肠结核溃疡性，腹痛阵作，大便溏薄，面色萎黄，神疲倦怠，腰酸肢冷，舌淡苔薄，脉细弱。

评介：本合方加减为上海中医学院蔡淦经验方，蔡氏指出肠结核的病理改变可分溃疡性和增生性两类，以溃疡性较多见，可使用本方治疗。本方集参苓白术散与四神丸之长，健脾益气，补肾止泻，又加百部抑制杀灭结核杆菌，成为主治肠结核之有效方剂。

方二　异功散

出处：宋代钱乙《小儿药证直诀》，用于肠结核见湖南医学院主编《农村医生手册》。

组成：党参15g，白术10g，茯苓15g，陈皮6g，炙甘草3g。

用法：水煎服，日1剂，分2次服。

治法：益气健脾，理气化滞。

证象：肠结核，脾胃气虚，运化无力，食少便溏，胸脘胀闷，面色萎白，四肢乏力，脉沉缓弱。

评介：本方为《农村医生手册》里肠结核一节的对症治疗，用于脾虚腹泻的中医方选。书中指出对肠结核的治疗，一要采取综合措施，针灸、西药同时选用，二要根据证型复方用药，如脾肾虚寒者加用四神丸，这样才能疗效显著。

127. 结核性腹膜炎

中满分消丸加减

出处：中满分消丸出自金代李东垣《兰室秘藏》，加减见于上海中医学院主编《内科学》载蔡淦方。

组成：厚朴6g，枳实10g，黄芩10g，半夏10g，茯苓15g，泽泻12g，猪苓15g，大腹皮12g，车前子30g，百部10g。

用法：水煎服，日1剂，分2次服。

治法：健脾清热，利湿消胀。

证象：结核性腹膜炎，腹部胀满，水湿内停，小便短少，恶心纳呆，腹泻或便秘，苔白腻，脉弦缓。

评介：本方为古代经典方剂经由上海中医学院蔡淦加减而成，治疗结核病发病较久，气血虚弱，气滞血瘀，气机不通，形成水湿内停，出现结核性腹膜炎者。临床遇到上述证象者，可选用之。

128. 幽门梗阻

方一　旋覆代赭石汤加减

出处：旋覆代赭石汤出自《伤寒论》，加减方见刘东亮主编《内科难治病的中医治疗》。

组成：旋覆花 20g，代赭石 25g，厚朴 10g，苍术 10g，黄连 5g，半夏 10g，陈皮 10g，砂仁 6g，吴茱萸 10g，苏梗 20g，蒲公英 15g，莪术 10g。

用法：水煎服，日 1 剂，分 3 次服。

治法：调胃降逆，启闭通幽。

证象：幽门梗阻，胃内容物滞留，上逆呕吐，有胃病史，经常嗳气吐酸，形体消瘦，舌淡，脉沉细。

评介：本方为《内科难治病的中医治疗》书中刘东亮的临床经验方，由于病情复杂难治，使用时要根据实际病情灵活加减，方能奏效。

方二　化瘀通腑汤

出处：《中医杂志》1996 年增刊广东省农垦中心医院龙家衡方。

组成：丹参 20g，大黄 15 ～ 20g，白芍 15g，法半夏 15g，橘皮 9g，桃仁 12g，莱菔子 20g，瓦楞子 30g。

肝胃郁热，痰瘀内阻型加黄连、蒲公英；脾胃虚寒，痰饮内停型加桂枝、白术、黄芪；痛著者加三棱、莪术。

用法：水煎服，日 1 剂，分 3 次服。

治法：化瘀通腑，理气止痛。

证象：胃脘疼痛，压痛明显，嗳气饱胀，餐后呕吐，便秘或溏稀，舌红或淡，苔黄厚或白滑，脉弦滑。

评介：本方为《中医杂志》上刊载报道的龙家衡的方剂，龙氏指出幽门梗阻与幽门的痉挛、炎性水肿、瘢痕等三大因素有关，治疗应以化瘀通腑为主，热者佐以清热，寒者佐以温脾。辨证合理，施治有效，值得选用。

129. 肠梗阻

方一　复方大承气汤

出处：大承气汤出自《伤寒论》，复方见湖南医学院主编《农村医生手册》。

组成：大黄 15g，代赭石 15g，赤芍 15g，厚朴 30g，芒硝 30g（冲服），炒莱菔子 30g，枳实 10g，竹茹 10g，桃仁 10g。

用法：水煎服，日 1 剂，分 3 次服。

治法：行气导滞，通肠开结。

证象：肠梗阻，阵发性腹痛、腹胀，腹部压痛，反复呕吐，无大便和肛门排气等。

评介：本方为《农村医生手册》中提供的治疗肠梗阻中药方剂，书中指出，肠梗阻属急腹症，应按急重患者对待，必须结合禁食、输液等综合措施，给予本方中药治疗，并严密观察病情变化。

方二　加味大承气汤

出处：大承气汤见《伤寒论》，加味大承气汤见张俊庭主编《中国中医特治新法大全》载山东省聊城地区中医医院冯振龙、陈铭方。

组成：川厚朴 9g，枳实 6g，大黄 9g，桃仁 9g，赤芍 9g，番泻叶 9g，芒硝 6g，台乌药 9g，广木香 9g。

用法：水煎服，日 1 剂，分 3 次服。

治法：行气止痛，开郁除胀，通利攻下。

证象：主要适用于单纯性肠梗阻，对手术后肠麻痹、老年性粪便阻塞等亦可应用，但绞窄性肠梗阻或有绞窄趋势者禁用。

评介：本方为聊城地区中医医院治疗粘连性肠梗阻经验方，作者根据中医学六腑以通为用的道理，着重泄热、攻下、行气，组建本方，药证相符，故能获效。

130. 痔疮

方一 槐花地榆汤

出处：湖南医学院主编《农村医生手册》。

组成：槐花10g，地榆12g，枳壳12g，侧柏炭6g，赤芍10g，当归尾10g，乌梅10g，火麻仁12g（便秘时加用）。

用法：水煎服，日1剂，分2次服。

治法：活血散瘀，清热利湿，凉血止血。

证象：痔疮，肛门齿线上方有一个或数个紫红色黏膜隆起，形成痔核，大便有时带血，便时脱出，便后回纳，疼痛，有时感染发炎。

评介：本方为《农村医生手册》中治疗痔疮的中药方剂，主要通过清利湿热、活血化瘀、收涩止血进行治疗，书中强调治疗过程中应同时注重防止便秘，配合中药煎水熏洗，必要时选择手术疗法，方能有望痊愈。

方二 止痛消炎方

出处：刘茂才主编《现代疑难病中医治疗精粹》罗湛滨方。

组成：金银花15g，蒲公英30g，黄柏10g，黄芩10g，槐花15g，赤芍12g，延胡索12g，防风10g，木通8g，泽泻12g，甘草6g。

用法：水煎服，日1剂，分2次服。

治法：清热利湿，活血化瘀。

证象：痔疮，痔核红肿脱出，不能回纳，疼痛剧烈甚至痔核溃烂，下血污浊，大便秘结，小便短赤，舌暗红苔腻，脉弦滑。

评介：本方为《现代疑难病中医治疗精粹》中所载治疗重症痔疮的方剂，方中以清热利湿为主，以活血化瘀为辅，佐以疏风凉血、利尿化湿，辨证用药，治法全面，疗效显著，临床遇到上述证象患者，可选用之。

131. 胆囊炎

方一 清胆行气汤

出处：崔玲等主编《中西医结合内科学》载天津南开医院方。

组成：柴胡10g，黄芩10g，白芍15g，枳壳9g，香附9g，延胡索10g，郁金 9g，半夏 9g，木香 10g，大黄 9g。

用法： 水煎服，日 1 剂，分 3 次服。

治法： 疏肝理气，清热利湿。

证象： 急性胆囊炎，右上腹间歇性窜痛或绞痛，可窜及右肩背，口苦纳差，食少腹胀，或有恶心呕吐，或有轻度黄疸，苔微黄，脉弦紧。

评介： 本方为天津南开医院自拟临床经验方。全方以疏肝理气为主，佐以清热利湿，主要用于肝胆气郁型急性胆囊炎。组方合理，用药得当，效果显著，临床遇到上述证象患者，可以选用。

方二 舒肝利胆汤

出处：《中国中医药报》社主编《中国当代名医名方录》刘大功方。

组成： 金钱草 30g，茵陈 15g，龙胆草 12g，柴胡 12g，郁金 12g，木香 12g，川厚朴 12g，枳实 12g，大黄 12g。

用法： 水煎服，日 1 剂，分 3 次服，饭后服。每 10 剂为 1 个疗程，服 2～3 个疗程。

治法： 舒肝利胆，通便排石。

证象： 急慢性胆囊炎，以及胆石症，肝胆管结石，泥沙样结石等。

评介： 本方为天津市中医医院院长、主任医师、名老中医刘大功的临床应用经验方，是治疗胆囊炎、胆结石的基本方剂，有一定疗效。临床可根据病情随症加减药物，方能取得更好疗效。

方三 龙胆泻肝汤加减

出处： 龙胆泻肝汤出自清汪昂《医方集解》，加减见刘茂才主编《现代疑难病中医治疗精粹》刘丰、罗云坚方。

组成： 龙胆草 12g，山栀子 12g，黄芩 15g，茵陈蒿 30g，金钱草 30g，车前草 30g，虎杖 30g，郁金 15g，柴胡 12g，川楝子 10g，甘草 8g。

用法： 水煎服，日 1 剂，分 3 次服。

治法： 清热利湿，理气止痛。

证象： 急性胆囊炎，湿热蕴结，胁肋剧痛，口干苦，口渴不欲饮，恶心呕吐，厌油腻，或有黄疸，小便黄，舌红苔黄腻，脉弦滑数。

评介： 本加减方为广东省中医院医师经验方，是在龙胆泻肝汤基础上加减而成，功效清热利湿，理气止痛，经验证明，治疗湿热蕴结型急性胆囊炎有效，遇到有上述证象患者，可选用此方治疗。

方四　治胆囊炎方

出处：宁夏回族自治区中医学校编《常见病验方选编》。

组成：柴胡 10g，三棱 10g，龙胆草 10g，木香 6g，佛手 10g，金钱草30g，大黄 9g，延胡索 10g，生蒲黄 10g，郁金 10g，枳实 6g。

用法：水煎服，日 1 剂，分 2 次服。

治法：清热利湿，理气止痛。

证象：胆囊炎，右上腹间歇性闷痛，或窜痛、绞痛，痛牵右肩，口苦，纳差，食少，腹胀，或轻度黄疸，舌淡红苔微黄，脉弦紧。

评介：本方选自宁夏回族自治区《常见病验方选编》，为中医学校临床经验方，组方合理，用药对症，对一般急慢性胆囊炎患者，可以加减选用。

132. 胆石症

方一　柴胡疏肝散加味

出处：柴胡疏肝散出自明代《景岳全书》，加味方见崔玲等主编《中西医结合内科学》。

组成：柴胡 6g，芍药 9g，枳壳 6g，川芎 6g，香附 9g，陈皮 6g，金钱草30g，郁金 10g，川楝子 10g，延胡索 10g，丹皮 10g，栀子 6g，炙甘草 3g。

用法：水煎服，日 1 剂，分 3 次服。

治法：疏肝利胆，行气止痛。

证象：胆石症，肝郁气滞，胆囊区隐隐作痛，右肩背时感酸痛，腹胀，口苦咽干，厌油恶心，大便不畅，小便黄，伴低热，易烦躁，舌红苔薄黄，脉弦细。

评介：柴胡疏肝散本来功效为疏肝行气，活血止痛，主治肝气郁结，胁肋疼痛，寒热往来。现又根据胆石症特点予以加味，成为治疗胆石症的有效方剂，临床遇到肝郁气滞型胆石症，可选用之。

方二　胆道排石汤

出处：陈潮祖著《中医治法与方剂》载《中西医结合治疗急腹症》。

组成：虎杖 30g，金钱草 30g，茵陈 30g，木香 15g，大黄 15g，延胡索

15g，枳壳 15g，栀子 12g。

用法： 水煎服，日 1 剂，分 3 次服。

治法： 清热利湿，利胆排石。

证象： 湿热型胆结石，右上腹剧痛，阵发性加剧，口苦，恶心呕吐，不思饮食，高热，畏寒，舌红苔黄，脉弦滑。

评介： 本方为《中医治法与方剂》一书中治疗湿热型胆结石方剂，胆石症按其部位可分为胆囊结石、胆总管结石、肝管结石、肝内胆管结石数种，此方是专为胆管结石及胆囊炎而设，其主要功效是增强胆管蠕动，促使结石下行，利胆排石显著，临床遇到有上述证象患者，用之较好。

方三　排石汤

出处： 甘肃省卫生局编《新编中医入门》。

组成： 广木香 10g，枳壳 10g，黄芩 10g，大黄 9g，黄连 3g。

有黄疸加茵陈 30g；便秘加元明粉 10g（冲服）；胸胁痛加柴胡 9g，郁金 9g，白芍 9g；消化不良加苍术 9g，厚朴 6g，鸡内金 6g；呕吐加半夏 6g，竹茹 9g；热毒重加金银花 15g，蒲公英 15g；发高热加生石膏 30g，知母 10g。

用法： 水煎服，日 1 剂，分 3 次服。

治法： 清热化湿，利胆排石。

证象： 胆结石，右胁下或胃脘部疼痛，引及肩背，胸痞脘闷，恶心呕吐，不思饮食，渴不欲饮，便秘，尿黄，苔黄腻，脉弦滑数。

评介： 本方为治疗胆石症的基本方，应用时要根据具体病情进行加减。本方对胆管结石，肝内广泛性泥沙样结石，及反复发作再次手术有困难的残余结石效果较好。

方四　胆石症经验方

出处： 本书编著者自拟经验方。

组成： 威灵仙 20g，金钱草 30g，虎杖 20g，海金沙 12g，郁金 12g，鸡内金 10g，茵陈 10g，柴胡 8g，枳实 10g，大黄 6g，炙甘草 5g。

用法： 水煎服，日 1 剂，分 2 次服。

治法： 清热祛湿，疏肝利胆，消积排石。

证象： 胆石症，肝胆管结石，泥沙样结石，及慢性胆囊炎，右胁隐隐作痛，右肩背部时感酸痛，厌油恶心，大便不畅，舌红苔薄黄，脉弦细。

评介：本方为编著者多年临床实践有效方，辨证施治，用药准确，屡用屡效，遇到上述证象患者，值得选用。

133. 胆道蛔虫症

方一 乌梅丸

出处：汉代张仲景《伤寒论》。

组成：乌梅 500g，细辛 18g，干姜 300g，480g，黄连 480g，当归 120g，熟附子 180g，蜀椒 120g，桂枝 180g，党参 200g，黄柏 180g。

用法：共为细末，制成丸剂，每服 6～9g，1 日 2～3 次，饭前温服。

治法：温脏，安蛔，止痛。

证象：胆道蛔虫症（蛔厥），腹痛时作，发作时心下有钻顶感，恶心呕吐，或吐蛔虫，四肢厥冷，脉伏或沉紧。

评介：本方为经典古方，主要用于胆道蛔虫症，还可治疗久痢久泻。近代有人应用本方治疗神经官能症、顽固性失眠、溃疡病等，可供参考。

方二 胆道驱蛔汤

出处：陈潮祖著《中医治法与方剂》载经验方。

组成：槟榔 30g，使君子 30g，苦楝根白皮 20g，乌梅 15g，川椒 6g，细辛 6g，枳壳 12g，木香 12g，干姜 6g，芒硝 9g（冲服）。

用法：水煎服，日 1 剂，分 3 次服。

治法：胆道驱蛔，行气泻下。

证象：胆道蛔虫症，上腹部突发性剧痛，或钻顶样痛，得食即吐，甚至吐蛔，确切诊断为胆道蛔虫病者。

评介：本方为《中医治法与方剂》一书中收载的治疗胆道蛔虫病的经验方。方中苦楝根皮、使君子、槟榔、乌梅、川椒 5 药都有驱杀蛔虫功效，服后能使蛔虫失去活动能力，配合行气、泻下诸药，共同形成作用较强的驱蛔排蛔方剂。

方三 胆道蛔虫方

出处：宁夏回族自治区中医学校编《常见病验方选编》。

组成：槟榔 15g，乌梅 12g，使君子 9g，乌药 9g，木香 6g，郁金 9g，茵陈 15g，川椒 9g，大黄 9g，厚朴 9g。

用法：水煎服，日 1 剂，分 2 次服。

治法：驱虫利胆，行气止痛。

证象：临床诊断为胆道蛔虫症，上腹剧痛，痛牵肩背，得食即吐，甚至吐蛔。

评介：本方为宁夏《常见病验方选编》中治疗胆道蛔虫症之经验方，用药得当，功效显著，临床遇到上述证象需要中药配合治疗者，可以选用。

134. 胰腺炎

方一　清胰汤

出处：陈潮祖编《中医治法与方剂》载天津南开医院方。

组成：柴胡 15g，黄芩 9g，胡黄连 9g，白芍 15g，木香 9g，延胡索 9g，生大黄 15g（后下），芒硝 9g（冲服）。

用法：水煎服，日 1 剂，分 3 次服；遇到重症患者日服 2 剂，分 4 次服。

治法：疏肝利胆，泻热通腑。

证象：急性胰腺炎，上腹部疼痛，剧烈而持久，伴有间歇性加重，腹部压痛，腹肌紧张，恶心呕吐，发热等。

评介：本方为天津南开医院自拟经验方，是治疗急性胰腺炎的有效方，临床遇到此类证象患者，可选用之。

方二　复方清胰饮

出处：上海中医学院等编《赤脚医生手册》。

组成：金银花 6g，连翘 15g，川黄连 9g，黄芩 9g，厚朴 9g，枳壳 9g，木香 9g，桃仁 9g，红花 6g，生大黄 6g（后下）。

用法：水煎服，日 1 剂，分 3 次服。

治法：清热解毒，通里攻下。

证象：急性胰腺炎，腹痛拒按，发热，口干多饮，大便干结，小便短赤，舌红苔腻，脉弦数。

评介：本方为上海中医学院等编写的《赤脚医生手册》中治疗急性胰腺炎的方剂。书中指出急性胰腺炎是由于胰管的部分或完全阻塞使胰液积滞于腺体本身，并外渗至腹腔所形成的急性炎症，发病原因大都由于感染、外伤或梗阻，多见于饮酒、暴食后发病。临床遇到上述证象患者，可用此方加减治疗。

方三 胰炎清解汤

出处：刘茂才主编《现代疑难病中医治疗精粹》中罗云坚、刘丰方。

组成：金银花15g，黄芩15g，黄连10g，败酱草30g，枳壳12g，木香10g（后下），大黄12g（后下），延胡索12g，芒硝10g（冲服），甘草5g。

用法：水煎服，日1剂，分2次服。

治法：清热解毒，通里攻下。

证象：急性胰腺炎，脾胃实热型，上腹痞满疼痛，按之坚硬，潮热，手足汗出，口干舌燥，大便秘结，尿黄短赤，舌红苔厚腻，脉弦数。

评介：本方为广东省中医院医师实践中总结的经验方剂。急性胰腺炎中医治疗大致可分三型，除了脾胃实热型，还有湿热气滞型、瘀热内结型，均应按急腹症对待。治疗主要是禁食、胃肠减压、抑制和减少胰液分泌、解痉镇痛、控制感染、补充电解质及纠正酸碱平衡等。中医辨证施治只是治疗措施之一，如果效果欠佳出现局部出血坏死者，要考虑手术。

135. 肝脓肿

方一 柴胡清肝汤加减

出处：柴胡清肝汤出自清代吴谦《医宗金鉴》，加减方见于湖南医学院主编《农村医生手册》。

组成：柴胡9g，黄芩10g，栀子9g，川楝子9g，赤芍10g，香附10g，郁金9g，连翘10g，陈皮8g，甘草6g。

用法：水煎服，日1剂，分3次服。

治法：清肝解郁，行滞散结。

证象：细菌性肝脓肿，寒战、高热反复发作，右上腹肝区持续性钝痛并向右肩放散，恶心呕吐，出汗多，贫血，重病容。

评介：《医宗金鉴》柴胡清肝汤功能为清热、解毒、消散，主治风热毒邪结聚，细菌感染，憎寒发热，局部肿痛等。原方经过加减后特为治疗细菌性肝脓肿而设，治法准确，用药对症，临床遇到上述证象患者，可选用之。若大型脓肿一旦形成，则须考虑手术治疗。

方二　清肝解毒汤

出处：张俊庭主编《中国中医特治新法大全》中河北省石占城等方。

组成：柴胡 12g，黄芩 12g，山栀 10g，川芎 10g，青皮 12g，延胡索 12g，郁金 12g，金银花 15g，连翘 15g，茵陈 15g，当归 15g，赤芍 15g，败酱草 30g，薏苡仁 30g，大黄 6g，甘草 6g。

用法：水煎服，日 1 剂，分 3 次服。

治法：清肝解毒，活血排脓。

证象：细菌性肝脓肿，右上腹肝区疼痛，高热寒战，恶心呕吐，痛苦病容等。

评介：本方为河北保定市第三医院等单位医务人员临床医疗报告中介绍的方剂，全方主要作用是清肝胆、利湿热、祛毒邪，并能活血行瘀，疏肝解郁，止痛排脓，据统计，作用明显，疗效显著，值得选用。

136. 痢疾

方一　香连丸

出处：唐代李绛《兵部手集方》。

组成：黄连 15g，木香 60g。

用法：共研细末，水泛为丸，每服 3～6g，1 日 2 次。

治法：清热化湿，行气止痢。

证象：湿热痢疾，胸膈痞闷，赤白下痢，里急后重，腹痛，小便短赤，舌红苔黄腻，脉滑数。

评介：本方为传统经典古方，主要用于湿热痢疾，药简力著，值得首选。用时需根据症状加味，广泛应用于急性细菌性痢疾及肠伤寒等。

方二　白头翁汤

出处：汉代张仲景《伤寒论》。

组成：白头翁 15g，黄连 6g，黄柏 12g，秦皮 12g。

用法：水煎服，日 1 剂，分 2 次服。

治法：清肠解毒，凉血止痢。

证象：热痢腹痛，里急后重，大便脓血，肛门灼热，发热，口渴，舌红苔黄，脉弦数。

评介：本方为传统经典古方，主治热痢腹痛，泻下脓血，血多脓少。近代临床用来治疗细菌性痢疾、疫毒下痢、阿米巴原虫性痢疾等，均有明显疗效。

方三　芍药汤

出处：金代刘完素《保命集》。

组成：芍药30g，当归10g，黄连10g，黄芩15g，木香6g，槟榔6g，官桂6g，大黄6g，生甘草6g。

用法：水煎服，日1剂，分3次服。

治法：清热解毒，调和气血。

证象：痢疾腹痛，大肠湿热，气血不和，下痢脓血，赤白相兼，里急后重，肛门灼热，苔黄，脉数。

评介：本方为传统经典古方，治疗主症是下痢赤白，腹痛里急后重，特点以调理气血为重，其清热作用不如白头翁汤，临床要分辨轻重，准确应用，以求显著疗效。

方四　连理汤加味

出处：连理汤出自清代张璐《张氏医通》，加味见上海中医学院主编《内科学》（上册）方。

组成：人参9g，白术9g，茯苓12g，干姜3g，黄连3g，当归10g，赤芍9g，地榆9g，木香6g，炙甘草3g。

用法：水煎服，日1剂，分2次服。

治法：健脾温中，清热化湿，调气和营。

证象：休息痢，痢疾迁延，正虚邪恋，时愈时发，发作时便下脓血，里急后重，腹部疼痛，饮食减少，倦怠怯冷，舌淡苔腻，脉细。

评介：连理汤为治疗脾胃虚弱，慢性胃肠炎，呕吐吞酸的方剂，经过加味后，主要功能转成治疗休息痢，如遇到上述证象，时好时发痢疾，可选用之。

137. 伤寒

方一　甘露消毒丹

出处：清代王孟英《温热经纬》。

组成：白蔻仁 10g，藿香 10g，石菖蒲 12g，薄荷 10g，连翘 10g，射干 10g，川贝母 10g，黄芩 20g，茵陈 24g，滑石 30g。（一方有木通 8g）

用法：水煎服，日 1 剂，分 3 次服。

治法：清热解毒，化浊利湿。

证象：伤寒，感受时疫，湿热显著，发热倦怠，胸闷腹胀，脾脏肿大，食欲减退，相对缓脉，皮肤蔷薇疹，严重者则出现肠出血，肠穿孔，苔黄腻，脉濡弱。

评介：甘露消毒丹为经典古方，传统上是治疗湿热相结合的湿温证，《农村医生手册》（1971 年）上将此方用于伤寒的治疗，亦符合辨证施治法则。西医学的伤寒与古代中医的伤寒属于两个概念，两类病症。现代伤寒是伤寒杆菌所致的全身性急性传染病，有其独特证象症状；古代中医伤寒是外感发热病的总称。本方所指为西医学的伤寒。

方二　藿朴夏苓汤

出处：清代石寿棠《医原》。

组成：藿香 10g，厚朴 6g，半夏 10g，茯苓 12g，猪苓 6g，泽泻 6g，淡豆豉 10g，白豆蔻 5g，杏仁 6g，生薏苡仁 20g。

用法：水煎服，日 1 剂，分 3 次服。

治法：清宣解表，燥湿化浊。

证象：伤寒、副伤寒，湿温，湿盛热微，身热不渴，肢体倦怠，胸闷腹胀，头痛恶心，苔白腻，脉濡。

评介：藿朴夏苓汤为经典古方，传统上可治疗湿温、湿盛、湿阻中焦之证。安徽中医学院编《中医临床手册》（1974 年）中用治疗伤寒、副伤寒有湿重证象者，符合病证者，效果显著。

方三　王氏连朴饮（又名连朴饮）

出处：清代王士雄《霍乱论》。

组成：黄连 12g，厚朴 15g，山栀 9g，制半夏 12g，石菖蒲 6g，香豆豉 9g，芦根 20g。

用法：水煎服，日 1 剂，分 3 次服。

治法：清热解毒，运脾利湿，行气化浊。

证象：伤寒、副伤寒，湿热内蕴，升降失常，发热有汗不解，脘闷心烦，恶心腹胀，面色垢滞，口渴，尿赤，苔黄腻，脉濡。

评介：王氏连朴饮又名连朴饮，专治疫侵胃肠、湿热内蕴、霍乱吐利等。安徽中医学院编《中医临床手册》（1974年）中用来治疗热重型伤寒、副伤寒，符合病机，证象一致者，用之有效。伤寒与副伤寒分别是由伤寒杆菌或副伤寒杆菌引起的急性肠道传染病，两者的临床表现相类似，只是副伤寒症状相对较轻而已。

138. 霍乱

方一　燃照汤

出处：清代王士雄《霍乱论》。

组成：滑石18g，焦栀子9g，炒豆豉9g，黄芩9g（酒炒），制半夏6g，佩兰9g，厚朴9g，白豆蔻3g。

用法：水煎服，日1剂。分3次服。

治法：清热化浊。

证象：暑秽夹湿，霍乱呕吐，剧烈腹泻，脘痞烦渴，发热，脱水，苔白腻，脉细弱。

评介：本方为古代经验方，在湖南医学院主编《农村医生手册》中用来治疗热证霍乱，可清热化浊，运用时符合病机病情，是很好的一首治霍乱方剂，可以选用。

方二　蚕矢汤

出处：清代王士雄《霍乱论》。

组成：晚蚕沙15g（布包），半夏10g，薏苡仁20g，豆卷12g，黄连9g，黄芩12g，山栀6g，木瓜12g，吴茱萸2g，通草3g。

用法：水煎服，日1剂，分3次服。

治法：清热除湿，升清降浊。

证象：湿热内蕴，霍乱转筋，腹痛吐泻，升降失常，口渴烦躁，肢冷疼痛，苔黄厚，脉细数。

评介：本方为古代经验方。《内经》云："清气在阴，浊气在阳，清浊相干，乱于肠胃，则为霍乱。"本方既能清热解毒除湿，又能升清降浊和胃，诸药协同作用，治疗霍乱，必当奏效，可以选用。

139. 蛔虫病

方一　追虫丸

出处：明代王肯堂《证治准绳》。

组成：黑丑 100g，槟榔 100g，雷丸 15g，木香 25g，苦楝根皮 15g，皂角刺 25g，茵陈 50g。

用法：前 4 味共研细末，后 3 味浓煎取汁和药末为丸，成人每服 10g，儿童 4～6g，清晨用糖水送下，连服 2～3 日。

治法：驱蛔止痛，理气化湿。

证象：蛔虫腹痛，腹痛时作时止，胃脘嘈杂，面黄肌瘦，鼻孔作痒，睡中咬牙，唇内有粟粒状小点，面部有白色虫斑。

评介：本方为传统古方，历代用来治疗蛔虫病患者，既能杀虫止痛，并可理气化湿，实为驱蛔虫之良方，亦可用于治疗钩虫病、蛲虫病、绦虫病。

方二　使君子丸

出处：宋代陈师文等《太平惠民和剂局方》。

组成：使君子仁 30g，制厚朴 3g，陈皮 3g，川芎 3g。

用法：共研细末，炼蜜为丸，每丸重 0.5 g。3 岁以上服 2～5 粒，3 岁以下 1 粒，米汤送服。次月再服一次。

治法：杀虫疗疳，行气和中。

证象：蛔虫积聚，小儿疳证，脘腹膨胀，绕脐阵痛，痛时有索状隆起，食少羸瘦，舌尖缘有红点，苔白腻，脉弦。

忌宜：服药不宜过量；忌饮热茶。

评介：本方为古代治疗小儿蛔虫病方剂，主要成分是使君子，使君子是驱蛔杀虫要药，作用较强，效果可靠。大量服用能引起呃逆、眩晕、呕吐等反应，一般停药后即可缓解。

140. 蛲虫病

方一　使君子大黄粉

出处：上海工人医生手册编写组编《工人医生手册》。

组成：使君子肉 4 份，大黄 1 份。

用法：共研细末，小儿每岁 0.3g，每晚一次顿服，一个疗程不要超过一周，最大剂量不超过 3g。

治法：健脾杀虫。

证象：蛲虫病，肛门周围及会阴部位奇痒，有时难以忍受，夜间熟睡后，可在肛门周围发现棉纱线样蛲虫。

评介：蛲虫寄生人体，中外古代医籍多有描述，现在由于卫生条件改善，患儿少见。本方为治疗蛲虫病较常用方药，疗效可靠，唯用时必须严格掌握药量和时限。

方二　保留灌肠方

出处：王季午主编《传染病学》。

组成：生百部 30g。

用法：生百部每日 30g，做成水煎液，保留灌肠，连续 5 日。

治法：外用驱蛲。

证象：蛲虫病患者，肛门奇痒，局部由于受到蛲虫长期激惹，患儿会出现精神不安、烦躁易怒、害羞自卑等表现。

评介：本方为高等医药院校试用教材《传染病学》中介绍的治疗蛲虫病外用疗法，有一定疗效。

141. 疝气

方一　橘核丸

出处：宋代严用和《济生方》。

组成：炒橘核、海藻、昆布、海带、炒川楝子、桃仁（麸炒）各 30g，厚朴（姜汁炒）、木通、枳实（麸炒）、炒延胡索、桂心、木香各 15g。

用法：共研细末，酒糊为小丸，每服 9 ～ 12g，空腹温酒或淡盐汤送下。近代可作汤剂，水煎服，日 1 剂，分 2 次服，剂量按原方比例酌减。

治法：行气止痛，软坚散结。

证象：寒湿疝气，睾丸肿胀偏坠，痛引脐腹，或阴囊肿大，或痛或痒。

评介：本方为古代经典方剂，是治疗疝气的常用方，临床可以加减应用。对睾丸鞘膜积液、睾丸炎、附睾炎等病，也可辨证加减使用。

方二　天台乌药散

出处： 金代李东垣《医学发明》。

组成： 台乌药、木香、小茴香、青皮、高良姜、槟榔、川楝子各15g，巴豆20粒。

用法： 以上8味，先将巴豆微打破，同川楝子用麸炒黑，去巴豆及麸皮不用，再共研细末，每服3g，温酒送下。近代用法，去巴豆，诸药酌减，水煎服，适量黄酒为引。

治法： 行气疏肝，散寒止痛。

证象： 寒凝气滞，小肠疝气，少腹引控睾丸而痛，或睾丸偏坠肿胀，舌淡苔薄白，脉沉迟。

评介： 本方为古代名方，经常用于寒凝气滞型疝气，对病情较轻患者，用之有效。若寒甚者再加吴茱萸10g，肉桂8g。

方三　三层茴香丸

出处： 甘肃省卫生局主编《新编中医入门》疝气附方。

组成： 第一层：大茴香、金铃子、沙参、木香各30g。

第二层：第一层加荜茇30g，槟榔15g。

第三层：第二层再加茯苓120g，制附子30g。

用法： 第一层共为细末，米糊为丸，每服9g，1日3次，空腹用淡盐水送下；服完后如不效，再服第二层，制法用量如前；再不愈，服第三层，同前法。以病愈为准，不一定全部服完。

治法： 疏肝理气，定痛疗疝。

证象： 寒疝腹痛，睾丸下坠，疝气，西医学所称的腹股沟斜疝，可以还纳，反复发作，日久不愈。

评介： 本方为甘肃《新编中医入门》疝气病附方，也用于其他方剂书籍中，是专门为治疗疝气、寒疝腹痛而设，也可治疗睾丸肿大、睾丸下坠。本方优点在于能根据病情轻重缓急，药力逐层加大，作用依次加强。

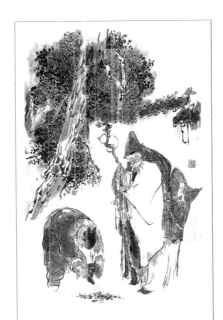

六、泌尿系统病证

泌尿系统病证有11种疾病。是指在外感或内伤等因素影响下，造成肾与膀胱功能失调和病理变化的一类病证。泌尿系统较为复杂，本系统主要收集了肾脏和尿路等方面的病变。

142. 肾盂肾炎

方一　八正散加减

出处：八正散出自宋代陈师文等《太平惠民和剂局方》，加减见上海中医学院主编《内科学》张天方。

组成：萹蓄 15g，瞿麦 10g，木通 5g，滑石 15g，栀子 10g，金银花 15g，连翘 15g，乌药 10g，车前子 15g（包煎），甘草梢 5g。

用法：水煎服，日 1 剂，分 2 次服。

治法：清热解毒，利尿通淋。

证象：肾盂肾炎，膀胱湿热，畏冷发热，尿频，尿急，尿痛，少腹胀痛，腰痛，苔黄腻，脉濡数或滑数。

评介：八正散为古代经典方剂，专治湿热蕴结下焦，小便热涩淋痛。经张天医师加减后，功效增强，作用全面，用于治疗肾盂肾炎，以及其他急性泌尿系感染。

方二　金匮肾气丸加减

出处：金匮肾气丸出自汉代张仲景《金匮要略》，加减见刘东亮主编《内科疑难病的中医治疗》董祖强方。

组成：制附片 10g（先煎），肉桂 10g，山药 20g，山萸肉 10g，熟地黄 20g，茯苓 15g，丹皮 10g，泽泻 15g，金樱子 15g，枸杞子 10g，黄柏 10g，金银花 20g，连翘 15g，当归 10g，赤小豆 10g，车前子 15g（包煎），炙甘草 3g。

用法：水煎服，日 1 剂，分 3 次服。

治法：补益肾气，利湿解毒。

证象：慢性肾盂肾炎，肾气不固，下焦蕴毒，劳累后小便频数，头晕目眩，失眠多梦，腰痛腿软，形体消瘦，舌淡红，脉沉细。

评介：金匮肾气丸为著名经典古方，是温补肾阳、补益肾气之首方，此处经过作者加减，增加了清热解毒利湿药物，用于治疗肾虚型肾盂肾炎有以上诸证象者，方药符合病情，必获良效。

方三　解毒通淋汤

出处：刘茂才主编《现代疑难病中医治疗精粹》戴兆红、李奋自拟验方。

组成： 半枝莲 15g，车前草 20g，萹蓄 15g，瞿麦 15g，仙鹤草 15g，白芍 12g，大黄 9g，甘草梢 6g。

用法： 水煎服，日 1 剂，分 3 次服。

治法： 清热解毒，利湿通淋。

证象： 慢性肾盂肾炎，湿热蕴结，小便短数，灼热刺痛，溺色黄赤，腰疼拒按，恶寒发热，口苦，呕恶，大便秘结，苔黄腻，脉濡数。

评介： 本方为广东省中医院医师自拟方，治疗湿热蕴结型慢性肾盂肾炎。方中诸药，既能清热利湿解毒，又可行气通淋止痛，实为治疗肾盂肾炎之良方。

143. 急性膀胱炎

方一 生地连栀汤

出处：《中国中医药报》社主编《中国当代名医名方录》余瀛鳌方。

组成： 生地 20～30g，黄连 9g，栀子 9g（炒黑），赤芍 9g，丹皮 9g，瞿麦 12g，滑石 9g，木通 6g，地骨皮 9g。

用法： 水煎服，日 1 剂，分 3 次服。

治法： 清热，凉血，通淋。

证象： 急性膀胱炎，膀胱尿道炎，尿频，尿急，尿痛，血尿，排尿困难，少腹痞胀不适或有迫急感，舌红绛苔薄，脉洪数或弦数。

评介： 本方为国家著名老中医、中医教授余瀛鳌提供，余氏数十年来致力于常见病多发病的探索研究，有独到的临床心得，尤其在肝肾、泌尿、生殖、脑血管病等的诊治方面颇有专长。生地连栀汤治疗急性膀胱炎是余氏临床经验总结，值得选用，应用时若遇病情重者，灼热甚者，以及兼有他证者，可适当加减。

方二 柴苓汤加味

出处： 柴苓汤加味出自方药中等主编的《实用中医内科学》一书载重庆市第一中医院方。

组成： 柴胡 10g，黄芩 10g，法半夏 8g，泽泻 10g，茯苓 15g，猪苓 10g，滑石 10g，车前草 12g，忍冬藤 12g，连翘 10g，野菊花 12g，蒲公英 12g，甘

草 5g。

用法：水煎服，每日 1～2 剂，分 4～6 次服。

治法：通利膀胱，清热解毒，和解少阳。

证象：膀胱湿热，毒邪极甚，上犯少阳，小便频数，点滴而下，尿色黄赤，灼热刺痛，或恶心呕吐，或大便秘结，苔黄腻，脉濡数。

评介：本方为《实用中医内科学》收载的治疗热淋、膀胱湿热、泌尿系感染的有效经验方，临床遇到此类患者符合上述证象者，可以选用。

144. 急性肾炎

方一　越婢加术汤

出处：汉代张仲景《金匮要略》。

组成：麻黄 10g，石膏 20g，生姜 6g，甘草 5g，大枣 6 枚，白术 12g。

用法：水煎服，日 1 剂，分 3 次服。

治法：宣肺散寒，利水消肿。

证象：急性肾小球肾炎（简称急性肾炎），水肿尿少，浮肿以面部、眼下及两下肢较甚，初有发热恶寒、汗出怕风、咳嗽或喘、苔薄白、脉浮滑。

评介：本方为张仲景《金匮要略》著名方剂，通过从上宣肺行水，由下健脾利水，肺脾同治，达到利水消肿的目的。可用于急性肾炎证象的辨证施治。近代此方多用于急性肾炎、慢性肾炎、全身浮肿等病的治疗，效果良好。

方二　桂枝浮萍汤

出处：刘茂才主编《现代疑难病中医治疗精粹》陈培琼、李奋方。

组成：桂枝 6g，防风 10g，浮萍 10g，紫苏 10g，北杏仁 12g，前胡 12g，桔梗 10g，猪苓 15g，茯苓 15g，泽泻 15g，车前子 15g。

风热盛者加金银花、连翘、板蓝根、蒲公英等。

用法：水煎服，日 1 剂，分 3 次服。

治法：疏风清热，宣肺行水。

证象：急性肾小球肾炎，风水泛滥型，眼睑浮肿，继而四肢及全身浮肿，来势迅速，多有恶寒发热，肢节酸楚，尿少等，偏于风热者伴有咽喉红肿疼痛，舌质红，脉浮滑数。

评介：本方为广东省中医院临床医师自拟经验方，专门治疗风水泛滥型急性肾炎，临床应用须分清证型，根据病情适当加减，以提高疗效。

方三　宣肺清水饮

出处：《中国中医药报》社主编《中国当代名医名方录》张志坚方。

组成：荆芥10g，连翘15g，僵蚕10g，蝉蜕10g，生黄芪15g，防风10g，生白术10g，石韦30g，生地黄10g，炙鸡内金5g，生甘草3g。

用法：水煎服，日1剂，分3次服。

治法：宣肺祛风，扶正洁源。

证象：急性肾炎，慢性肾炎，肾病综合征，尿蛋白长期不消失，反复感冒，咽痛，面部浮肿，苔薄，脉细或浮细。

评介：本方为江苏常州市中医院主任医师张志坚的临床经验方，方中诸药主要功效为宣肺祛风，通调水道，健脾助运，益气扶正，是治疗急性肾炎诸证象的有效方剂，值得运用。由于本病证型多样，应用时宜适当加减，效果会更好。

方四　肾炎合剂

出处：张俊庭主编《中国中医特治新法大全》载甘肃省金昌市中医院陈超范方。

组成：麻黄10g，黄芩、板蓝根、琥珀、鱼腥草、夏枯草各15g，连翘、石韦各20g，车前子（包）、赤小豆、益母草各30g，黄芪、白茅根各50g。

用法：水煎服，日1剂，分3次服，小儿药量酌减。

治法：散风清热，活血化瘀，解毒利尿。

证象：急性肾炎，水肿，尿少，血压升高，可有发热，苔黄，脉滑数。

评介：本方为金昌市中医院医师陈超范处方，据临床报告治愈率较高。肾炎合剂处方集汗法、祛湿法、理血法、理气法于一体，共奏治愈急性肾炎之功效，值得推广选用。恢复期若尿蛋白长期不消失者，可加服金匮肾气丸。

145. 慢性肾炎

方一　肾气丸合金锁固精丸加减

出处：肾气丸出自汉代《金匮要略》，金锁固精丸出自清代《医方集解》，加减见于刘东亮主编《内科难治病的中医治疗》载董祖强方。

组成：生地黄 20g，熟地黄 20g，山萸肉 10g，生山药 20g，丹皮 10g，茯苓 15g，泽泻 10g，肉桂 6g，生黄芪 30g，党参 15g，白术 10g，枸杞子 10g，沙苑子 10g，龙骨 15g，牡蛎 15g，菟丝子 15g，金樱子 10g，炙甘草 8g。

用法：水煎服，日 1 剂，分 3 次服。

治法：健脾固肾，滋阴助阳。

证象：慢性肾炎，脾肾两虚，精气外泄，面色苍白无华，神疲体倦，腰酸膝软，尿有蛋白，恶寒肢冷，舌淡苔白，脉虚弱无力。

评介：本方为《内科难治病的中医治疗》书中慢性肾小球肾炎一节对脾肾两虚证型的治疗方药，在肾气丸温补肾阳的基础上加入了金锁固精丸固精滋阴等药物，专为治疗慢性肾炎患者而设，辨证施治，用药精当，必当见效。

方二　实脾饮加减

出处：实脾饮出自宋代严用和《济生方》，加减见上海中医学院主编《内科学》载张天方。

组成：制附子 10g（先煎），白术 10g，茯苓 15g，干姜 5g，大腹皮 12g，泽泻 15g，肉桂 2g（后下），陈葫芦瓢 30g，车前子 30g（包煎），厚朴 5g。

用法：水煎服，日 1 剂，分 3 次服。

治法：温阳健脾，行气利水。

证象：慢性肾炎，脾肾阳虚，水湿泛滥型，面色发白，神萎倦怠，形寒肢冷，周身高度浮肿，可伴有胸水，腹水，尿少，腹胀，纳减，恶心呕吐，难以平卧，苔薄白，脉沉细。

评介：本方为上海中医学院主编《内科学》（下册）所载，系张天在实脾饮方剂上加减而成，临床若遇到上述证象患者，可以选用。

方三　真武汤加减

出处：真武汤出自《伤寒论》，加减见于刘茂才主编《现代疑难病中医治疗精粹》载李奋方。

组成：熟附子 10g（先煎半小时），桂枝 10g，黄芪 20g，白术 20g，茯苓 15g，丹参 15g，益母草 15g，泽泻 12g。

用法：水煎服，日 1 剂，分 2 次温服。

治法：温阳化气利水。

证象：慢性肾炎，脾肾阳虚型，面色白而晦暗，神疲乏力，气短懒言，形寒肢冷、面浮肢肿，腰膝酸软，腹胀纳少，便溏，舌淡苔白，脉沉细。

评介：本方为《现代疑难病中医治疗精粹》书中所载，是在真武汤温阳化气利水的基础上，加入黄芪、桂枝、丹参、泽泻、益母草等，不仅加强了原方主治功效，还增添了益气健脾、化瘀利水作用，更适宜于治疗慢性肾炎，其效果明显，可以选用。

方四　益气化瘀补肾汤

出处：《中国中医药报》社主编《中国当代名医名方录》载朱良春方。

组成：生黄芪 30g，淫羊藿 20g，石韦 15g，熟附子 10g（先煎），川芎 10g，红花 10g，全当归 10g，川续断 10g，怀牛膝 10g。

用法：水煎服，日 1 剂，须用益母草 90～120g 煎汤代水煎药，分 2 次服。

治法：益气化瘀，温阳利水，补肾培本。

证象：慢性肾炎病程已久，肾气亏虚，络脉瘀滞，气化不行，水湿潴留，肾功能损害，缠绵不愈者。

评介：本方为全国著名老中医、主任医师朱良春临床自拟经验方，辨证严谨，用药精当，久经应用，疗效显著，临床遇到同类证象慢性肾炎患者，可以选用。

146. 肾病综合征

方一　固本调肾饮

出处：《中国中医药报》社主编《中国当代名医名方录》李谦方。

组成：熟地黄 20g，巴戟天 12g，太子参 12g，炙黄芪 12g，山萸肉 8g，旱莲草 12g，车前子 8g，赤小豆 20g，紫丹参 12g，生山楂 12g，鸡内金 6g。

用法：水煎服，日 1 剂，分 2 次服；用量可根据年龄酌情增减。

治法：固本调肾，行气宽中，利水消肿。

证象：肾病综合征等所致之肺、脾、肾三脏水液代谢失调，低血浆蛋白，大量蛋白尿，高胆固醇血症，重度水肿。

评介：本方为陕西名医、中西医结合儿科主任医师李谦提供的经验方。李谦在中医治疗肾病综合征方面颇有造诣，她以肾病综合征所形成的生理、病理为基础，善调肾阴肾阳之平衡，兼顾健脾益气，以后天养先天，总结出固本调肾饮，有理有法，方药作用全面，是治疗肾病综合征的有效基础方剂。

方二　四君车泽汤

出处：刘茂才主编《现代疑难病中医治疗精粹》载徐大基、李奋方。

组成：黄芪 30g，党参 30g，白术 15g，茯苓 15g，泽泻 15g，车前草 15g，泽兰 15g，甘草 10g。

用法：水煎服，日 1 剂，分 2 次服。

治法：健脾益气，利水消肿。

证象：肾病综合征，脾气虚弱，水湿内停，面色萎黄，少气乏力，腹胀纳呆，浮肿尿少，或仅见小便混浊多泡，舌淡苔白腻，脉细无力。

评介：本方为广东省中医院医师自拟经验方，方中四君子汤、黄芪益气健脾，泽泻、车前草利水消肿，泽兰活血利水，合用共治肾病综合征上述证象，药味精练，作用专注，应用时再根据具体特征适当加减，则更有效。

方三　舒肝愈肾汤

出处：张俊庭主编《中国中医特治新法大全》载湖南中医学院附属第一医院方立成方。

组成：黄芪 30g，党参 15g，当归 10g，白芍 10g，柴胡 10g，茯苓 15g，白术 10g，芡实 12g，淫羊藿 10g，巴戟天 10g，桔梗 10g，枸杞子 10g，丹参 12g，泽兰 10g，半边莲 30g。

用法：水煎服，日 1 剂，分 3 次服。

治法：健脾滋肾，化瘀利湿。

证象：肾病综合征，脾肾气虚，肝肾阴虚，水湿内停，阴虚血瘀，疲乏纳呆，浮肿尿少等。

评介：本方为湖南中医学院附属第一医院临床治疗报告方剂，报告称，本方可能有调节患者机体免疫功能，减少尿蛋白丢失，改善高凝状态，增加肾小球滤过率等作用，值得临床应用。

方四　肾病二号方

出处：刘东亮主编《内科难治病的中医治疗》载董祖强方。

组成：熟地 20g，山萸肉 10g，生龙骨 15g，生牡蛎 15g，女贞子 15g，茯苓 12g，芡实 15g，黄芪 20g，金樱子 15g，菟丝子 10g，巴戟天 10g，淫羊藿 10g，党参 10g，枸杞子 10g，鹿角胶 10g（烊化）。

用法：水煎服，日 1 剂，分 3 次服。

治法：健脾益气，温肾固敛。

证象：肾病综合征，脾气不足，肾虚不固，水肿已基本消尽，唯有尿中蛋白未消，面色苍白，疲乏懒言，纳差等，舌淡，脉细弱。

评介：本方为《内科难治病的中医治疗》中董祖强自拟经验方剂，专治脾肾两虚之肾病综合征，若阳虚明显可加制附片、肉桂，阴虚明显可加鳖甲、阿胶，湿热明显可加黄柏、滑石。遇到上述证象之肾病综合征患者，可以选用。

147. 尿毒症

方一　温阳降浊汤

出处：《中国中医药报》社主编《中国当代名医名方录》载杜雨茂方。

组成：茯苓 15g，白术 12g，制附片 9g（先煎半小时），白芍 12g，西洋参 6g，黄连 4.5g，苏叶 9g，猪苓 15g，泽泻 15g，生姜 12g。

用法：水煎服，日 1 剂，分 3 次服。

治法：温肾健脾，降浊和中，宣通水道。

证象：尿毒症，脾肾阳虚，水气泛滥，浊邪内盛上逆，以及肾小球肾炎，肾盂肾炎等。

评介：本方为陕西中医学院教授、主任医师杜雨茂临床经验方，根据多年行医经验，在经方真武汤的基础上结合个人临床经验巧加化裁而来，所选用诸药，合乎病证，功专力著，曾经以本方反复应用于患者，均能使症状得到缓解和消除，在一定程度上可改善肾功能。

方二　温阳降浊汤之二

出处：广东省中医院编著《中医临床新编》。

组成：熟附子 10g（先煎），党参 15g，茯苓 15g，法半夏 9g，厚朴 9g，补骨脂 15g，肉桂心 2g（焗），竹茹 12g，玉米须 30g，鸡蛋花 15g。

用法：水煎服，日 1 剂，分 3 次服。

治法：温补脾肾，化湿降浊。

证象：尿毒症，脾肾虚寒，湿浊内蕴，神疲肢倦，怕冷，面色萎黄或灰暗无华，头痛头晕，纳呆腹胀，恶心呕吐，嗜睡，尿少，舌淡而胖，舌边齿痕，苔白腻，脉细缓。

评介： 本方为广东省中医院编著的《中医临床新编》中方剂，治疗脾肾虚寒、湿浊内蕴型尿毒症，辨证施治，对症用药，是正规中医院经验总结，临床若遇到上述证象患者，可以选用。鸡蛋花为一种植物的花朵，较少见。

148. 小便失禁

方一 缩泉丸

出处： 宋代陈自明《妇人大全良方》。

组成： 乌药、益智仁各等分。（秦伯未《中医临证备要》一书中本方有桑螵蛸）

用法： 共为细末，酒煮山药粉为糊制成小丸，每服 6～9 克，1 日 2 次，米汤或盐汤送下。

治法： 温肾祛寒，固涩小便。

证象： 下元虚寒，水液失约，小便频数，并无涩痛，或小儿遗尿。

评介： 本方为传统古方，专治因为下焦虚寒所致小便频数、小儿遗尿，以及老年人肾阳虚多尿之症，作用良好，效果明显，可作常规用方，最好配加补肾温阳纳气之品。

方二 巩堤丸

出处： 明代张景岳《景岳全书》。

组成： 菟丝子 60g（酒煮），熟地黄 30g，炒白术 60g，北五味子 30g，益智仁 30g（酒炒），补骨脂 30g（酒炒），制附子 30g（先煎），茯苓 30g，韭菜子 30g（炒）。

用法： 共为细末，山药糊为小丸，每次服 10g，空腹温酒引送下；如气虚明显可加人参 30～50g 更佳。

治法： 温肾固涩。

证象： 肾脏虚寒，命门火衰，膀胱不藏，气化不利，小便失禁，形寒怕冷，腰酸脚弱，舌淡，脉弱。

评介： 本方为传统古方，方中展示出补肾命以固津、健脾运以散津、补元气以摄津的配方法度，方名"巩堤丸"，可谓名副其实。反映了张景岳的学术观点，即补阳当兼补阴，补肾兼补脾肺，以及补中有涩、涩中寓通的配伍方法。本方主治以小便多为主，也适宜于年老体弱，尿多尿频，有如上述证象者。

149. 肾结核

方一　知柏地黄丸加味

出处：知柏地黄丸出自《医宗金鉴》，加味见崔玲等主编《中西医结合内科学》。

组成：知母 10g，黄柏 6g，熟地黄 20g，山药 20g，山萸肉 10g，茯苓 15g，泽泻 12g，丹皮 10g，百部 10g，白及 10g，蒲公英 15g。

用法：水煎服，日 1 剂，分 2 次服。

治法：清热养阴，凉血解毒。

证象：肾结核，阴虚火旺，尿频，尿急，尿痛，甚或血尿，颧赤口干，潮热盗汗，眩晕耳鸣，腰膝酸软，消瘦，舌红苔少，脉细数。

评介：本方为《中西医结合内科学》所载方剂，用于阴虚火旺型肾结核，知柏地黄丸乃滋肾阴、降虚火、治骨蒸潮热名方，再加百部、白及、蒲公英抗痨瘵，杀结核菌，治疗肾结核对病对证，病证结合，选用必当奏效。

方二　补天大造丸加味

出处：补天大造丸出自清代《医学新悟》，加味见崔玲等著《中西医结合内科学》。

组成：党参 15g，白术 10g，炙黄芪 15g，当归 10g，白芍 15g，山药 15g，茯苓 15g，枸杞子 10g，紫河车 10g，龟板 10g，鹿角 10g，熟地黄 15g，炒酸枣仁 15g，远志 10g（以上为补天大造丸原方），陈皮 10g，砂仁 6g，三七粉 3g（冲服）。

用法：水煎服，日 1 剂，分 2 次服。

治法：益气温阳，抗痨杀虫。

证象：肾结核，气短懒言，腰酸腰痛，纳呆便溏，形寒肢冷，尿频量少，尿血不止，舌淡体胖苔白，脉沉细弱。

评介：本方为《中西医结合内科学》所载方剂，用于气阳虚衰型肾结核，为防止血肉有情之品滋腻碍胃，方中加陈皮、砂仁，止血加三七，使组方更切合病情实际，全方辨证施治，对症用药，必有良效。

150. 泌尿系结石

方一　石韦散合八正散加减

出处：石韦散出自明代《普济方》，八正散出自宋代《太平惠民和剂局方》，加减方见甘肃省新医药学研究所主编《中医内科学讲义》。

组成：金钱草40g，冬葵子24g，海金沙30g（包），牛膝15g，瞿麦12g，萹蓄12g，石韦10g，车前子15g（包），炮穿山甲10g，川楝子10g，枳壳15g。

用法：水煎服，日1剂，分3次服。

治法：清热利湿，通淋排石。

证象：泌尿系结石（砂淋、石淋），湿热蕴结，腰腹绞痛，痛连少腹，或向阴部大腿内侧放射，发病突然，小便刺痛窘迫，短涩有余沥，常伴有血尿，或尿中有砂石，舌红苔黄腻，脉弦数。

评介：本方为古今综合治疗泌尿系结石之经验方，石韦散和八正散是历代治疗本病常用方，经过加减，更为精炼有效，不失为治疗本病首选验方，故此推荐。

方二　清热利湿排石汤

出处：刘茂才主编《现代疑难病中医治疗精粹》载李奋、刘旭生方。

组成：金钱草30g，车前草15g，滑石30g，石韦15g，海金沙15g，冬葵子15g，鸡内金15g，威灵仙12g，牛膝12g，乌药12g。

用法：水煎服，日1剂，分2次服。

治法：清热利湿，通淋消石。

证象：泌尿系结石，下焦湿热，腰痛如绞，牵引少腹，边及外阴，小便短数，灼热刺痛，尿色黄赤，或有血尿，舌苔黄腻，脉弦数。

评介：本方为《现代疑难病中医治疗精粹》一书中李奋、刘旭生自拟经验方，治疗下焦湿热型泌尿系结石有上述证象者，方中集古人治疗泌尿结石之要药，结合了现今临床应用经验，用药精准，效果显著，值得选用。

方三 加减石韦散

出处：甘肃省卫生局主编《新编中医入门》。

组成：石韦 15g，滑石 15g，冬葵子 12g，车前子 12g，金钱草 30g，牛膝 15g，萆薢 12g，木通 6g，甘草 6g。

用法：水煎服，日 1 剂，分 2 次服。

治法：清热，利尿，排石。

证象：石淋（泌尿系结石），下焦湿热，尿中有砂石排出，小便困难，尿痛，尿血，苔黄腻，脉数。

评介：本方为《新编中医入门》所载治疗泌尿系结石诸方之一，其功能是清热、利尿、排石，使用时可行加减，常加海金沙、萹蓄、川楝子、五灵脂等。

151. 血尿

方一 益阴止血汤

出处：《中国中医药报》社主编《中国当代名医名方录》吕学泰方。

组成：生黄芪 30g，当归 10g，熟地黄 24g，麦冬 10g，知母 10g，牛膝 12g，白芍 15g，丹参 20g，白茅根 30g，刘寄奴 30g，艾叶炭 6g。

用法：水煎服，日 1 剂，分 2 次服。

治法：滋阴益气，清热凉血，补血止血。

证象：无痛性血尿，热邪蓄于肾与膀胱，损伤脉络，营血妄行，血从尿出。

评介：本方为山东泰安市中医二院主任医师吕学泰临床经验方剂，吕氏中医理论功底深厚，临床实践经验丰富，应用益阴止血汤治疗无痛性血尿屡用屡验，遇到上述证象患者可以选用。

方二 小蓟饮子

出处：宋代严用和《济生方》。

组成：生地黄 15g，小蓟 10g，藕节 10g，淡竹叶 6g，滑石 12g，当归 10g，炒蒲黄 10g，栀子 6g，木通 6g，炙甘草 5g。

用法：水煎服，日 1 剂，分 2 次服。

治法：清热利水，凉血止血。

证象：尿血，血淋，下焦热结，小便频数，赤涩热痛，舌红苔薄白，脉数有力。

评介：本方为传统经典古方，主治下焦热结血淋证，一般小便中混有血液，不痛者为尿血，疼痛者为血淋，若血淋尿道剧痛，可加琥珀、海金沙以通淋止痛。

方三　加味导赤散

出处：导赤散出自《小儿药证直诀》，加减见甘肃省卫生局主编《新编中医入门》。

组成：生地黄 12g，竹叶 6g，甘草梢 6g，木通 6g（以上为导赤散），栀子 9g，瞿麦 9g，车前草 9g，琥珀 6g（冲服），血余炭 6g。

用法：水煎服，日 1 剂，分 2 次服。

治法：滋阴泻火，利水止血。

证象：尿血，下焦湿热，小便淋涩热痛，舌尖红，脉数。

评介：导赤散的功能为清心养阴，利水通淋，治心经有热，口舌生疮，或热移下焦，小便赤热淋痛，经过加味后，则重点治疗下焦湿热型尿血。

方四　如神散（又名尿血散）

出处：如神散出自明代王肯堂《证治准绳》，甘肃省卫生局《新编中医入门》称尿血散。

组成：阿胶 30g，山栀仁 8g，车前子 8g，黄芩 8g，甘草 8g。

用法：共研细末，每服 6g，1 日 3 次，温开水调下。

治法：养阴止血，清热利尿。

证象：下焦湿热，尿血，尿道疼痛，口苦口渴，舌尖红，脉数。

评介：本方为古代名方，因治疗尿血效果如神，故取名"如神散"，现多用汤剂，用于治疗下焦湿热型尿血，疗效甚好。

152. 腰痛

方一　青娥丸（又名健腰丸）

出处：宋代陈师文等《太平惠民和剂局方》。

组成： 补骨脂 240g（酒浸炒），杜仲 500g（姜汁炒），胡桃肉 20 个，大蒜 120g（熬膏）。

用法： 共研细末，用蒜膏为丸，每次服 6g，1 日 1～2 次。空腹温酒送下。

治法： 补肾强腰，活络止痛。

证象： 肾气虚损，腰痛如折，过劳更甚，卧则减轻，起坐艰难，转侧不能，舌淡，脉细弱。

评介： 本方为古典名方，主治肾亏腰痛，筋脉挛急，虚寒带下。现代也可用于神经衰弱的腰痛，遗精早泄，以及肾结石、肾结核等引起的腰痛。

方二　无比山药丸

出处： 唐代孙思邈《备急千金要方》。

组成： 山药 60g，熟地黄 30g，山萸肉 30g，巴戟天 30g，茯苓 30g，牛膝 30g，泽泻 30g，赤石脂 30g，五味子 180g，肉苁蓉 120g，杜仲 90g，菟丝子 90g。

用法： 共研细末，炼蜜为丸，每服 9g，1 日 2 次，饭前温黄酒送下。也可按常规剂量，日 1 剂，水煎服用。

治法： 滋肾健脾，培元益精。

证象： 虚劳损伤，腰痛日久，不时发作，机体消瘦，腰膝酸软，耳鸣眼花，饮食无味，舌淡苔薄，脉细弱。

评介： 本方为古典方剂，是治疗肾虚腰痛、精气亏损常用之名方。临床遇到经常腰痛，肾虚精亏，体质衰弱，性功能减退，又无器质性大病者，可以选用。

方三　独活寄生汤

出处： 唐代孙思邈《备急千金要方》。

组成： 独活 10g，桑寄生 18g，秦艽 10g，防风 10g，细辛 3g，当归 12g，白芍 10g，川芎 6g，熟地黄 15g，杜仲 10g，牛膝 10g，党参 12g，茯苓 12g，甘草 6g，肉桂 2g。

用法： 水煎服，日 1 剂，分 2 次温服。

治法： 祛风湿，止痹痛，益肝肾，补气血。

证象： 风寒湿痹，肝肾两亏，气血不足，腰膝冷痛，肢节屈伸不利，或麻痹不仁，畏寒喜温，舌淡苔白，脉细弱。

评介：本方为传统经典古方，多用于体质较弱，风湿腰痛，腰部沉重，俯仰不便，遇寒加重患者，有明显效果。

方四　蠲痹汤

出处： 清代程国彭《医学心悟》。

组成： 羌活 10g，独活 10g，秦艽 10g，川芎 8g，桑枝 20g，当归 15g，海风藤 20g，乳香 6g，木香 8g，肉桂 5g，炙甘草 5g。

用法： 水煎服，日 1 剂，分 2 次温服。

治法： 祛风除湿，温经散寒，活血通络。

证象： 风寒湿痹，腰部冷痛，关节酸痛，阴雨天气则疼痛加重，手足麻木，苔白腻，脉沉。

评介： 本方为经典古方，常用于风湿性腰痛，疗效较好。另外，宋代《是斋百一选方》、南宋《杨氏家藏方》等也有蠲痹汤，组成不尽相同，功能大同小异，主要用于身痛腰腿痛的治疗。

方五　鳖甲蠲痛汤

出处： 张俊庭主编《中国中医特治新法大全》载湖北省秭归县中医院余先福方。

组成： 煅鳖甲 12 ～ 20g，怀牛膝 20 ～ 30g，生乳香、生没药各 4 ～ 6g，木瓜、丹参、当归（酒炒）、炒杜仲、山萸肉各 12 ～ 15g。

用法： 水煎服，日 1 剂，分 3 次服；病情好转后两天 1 剂。

治法： 补肾，化瘀，止痛。

证象： 顽固性腰痛，腰椎骨质增生，风寒湿痹腰痛，肾虚腰痛，陈旧性骨折腰痛，时日长久，活动则加重。

评介： 本方为秭归县中医院余先福临床疗效总结报告中的方剂。报告称，本方巧用鳖甲，配伍诸药，补肾治本，协调阴阳，化瘀止痛，有效率较高，临床遇到上述证象患者，可加减用之。

方六　身痛逐瘀汤

出处： 清代王清任《医林改错》。

组成： 秦艽 10g，川芎 9g，桃仁 10g，红花 8g，羌活 10g，没药 6g，当归 10g，五灵脂 6g（炒），香附 8g，牛膝 10g，地龙 6g，甘草 6g。

用法：水煎服，日 1 剂，分 2 次服。

治法：活血行气，祛瘀通络，通痹止痛。

证象：气虚痹阻经络，腰痛，腿痛，肩痛，臂痛，周身疼痛，痛如锥刺，经久不愈，痛有定处而拒按，俯仰转侧不得卧，舌紫暗有瘀斑，脉弦涩。

评介：本方为清代王清任活血化瘀主治腰痛名方，王氏治病以活血化瘀见长，他拟定了多个逐瘀活血方剂，各有特点，都很有效，为后世中医所喜用，临床如遇上述证象患者，此方可选用之。

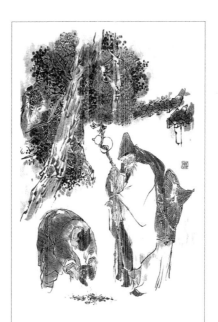

七、内分泌及新陈代谢病证

内分泌及新陈代谢是两个系统，共收集7种疾病。妇女更年期综合征和经前期紧张综合征，主要由于卵巢功能衰退、雌激素减少和雌激素分泌过多过高所致，皆由于内分泌系统异常，故也归于本类病证。

153. 甲状腺功能亢进

方一　甲亢基本方

出处：方药中等主编《实用中医内科学》。

组成：党参15g，黄芪20g，生地黄15g，何首乌10g，鳖甲15g，龟板15g，夏枯草15g，山药20g，白芍10g。

用法：水煎服，日1剂，分2次服。

治法：益气养阴，化痰散结。

证象：轻、中症甲状腺功能亢进，颈前轻度肿大，柔软光滑，烦热心悸，失眠自汗，急躁易怒，眼球突出，手指颤抖，舌红，脉弦数。

评介：本方出自《实用中医内科学》，是中医药治疗甲亢的临床经验基本方剂，如病情症状有所侧重，应用时可再加减，书上说有人报告用黄药子治疗甲亢，绝大多数患者症状有比较明显的改善，颈围、基础代谢有不同程度缩小、降低，故应用时可加入黄药子10g会更好。

方二　龙胆泻肝汤加减

出处：龙胆泻肝汤出自清代《医方集解》，加减方见甘肃省新医药学研究所主编《中医内科学讲义》。

组成：龙胆草15g，黄芩9g，栀子9g，当归10g，生地黄15g，黄药子15g，白芍9g，柴胡9g，生石决明24g，夏枯草12g，丹皮9g，香附9g。

用法：水煎服，日1剂，分3次服。

治法：清肝泻火，散结清热。

证象：甲状腺功能亢进，气郁化火型，精神紧张，急躁易怒，怕热，眩晕，面红目赤，眼球突出，口苦口干，甲状腺肿大，舌红苔黄，脉弦数有力。

评介：龙胆泻肝汤主要用于肝胆实火上扰，头晕目胀等，经过加减后用于气郁化火型甲状腺功能亢进，辨证论治后，对症加药，能强化疏肝解郁、泻火散结、抗甲状腺肿作用，是目前治疗甲状腺功能亢进的适用方剂，可以选用。

方三　消瘿一号

出处：刘茂才主编《现代疑难病中医治疗精粹》郑俊煦方。

组成：玄参15g，生地黄15g，麦门冬12g，浙贝母15g，青皮6g，猫爪草 18g，夏枯草 15g，三棱 12g，莪术 12g，丹参 15g，黄药子 12g，穿山甲 15g。

用法：水煎服，日 1 剂，分 2 次服。

治法：滋阴降火，化痰散结。

证象：甲状腺功能亢进，阴虚阳亢型，心烦失眠，心悸怔忡，腰酸乏力，怕热多汗，面赤颧红，性情急躁，手指震颤，口干喜冷饮，消谷善饥，尿频，舌质红或边尖红，苔薄黄，脉细数。

评介：本方为广东省中医院郑俊煦自拟经验方，来自医院临床实践，辨证用药合理得法，应用时可再根据病证特点予以加减，会有更好疗效。

方四 平甲汤

出处：《中国中医药报》社主编《中国当代名医名方录》刘义方方。

组成：海藻 30g，龙胆草 6g，生牡蛎 30g，珍珠母 30g，象贝母 9g，夏枯草 30g，黄芩 6g，赤芍 9g，黛蛤散（青黛、蛤壳各等分）15g，车前子 12g，生甘草 3g。

用法：水煎服，日 1 剂，分 2 次服。

治法：清肝理气，化瘀散结。

证象：甲状腺功能亢进，颈前瘿肿，眼球突出，心悸失眠，消谷善饥，面红多汗，两手震颤，急躁，消瘦，舌红，脉弦。

评介：本方为上海市南市区中医医院主任医师刘义方提供的方剂，刘氏从事中医医疗工作 50 余年，擅长内科、妇科疾病的治疗，在运用中医药治疗甲状腺能功亢进等方面有独特见解，本方是刘义方多年临床应用经验方，可供选用。

方五 四海舒郁丸合海藻玉壶汤加减

出处：四海舒郁丸出自清代顾世澄《疡医大全》，海藻玉壶汤出自吴谦《医宗金鉴》，加减方见于上海中医学院主编《内科学》载蔡淦方。

组成：青皮 6g，陈皮 6g，海蛤粉 15g，海带 30g，海藻 30g，昆布 30g，牡蛎 30g，象贝母 10g，半夏 10g，制香附 10g。

用法：水煎服，日 1 剂，分 3 次服。

治法：理气化痰，软坚散结。

证象：甲状腺功能亢进，气滞痰凝，颈前瘿肿，弥漫对称，软而不痛，胸闷胁痛，易怒，心悸，善太息，苔薄腻，脉弦滑。

评介：本方是在经典古方基础上，经过上海中医学院医师临床应用化裁总结而成，主要用于甲亢病具有上述表现者。对于甲亢的治疗，现在一般不主张用海带、海藻、昆布等含碘较多的药物，长期或过多使用，于甲亢不利，这一点可供参考。

方六　消散瘿瘤汤

出处：张俊庭主编《中国中医特治新法大全》载江苏省南通市中医院陈曙辉方。

组成：山慈菇 10g，炮山甲 10g，黄药子 6g，海藻 30g，昆布 30g，夏枯草 10g，贝母 10g，牡蛎 30g，僵蚕 10g，郁金 10g，天花粉 12g，玄参 15g，金橘叶 6g。

用法：水煎服，日 1 剂，分 3 次服。

治法：理气活血，化痰软坚，散结消瘿。

证象：甲状腺腺瘤，肝郁气滞，气滞血瘀，脾失健运，津液停聚成痰，甲状腺肿大，手指震颤，双目突出，性情急躁，怕热汗多，苔薄白腻，脉细滑。

评介：本方为南通市中医院临床医师的经验方，主要应用于甲状腺功能亢进，出现肝郁气滞、血瘀痰凝、甲状腺肿大瘿瘤形成，多由于情志内伤，肝脾功能失调所致。本方可疏肝理气，活血化痰，软坚解毒，散结消瘿，是治疗甲状腺腺瘤的良方。

154. 甲状腺功能减退

方一　甲减三方

出处：刘茂才主编《现代疑难病中医治疗精粹》载郑俊煦方。

组成：炙黄芪 30g，山药 30g，熟地黄 24g，山茱萸 18g，赤茯苓 15g，党参 15g，泽泻 12g，牛膝 12g，车前子 12g，炒白术 12g，熟附子 9g（先煎），肉桂 3g（焗服）。

用法：水煎服，日 1 剂，分 3 次服。

治法：补肾壮阳，健脾益气。

证象：甲状腺功能减退，脾肾阳虚，面色萎黄苍老，神疲乏力，形寒肢冷，少气懒言，记忆力减退，纳差便秘，腰背酸痛，全身肿胀，性欲减退，男子阳痿，舌淡胖边有齿印，苔薄白，脉沉细。

评介：本方为广东省中医院临床自拟经验方，主要治疗脾肾阳虚型甲状腺功能减退症。甲状腺功能减退症简称"甲减"，是由于甲状腺激素合成、分泌不足引起的疾病，其特征表现是机体代谢率降低，属于中医虚劳、水肿范畴，大多为脾肾阳虚所致。

方二 右归丸加减

出处：右归丸出自明代《景岳全书》，加减方见崔玲等主编《中西医结合内科学》。

组成：熟地黄 15g，炒山药 15g，枸杞子 10g，菟丝子 10g，姜汁炒杜仲 10g，鹿角胶 10g（炒珠），当归 9g，肉桂 6g，熟附子 6g。

纳呆便秘者加白术 15g，火麻仁 10g，砂仁 5g；全身肿胀者加茯苓 15g，泽泻 12g；腰膝酸软甚者加桑寄生 12g，川续断 10g。

用法：水煎服，日 1 剂，分 2 次服。

治法：温阳补肾，益气健脾。

证象：甲状腺功能减退，脾肾阳虚，神疲乏力，嗜睡眩晕，记忆减退，耳鸣耳聋，腰膝酸软，畏寒肢冷，四肢不温，面浮肢肿，男子阳痿，女子月经不调，舌淡体胖有齿痕，苔白腻，脉沉细。

评介：本方为《中西医结合内科学》录用方剂，主治脾肾阳虚型甲状腺功能减退，具有规范性、实用性、指导性，临床遇到上述证象患者，可以对证加减应用。

155. 地方性甲状腺肿

方一 四海舒郁丸加味

出处：四海舒郁丸出自清代《疡医大全》，加味方见甘肃省新医药学研究所主编《中医内科学讲义》。

组成：海藻 10g，海蛤粉 12g，海螵蛸 12g（开水泡去盐），昆布 10g，青木香 10g，陈皮 10g，生牡蛎 15g，夏枯草 10g，青皮 9g，黄药子 15g，玄参 10g，浙贝母 9g，香附 9g，柴胡 9g，桔梗 9g。

有结节者加桃仁 9g，莪术 9g。

用法：水煎服，日 1 剂，分 2 次服。

治法：化痰软坚，理气散结。

证象：地方性甲状腺肿，俗称"大脖子病"，主要是由于缺碘引起的甲状腺一侧或双侧肿大，呈弥漫性，质软，可随吞咽上下活动，渐长大后，有结节，伴有轻度憋气。

评介：本方为甘肃省主编的《中医内科学讲义》中的方剂，地方性甲状腺肿属地方病，仅边远山岳、高原地区发病，且多见于女性，若遇上述证象患者，可选用之。

方二　地方性甲状腺肿中药方

出处：上海中医学院等编《赤脚医生手册》。

组成：夏枯草 10g，制半夏 10g，象贝母 8g，生牡蛎 30g（先煎），海藻 10g，昆布 10g。

用法：水煎服，日 1 剂，分 2 次服。

治法：化痰软坚。

证象：地方性甲状腺肿，脖子粗大，质软，表面光滑或有结节，颈部肿大严重者，可出现呼吸不利、吞咽困难等。

评介：本方为上海中医学院等单位编写的《赤脚医生手册》中所选的方剂，方中药物以补碘为重，化痰理气为主，治标亦治本，效果好。本病无急躁、心悸、多汗、眼球突出等症状，若见到这些表现应考虑甲状腺功能亢进。

156. 糖尿病

方一　白虎加人参汤合益胃汤加减

出处：白虎加人参汤出自汉代张仲景《金匮要略》，益胃汤出自清代吴鞠通《温病条辨》，加减见上海中医学院主编《内科学》程国洸方。

组成：石膏 25g，知母 12g，甘草 3g，党参 10g，沙参 15g，麦冬 12g，生地黄 15g，玉竹 15g，天花粉 30g。

渴甚加大天花粉剂量；便秘可暂加大黄、芒硝；口舌生疮可加金银花、黄连等。

用法：水煎服，日 1 剂，分 2 次服。

治法：清泄肺胃，养阴止渴。

证象：糖尿病，消渴，肺胃燥热型，烦渴多饮，善饥形瘦，口干舌燥，舌边尖红，脉滑数。

评介： 本方为中医专业《内科学》教材中方剂，主要治疗肺胃燥热型糖尿病，临床遇到上述证象患者可以选用。糖尿病中医称作消渴病，临床可分肺胃燥热、肾阴亏损、阴阳两虚、气滞血瘀等多种证型，临床必须要辨证分型用药，方能奏效。

方二　六味地黄汤加减

出处： 六味地黄汤出自宋代钱乙《小儿药证直诀》，加减方见上海中医学院主编《内科学》载程国洸方。

组成： 生地黄 15g，熟地黄 15g，山药 10g，茯苓 10g，山萸肉 10g，丹皮 10g，泽泻 10g，五味子 10g。

气阴两伤者加人参、黄芪、白术；肝肾两虚者加枸杞子、菊花、桑椹、女贞子等。

用法： 水煎服，日 1 剂，分 2 次服。

治法： 滋补肝肾，养阴益精。

证象： 糖尿病，肾阴亏损，尿频清长，稍置后尿上有如浮脂，腰酸无力，口干舌红，脉沉细而数。

评介： 本方为中医专业《内科学》方剂，主要治疗肾阴亏损型糖尿病，凡临床遇到上述证象糖尿病患者，可以本方为主加减运用。

方三　右归饮加减

出处： 右归饮出自明代《景岳全书》，加减方见刘茂才主编《现代疑难病中医治疗精粹》载熊曼琪、唐彩平方。

组成： 熟地黄 24g，山茱萸 12g，山药 18g，牡丹皮 12g，熟附子 10g，肉桂 3g，龟板 15g，杜仲 12g，枸杞子 12g。

小便频数量多者加桑螵蛸；遗精早泄者加金樱子、芡实；阳痿者加阳起石、淫羊藿。

用法： 水煎服，日 1 剂，分 2 次服。

治法： 滋阴，壮阳，温肾。

证象： 糖尿病，肾阴阳两虚，形寒肢冷，神疲倦怠，腰酸耳鸣，畏寒倦卧，手足心热，小便清长，男子阳痿遗精，女子闭经不孕，舌淡，脉沉细。

评介： 本方为广东省中医院临床医师经验方，主要治疗糖尿病久病致阴损阳伤，肾阴肾阳俱虚，具有上述证象患者。

方四　芪精消渴汤

出处：《中国中医药报》社主编《中国当代名医名方录》载张鸿恩方。

组成：生黄芪 20g，太子参 20g，黄精 15g，玄参 15g，麦冬 15g，生地黄 15g，何首乌 12g，天花粉 15g，丹参 15g。

用法：水煎服，日 1 剂，分 2 次服。2～3 个月为 1 个疗程。

治法：益气滋阴，活血化瘀。

证象：糖尿病之气阴两虚型兼有瘀血者，症见口干嗜饮，尿多食旺，手足心热，倦怠乏力，自汗，动则汗流浃背，大便干或正常，舌淡有瘀点，苔薄白微黄，脉沉弱无力。

忌宜：忌食生冷辛辣、肥甘厚味、含淀粉和糖类较多的食品，主食宜限量定时。

评介：本方为中国中医研究院广安门医院主任医师张鸿恩经验方。张氏从医 40 余年，临床经验丰富，对糖尿病等疾病治疗尤为擅长。遇到上述证象糖尿病患者，可以选用。

方五　玉液汤

出处：清代张锡纯《医学衷中参西录》。

组成：生山药 30g，生黄芪 15g，知母 15g，生鸡内金 6g，葛根 9g，五味子 9g，天花粉 9g。

用法：水煎服，日 1 剂，分 2 次服。

治法：益气生津，润燥止渴。

证象：消渴病，气不布津，肾虚胃燥，口渴引饮，小便频数量多，或小便混浊，困倦气短，脉虚细无力。

评介：本方为中西医汇通学派名医张锡纯经验方剂，主治消渴，至今广为传用。消渴之证，中医分上消（口渴多饮为主）、中消（多食善饥为主）、下消（肾虚多尿为主），本方主要用于胃肾气液两伤之中消，应用此方时，要抓住重点，予以必要加减。

方六　平糖饮

出处：本书编著者自拟经验方。

组成：人参 6g，黄芪 20g，生地黄 15g，玄参 12g，山药 20g，芡实 15g，何首乌 10g，山茱萸 10g，枸杞子 10g，丹参 15g，丹皮 10g，苍术 10g，泽泻 10g，葛根 12g。

用法：水煎服，日 1 剂，分 3 次服。2 个月为 1 个疗程。

治法：益气养阴，补脾益肾，活血化瘀。

证象：普通糖尿病，神疲乏力，口干，消瘦，面色萎黄，气短，性功能减退，"三多"症状（吃多、喝多、尿多）不明显，化验血糖尿糖高于正常值，舌淡苔薄，脉沉细。

评介：本方为本书编著者治疗糖尿病的基本方、代表方、经验方。方药共14 味，药性不热不凉，久服无寒热之虑。据现代药理研究，方中有 12 味药能降血糖或尿糖。全方滋而不腻，温而不燥，阴阳平衡，双向调节，共奏益气养阴、补益脾肾、活血化瘀、平调血糖之功，对普通糖尿病患者疗效显著。

157. 痛风

方一 清浊通痹汤

出处：刘茂才主编《现代疑难病中医治疗精粹》载许永周方。

组成：忍冬藤 30g，黄柏 15g，薏苡仁 30g，土茯苓 30g，毛冬青 30g，玄参 15g，当归 12g，没药 10g，牛膝 15g，防己 15g，秦艽 15g，七叶莲 30g。

用法：水煎服，日 1 剂，分 2 次服。

治法：祛湿清热，泄浊通络。

证象：痛风，风湿热痹型，突发关节剧痛，每于夜间痛醒，得冷则舒，足趾痛重，活动困难，触痛拒按，舌红苔黄腻，脉弦滑数。

忌宜：饮食应当掌握"三低一高"原则，即低嘌呤，低脂肪，低热量，大量饮水。

评介：本方为广东省中医院医师自拟经验方，出自临床，久经实践，配伍得当，疗效显著。痛风属中医痹证范畴，病变在筋骨关节，其本在脾肾，运化泄浊功能障碍而致病，与一般风寒湿痹不同。

方二 独活寄生汤加减

出处：独活寄生汤出自唐代孙思邈《备急千金要方》，加减方见刘东亮主编《内科难治病的中医治疗》载杨爱霞方。

组成：独活 15g，桑寄生 20g，防风 15g，秦艽 15g，当归 15g，川芎 15g，生地黄 15g，白芍药 15g，杜仲 15g，牛膝 10g，细辛 5g，肉桂 12g，茯苓 20g，党参 20g，甘草 5g。

关节疼痛发凉明显者加熟附子 10g，干姜 10g；肌肤麻木不仁明显者加鸡血藤 30g，络石藤 30g；腰膝酸软无力明显者加黄芪 30g，川断 15g。

用法：水煎服，日 1 剂，分 2 次服。

治法：祛风除湿散寒，补益气血肝肾。

证象：痛风，气血亏虚，病久不愈，反复发作，游走疼痛，甚则关节变形，活动不利，腰痛背酸，乏力气短，自汗，舌淡苔薄白，脉细弱。

评介：本方为陕西中医学院临床医师提供的经验方剂，是在独活寄生汤补气血、益肝肾、祛风湿、止痹痛的基础上，又经加减完善，随证变通，主要治疗气血亏虚、病久不愈的痛风病，效果良好。

方三　治原发性痛风方

出处：张俊庭主编《中国中医特治新法大全》载上海市安亭医院王繁宏、史正芳方。

组成：熟附片 9g，桂枝 6g，生黄芪 15g，淫羊藿 12g，土茯苓 15g，苍术 9g，生薏苡仁 15g，萆薢 12g，虎杖 15g，川牛膝 12g，鸡血藤 15g，当归 9g，生甘草 6g。

用法：水煎服，日 1 剂，分 2 次服。

治法：温阳益气，除湿泄浊，活血通络。

证象：原发性痛风，关节疼痛，痛有定处，足趾为甚，活动不利，反复发作，病久不愈，舌淡苔薄白，脉弦紧。

忌宜：忌酒，戒烟，免进高嘌呤饮食；宜多饮开水。

评介：本方为上海市安亭医院医师提供的临床经验方。作者以温阳益气、补益脾肾、除湿祛瘀为大法，辨证组方，因病制宜，推陈致新，故能增强疗效。

158. 妇女更年期综合征

方一　左归饮加味

出处：左归饮出自明代《景岳全书》，加减方见崔玲等主编《中西医结合内科学》。

组成：熟地黄 15g，山药 10g，枸杞子 8g，茯苓 10g，山茱萸 8g，何首乌 10g，龟板 15g，炙甘草 5g。

用法：水煎服，日 1 剂，分 2 次服。

治法：滋阴潜阳，补益肝肾。

证象：妇女更年期综合征，肾阴虚型，肝阳偏亢，月经推迟，量少，甚或闭经，平时阴道干涩，带下较少，头晕耳鸣，失眠多梦，烘热汗出，五心烦热，腰膝酸软，皮肤瘙痒或有蚁行感，舌红少苔，脉细数。

评介：本方为《中西医结合内科学》上的方剂，经典实用，理法规范，用于肾阴虚型的更年期综合征，效果良好。更年期综合征中医称"绝经前后诸症"，妇女在此阶段肾气渐衰，天癸将竭，冲任脉虚，阴阳失调，临床常见肾阴虚、肾阳虚两种证型，本方适合于肾阴虚型患者。

方二　十味甘麦大枣汤

出处：张俊庭主编《中国中医特治新法大全》载陕西省甘泉县医院王淑芳方。

组成：小麦 20g，炒酸枣仁 20g，山药 15g，五味子 12g，龙骨 15g，牡蛎 15g，补骨脂 15g，桑椹子 15g，甘草 6g，大枣 4 枚。

用法：水煎服，日 1 剂，分 2 次服。

治法：固肾养阴，养心安神。

证象：更年期综合征，妇女 45～55 岁之间，出现经期紊乱，头晕耳鸣，烦躁，心悸，失眠，烘热汗出，甚则情志失常，或浮肿便溏，腰酸骨楚等。

评介：本方为陕西甘泉县医院医师提供的临床病例报告方剂，本方由《金匮要略》甘麦大枣汤加味而成，方中诸药益阴缓急，固肾养心，治疗更年期综合征有确切的疗效。

方三　归脾汤加减

出处：归脾汤出自宋代《济生方》，加减方见刘东亮主编《内科难治病的中医治疗》载曹维良方。

组成：黄芪 30g，白术 15g，茯神 20g，党参 15g，远志 6g，木香 6g，炒酸枣仁 15g，桂圆肉 10g，当归 10g，炙甘草 6g，生姜 5g，大枣 3 枚。

心悸不寐、恍惚健忘重者加熟地黄 15g，炒酸枣仁加至 30g；经血淋漓不尽时生姜改为炮姜，加侧柏叶 15g，棕榈炭 15g。

用法：水煎服，日 1 剂，分 2 次服。

治法：健脾益气，养心宁神。

证象：妇女更年期综合征，心脾两虚，心悸不寐，恍惚健忘，头晕头昏，纳呆食少，倦怠乏力，经血淋漓不尽，舌红苔白，脉细。

评介：本方为陕西中医学院医师临床有效方剂，主要用于治疗心脾两虚妇女之更年期综合征，归脾汤乃治疗心脾亏损、脾不统血的传统名方，经过实践者加减，针对性强，容易见效。

方四　六味地黄丸合二至丸

出处：六味地黄丸出自宋代《小儿药证直诀》，二至丸出自清代《医方集解》，合方见刘东亮主编《内科难治病的中医治疗》载曹维良方。

组成：熟地黄 15g，山药 15g，山萸肉 10g，茯苓 12g，泽泻 10g，丹皮 10g，旱莲草 10g，女贞子 10g。

失眠重加炒酸枣仁 15g，夜交藤 15g；腰膝酸软加杜仲 15g，川断 15g；闭经白带少加何首乌 15g，益母草 30g；阴道干涩加紫石英 20g，淫羊藿 10g。

用法：水煎服，日 1 剂，分 2 次服。

治法：益肝肾，养阴血。

证象：妇女更年期综合征，肾阴不足，肝阳上亢，头晕耳鸣，失眠多梦，烘热汗出，五心烦热，口干目涩，腰膝酸软，月经推迟，量少或闭经，白带少，阴道干涩，舌红少苔，脉细数。

评介：本方为陕西中医学院医师临床有效方剂，主要用于更年期综合征妇女，肾阴不足，肝阳上亢，且具有上述证象者。六味地黄丸以治疗肾阴亏损、虚火上炎为主，二至丸则以益肝肾、补阴血为主，二者合用，取其所长，共治更年期综合征而具上述证象者，合理应用必获良效。

159. 经前期紧张综合征

方一　健固汤

出处：清代傅山《傅青主女科》。

组成：党参 20g，茯苓 12g，白术 20g，炒薏苡仁 12g，巴戟天 15g。

用法：水煎服，日 1 剂，分 2 次服。10 剂为 1 个疗程。

治法：健脾利湿，温肾固摄。

证象： 女人脾肾阳虚，经前期浮肿，头晕体倦，纳少便溏，或经前泄泻，带下清稀如水，脘腹胀满，腰酸腿软，经量较多，色淡质薄，舌胖嫩苔白滑，脉沉细弱。

评介： 本方为清代傅山（字青主）经验方，原方见于《傅青主女科》经前泄水一节，傅山称，脾统血，脾虚则不能摄血，脾气虚则湿更甚，故经前浮肿便溏，带下如水等经前诸症，应首先健脾利湿，用健固汤最宜。

方二　逍遥散加味

出处： 逍遥散出自宋代陈师文等《太平惠民和剂局方》，加味方见湖北中医学院主编《妇产科学》。

组成： 柴胡 8g，当归 12g，白芍 10g，白术 10g，茯苓 15g，郁金 10g，川楝子 10g，炙甘草 5g，煨生姜 6g，薄荷 3g。

用法： 水煎服，日 1 剂，分 2 次服。

治法： 疏肝理气，和血调经。

证象： 经前紧张，经前乳房、乳头胀痛，甚至不能触衣，小腹及胸胁胀满，烦躁易怒，经期或前或后，经量或多或少，舌暗红，脉弦细。

评介： 逍遥散为疏肝理气、养血调经常用著名方剂，再加郁金、川楝子增加行气、解郁、止痛功效，是治疗妇女月经前后诸症之效方。如果肝阳上亢明显，可去煨生姜，加丹皮、栀子、龙骨、石决明。

方三　一贯煎加味

出处： 一贯煎出自清代魏之琇《续名医类案》，加味方见崔玲等主编《中西医结合内科学》。

组成： 北沙参 10g，麦冬 10g，当归 10g，生地黄 20g，枸杞子 12g，川楝子 5g，蒺藜 10g，菊花 10g，石决明 20g。

用法： 水煎服，日 1 剂，分 2 次服。

治法： 滋阴疏肝，平肝潜阳。

证象： 经前期紧张综合征，肝肾阴虚型，经前头痛，眩晕，烦躁，少寐，经期午后潮热，五心烦热，颧红，双眼干涩，咽干口燥，两乳作胀，腰膝酸软，舌红少苔，脉细数。

评介： 本方为《中西医结合内科学》中的方剂，用药规范，主要治疗肝肾阴虚型患者，经前出现紧张、头痛、眩晕、潮热等一系列证象者。方用一贯煎养阴疏肝为主，配以平肝潜阳止眩晕药物，因证制宜，标本兼治，可以选用。

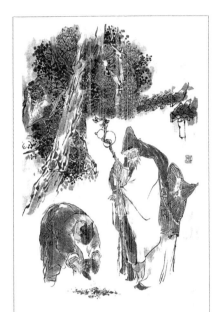

八、生殖系统病证

生殖系统病证主要有34种。以经、带、胎、产四方面为主，都是有关男女，特别是女性不同年龄阶段气血失调，脏腑功能失常，及冲、任、督、带损伤所致的病证。女性不孕和男性不育也属本系统治疗的病证。

160. 月经先期

方一　清化饮

出处： 明代张景岳《景岳全书》。

组成： 生地黄 15g，赤芍 10g，丹皮 10g，黄芩 6g，石斛 10g，麦冬 10g。

用法： 水煎服，日 1 剂，分 2 冲服。

治法： 清热凉血。

证象： 月经先期，血热型，月经周期提前八九天，甚至半个月一潮，量多，色深红或紫，质浓，烦躁不安，舌红苔黄，脉滑数有力。

评介： 本方为传统古方，主治血热，阴虚阳盛或肝郁化火，而致月经先期者。凡妇女月经先期，符合上述证象者，可选用之。

方二　芩连四物汤

出处： 明代吴崑《医方考》。

组成： 生地黄 15g，当归 19g，白芍 10g，川芎 5g，黄芩 5g，黄连 5g。

用法： 水煎服，日 1 剂，分 2 次服。

治法： 凉血清热。

证象： 妇女月经先期，来时量多，色深红或紫黑成块，质浓稠黏，气带腥臭，脉滑数或弦数。

评介： 本方为经典古方，功效凉血清热，对嗜食辛辣或肝火偏旺，或感受热邪，致血热而月经先期的妇女，可选用之。

方三　补气固经丸

出处： 秦伯未等合著《中医临证备要》。

组成： 党参 15g，茯苓 12g，白术 10g，黄芪 20g，砂仁 6g。

用法： 作汤剂，水煎服，日 1 剂，分 2 次服。

治法： 补气摄血。

证象： 月经先期，气虚型，气虚不能摄血，经期延长，淋漓难断，量多色淡质薄，腰腿觉软，小腹空坠感，舌质淡，脉弱无力。

评介： 本方选自《中医临证备要》，主要用于气虚患者气不摄血所致月经先期。根据其他中医妇产科学介绍，气虚月经先期还可运用补中益气汤，不仅健脾益气，还有提升作用，两者合用，效果更好。

161. 月经后期

方一　温经汤

出处：汉代张仲景《金匮要略》。

组成：吴茱萸 9g，当归 6g，白芍 6g，川芎 6g，党参 6g，桂枝 6g，阿胶 6g（烊化），丹皮 6g，生姜 6g，甘草 6g，制半夏 6g，麦冬 9g。

用法：水煎服，日 1 剂，分 2 次温服。

治法：温经散寒，养血祛瘀。

证象：冲任虚寒，瘀血阻滞，月经后期，量少，色暗红，小腹疼痛，得热则减，畏寒肢冷，面色苍白，舌淡苔薄白，脉沉紧。

评介：本方为古代经典方剂，是妇科调经基本方，临床应用较多，最多用于冲任虚寒兼有瘀血之证，临床使用时适当加减，效果很好。中医认为，冲为血海，任主胞胎，冲任常合称，均属奇经八脉，总领一身之阴经和气血。

方二　人参养荣汤

出处：宋代陈师文等《太平惠民和剂局方》。

组成：黄芪 15g，党参 12g，当归 12g，白芍 10g，白术 10g，熟地黄 12g，茯苓 12g，肉桂 3g，陈皮 8g，远志 6g，五味子 8g，炙甘草 5g，生姜 3 片，大枣 3 枚。

用法：水煎服，日 1 剂，分 2 次服。

治法：补血益气。

证象：月经后期，量少，色淡，面色萎黄，头晕心悸，舌淡少苔，脉虚细。

评介：本方为著名经典古方，多用于气血两虚，偏于阳虚有寒者，对于积劳虚损，气血两亏，慢性消耗性疾病而见上述证象患者，用之最宜。本方一方多用，也用于全身病证虚劳。

方三　加味乌药汤

出处：明代武之望《济阴纲目》。

组成：乌药 6g，砂仁 5g，延胡索 6，木香 6g，香附 8g，槟榔 5g，甘草 3g。

用法：水煎服，日 1 剂，分 2 次服。

治法：行气开郁。

证象：月经后期，肝郁气滞，行经不畅，量少，小腹胀痛，胸闷不舒，乳胀胁痛，舌淡，脉弦或涩。

评介：本方为常用方，主要用于妇女肝郁气滞，月经后期，行经不畅，少腹胀甚于痛者。对于具有上述证象，月经不调，行经不畅患者，用之效果甚好。本方一方多用，也用于本系统病证痛经。

162. 月经先后无定期

方一　逍遥散

出处：宋代陈师文等《太平惠民和剂局方》。

组成：当归 10g，白芍 10g，柴胡 6g，茯苓 12g，白术 10g，炙甘草 5g，煨生姜 3g，薄荷 2g。

用法：水煎服，日 1 剂，分 2 次服。

治法：舒肝解郁，和血调经。

证象：经期或先或后，胸闷不舒，行经不畅，乳房、两胁及少腹胀痛，舌暗红，脉弦。

评介：本方为著名经典古方，主治肝郁不舒，脾虚血少，用途广泛，在此用于肝郁血虚，月经先后无定期，行而不畅，月经不调，效果良好。

方二　固阴煎

出处：明代张景岳《景岳全书》。

组成：党参 12g，熟地黄 12g，炒山药 15g，炒菟丝子 10g，山茱萸 10g，炒远志 3g，五味子 3g，炙甘草 3g。

用法：水煎服，日 1 剂，分 2 次服。

治法：补肾气，调冲任。

证象：肝肾不足，脾气虚弱，月经先后不定，经来量少色淡，伴有头昏耳鸣，腰部酸痛，小腹空坠，舌淡苔薄，脉沉弱。

评介：本方为经典古方，在此用来治疗由于肾虚脾虚，冲任不调，所致的妇女月经先后不定，量少色淡，月经不调。临床凡遇见上述证象患者，应用有效。

方三 定经汤

出处： 清代傅山《傅青主女科》。

组成： 菟丝子 30g，白芍 30g，当归 30g，熟地黄 15g，山药 15g，茯苓 12g，黑荆芥 9g，柴胡 6g。

用法： 水煎服，日 1 剂，分 2 次服。

治法： 补益肝肾，养血调经。

证象： 肝郁肾虚，精血不足，月经先后无定期，舌淡苔薄，脉细软。

评介： 本方为《傅青主女科》书中名方，是治疗月经先后无定期的唯一方剂。书中说，此方舒肝肾之气，非通经之药也，肝肾之气舒而精通，肝肾之精旺而水利，不治之治，正妙于治也。

163. 月经过多

方一 清经散加味

出处： 清经散出自清代傅山《傅青主女科》，加味方见湖北中医学院主编《妇产科学》。

组成： 生地黄 15g，丹皮 10g，白芍 10g，黄柏 6g，地骨皮 10g，茯苓 12g，青蒿 10g，黑栀子 8g。

用法： 水煎服，日 1 剂，分 2 次服。

治法： 清热敛阴，凉血止血。

证象： 月经过多，血热型，月经周期基本正常，而持续时间超过正常范围，月经总量增多，色深红或紫，质黏稠，有小血块，腰腹胀痛，面红口干，尿黄大便干，舌红苔黄，脉滑数有力。

评介： 本方为清代名医傅青主名方，经过湖北中医学院编者加减，治疗血热型月经过多，辨证后用之，效果良好，如遇此类患者，可首选应用。

方二 归脾汤加味

出处： 归脾汤出自宋代《济生方》，加味方见湖北中医学院主编《妇产科学》。

组成： 党参 15g，黄芪 15g，当归 15g，白术 10g，茯神 15g，龙眼肉 15g，酸枣仁 15g，木香 6g，远志 6g，血余炭 10g，棕榈炭 10g，煅牡蛎 15g，炙甘草 3g，炮姜 3g，大枣 3 枚。

用法： 水煎服，日 1 剂，分 2 次服。

治法： 补气摄血，健脾宁心。

证象： 月经过多，体质素虚，中气不足，气不摄血，经色淡红，质稀薄，神疲倦怠，心悸怔忡，舌质淡红苔薄白，脉缓弱无力。

评介： 本方为中医学院教材《妇产科学》里的方剂，功能补气摄血，治疗气虚型月经过多较好，临床若遇到上述证象患者，可以选用。

方三　两地汤

出处： 清代傅山《傅青主女科》。

组成： 生地黄 30g（酒炒），地骨皮 10g，玄参 30g，麦冬 15g，白芍 15g，阿胶 9g。

用法： 水煎服，日 1 剂，分 2 次服。

治法： 滋水养阴，清热凉血。

证象： 月经不调，月经量多，色红质稠，或手足心热，偏于阴虚，或素体阴虚，血受热迫，舌红苔薄，脉细数。

评介： 本方为《傅青主女科》中名方，可用于月经量多之月经不调。书中指出，月经量多主要因为血热，清热之法不独用寒凉，还需补水益阴，"水既足而火自消矣"，本方即应用滋水养阴法以治月经量多，效果较好。

164. 月经过少

方一　四物汤加味

出处： 四物汤出自宋代《太平惠民和剂局方》，加味方见湖北中医学院主编《妇产科学》。

组成： 熟地黄 15g，当归 15g，白芍 12g，川芎 10g，鸡血藤 20g，太子参 15g，枸杞子 10g，阿胶 8g，龙眼肉 10g。

用法： 水煎服，日 1 剂，分 2 次服。

治法： 补血养血。

证象： 血虚型月经过少，甚或月经点滴即止，色淡红，面色萎黄，头昏心悸，舌淡苔薄白，脉细弱。

评介： 本方为中医学院教材中选录的治疗血虚型月经过少的方剂，通用而规范，补血又养血，对于久病或失血之后，阴血亏损，生化之源不足，血海不充，所致月经过少者，用之较好。

方二　当归地黄饮

出处：明代张景岳《景岳全书》。

组成：当归10g，熟地黄15g，山药10g，山茱萸10g，杜仲8g，牛膝6g，炙甘草3g。

用法：水煎服，日1剂，分2次服。

治法：补肾强腰，养血通经。

证象：肾精不足，冲任亏损，月经过少，经色淡红，腰膝酸痛，头晕耳鸣，舌质暗红，脉沉细。

评介：本方为古典常用方剂，中医妇产科学上多用来治疗肾虚型月经过少，滋肾补肾，养血通经，效果良好。

方三　延胡当归散

出处：明代张景岳《景岳全书》。

组成：当归15g，赤芍10g，刘寄奴10g，没药6g，枳壳8g，延胡索10g。

用法：水煎服，日1剂，分2次服。

治法：活血行滞，通经止痛。

证象：寒邪客于胞宫，以致经脉阻滞，血行不畅而月经量少，色紫或有血块，小腹胀痛，舌质暗红，脉沉弦。

评介：本方为经典医书方剂，中医妇产科学上用来治疗气血瘀滞型月经量少，行经不畅之证，功能活血行滞，通经止痛，若遇上述证象患者，可选用之。

方四　五福饮

出处：明代张景岳《景岳全书》。

组成：人参6g（另炖），当归12g，熟地黄15g，白术10g，炙甘草6g，生姜3片，大枣2枚。

用法：水煎服，日1剂，分2次服。

治法：补气养血。

证象：五脏气血亏损，面色萎黄无华，月经量少，神疲乏力，气短懒言，怔忡善忘，食少，舌淡苔薄，脉细软。

评介：本方为《景岳全书》中名方，主要用于气血虚弱，面色萎黄，身瘦体弱，又无大病，由于血虚体弱必然月经量少，服用此方能补虚益血，改善月经。

165. 年老经水复行

安老汤

出处：清代傅山《傅青主女科》。

组成：人参30g，黄芪30g，熟地黄30g，白术15g，当归15g，山萸肉15g，阿胶5g（蛤粉炒），黑芥穗5g，甘草5g，黑木耳炭5g，香附3g。

用法：水煎服，日1剂，分2次服。

治法：补益肝脾，摄血止漏。

证象：年老（年过五六十岁）经水复行，时断时续，或淋漓不净，有血崩之趋势。

评介：本方为《傅青主女科》中治疗年老妇人经水复行之症的唯一方剂。书中指出，妇人该停经时而又复行者，乃肝不藏、脾不统之故也。治法应大补肝脾之气血。遇到此症，可服本方治疗。再加贯众炭3g，研末冲服，效果更佳。

166. 痛经

方一　痛经散

出处：湖北中医学院主编《妇产科学》载湖北中医学院附属医院方。

组成：当归12g，川芎6g，丹参15g，五灵脂9g，香附9g，蒲黄9g，白芍9g，桃仁9g，九香虫5g。

用法：作汤剂，水煎服，日1剂，分2次服。

治法：活血化瘀，行气止痛。

证象：气滞血瘀型痛经，经前或行经时小腹胀痛，拒按，经量少或行而不畅，经色紫暗有血块，血块排出后则痛减，或伴有胸胁胀痛，舌质紫暗或有瘀点，脉沉弦或沉涩。

评介：本方为湖北中医学院附属医院临床经验方，可治疗气滞血瘀性痛经。根据辨证施治配伍用药，疗效确切，可以首选。

方二 加味乌药汤

出处：明代武之望《济阴纲目》。

组成：乌药9g，延胡索9g，香附6g，木香5g，槟榔5g，砂仁5g，甘草3g。

用法：水煎服，日1剂，分2次服。

治法：疏肝达郁，行气止痛。

证象：肝郁气滞，经前或经期少腹胀痛，经行不畅，或胸胁乳房胀痛，精神抑郁，舌淡苔薄白，脉弦涩。

评介：本方为古代妇产科专著《济阴纲目》中的名方，专治气滞型痛经，遇到上述证象患者，可首选加减应用。本方一方多用，也用于本系统病证月经后期。

方三 调肝汤

出处：清代傅山《傅青主女科》。

组成：当归15g，白芍12g，山药15g，山茱萸10g，巴戟天10g，阿胶8g，甘草5g。

用法：水煎服，日1剂，分2次服。

治法：调补肝肾，调经止痛。

证象：肝肾亏虚，经行后小腹疼痛，腰腿酸软无力，头晕耳鸣，脉沉细。

评介：本方为《傅青主女科》中名方，主要治疗妇女肝肾亏虚，经行后小腹疼痛之症。可用于有上述证象的痛经患者，疗效较好。

方四 温经止痛汤

出处：刘茂才主编《现代疑难病中医治疗精粹》载梅丹红、李丽芸方。

组成：吴茱萸3g，小茴香3g，桂枝5g，当归10g，川芎6g，白芍10g，干姜5g，法半夏10g，丹参20g，香附10g，延胡索10g，乌药10g。

用法：水煎服，日1剂，分2次服。

治法：温经散寒，化瘀止痛。

证象：寒凝血瘀型痛经，经前或经期小腹冷痛，得热痛减，经量少，经色

瘀暗有块，或畏冷身痛，苔白腻，脉沉紧，

评介：本方为广东省中医院临床医师自拟经验方。本方是来自实践的经验总结，确实有效，临床如遇上述证象患者，可以加减运用。

167. 经前腹痛吐血

顺经汤

出处：清代傅山《傅青主女科》。

组成：酒当归 15g，酒白芍 10g，熟地黄 12g，炒丹皮 12g，白茯苓 10g，北沙参 10g，黑荆芥 10g。

用法：水煎服，日 1 剂，分 2 次服。

治法：补肾和肝，调经止血。

证象：妇女经前一二日忽然腹痛胁胀而吐血，属肝气横逆，肾气不顺致经行吐血证，脉弦。

评介：本方为《傅青主女科》上治疗经前腹痛吐血专方，书中道，"此方于补肾调经之中，而用引血归经之品，是和血之法，实寓顺气之法也，肝不逆而肾气自顺，肾气既顺，又何经逆之有哉。"书中附言，方中再加茜草 6g、怀牛膝 6g 则更好。

168. 经前大便下血

顺经两安汤

出处：清代傅山《傅青主女科》。

组成：当归 15g，熟地黄 15g，白芍 15g，人参 9g，白术 15g，山萸肉 6g，麦冬 15g，巴戟肉 5g，黑芥穗 6g，升麻 2g。

用法：水煎服，日 1 剂，分 2 次服。宜饭前服。

治法：补肾养心，益气摄血。

证象：妇人行月经之前一日大便先出血。

评介：本方为《傅青主女科》书里专治经前大便下血方剂。书中称，经前大便下血、经水妄行，是因心肾不交，水火不济所致，治疗必须以大补心肾为主。此方因证施治，治以大补心肾，心肾相交，水火既济，则经血自顺矣。

169. 闭经

方一 归肾丸加牛膝

出处：归肾丸出自《景岳全书》，加牛膝见湖北中医学院主编《妇产科学》。

组成：熟地黄 15g，杜仲 10g，菟丝子 10g，枸杞子 10g，山茱萸 10g，当归 15g，山药 15g，茯苓 15g，牛膝 10g。

用法：作汤剂，水煎服，日 1 剂，分 2 次服。

治法：补益肝肾，养血调经。

证象：妇女初潮较迟，行后又出现经闭，面色晦暗，腰膝酸软，头晕耳鸣，舌质暗淡，脉细弱或细涩。

评介：本方为中医《妇产科学》中选载方剂。妇女闭经一般是由于脏腑功能障碍，气血不足，冲任失调所致，大体分肝肾不足、气血虚弱、气滞血瘀和痰湿内阻等类型，此方传统用于肝肾不足所致闭经患者。临床如遇上述证象妇女，可以选用。方中牛膝能强腰膝而通经血，本人临床应用时常再加鸡血藤 20g，效果更好。

方二 八珍汤

出处：明代薛己《正体类要》。

组成：党参 12g，白术 10g，茯苓 12g，当归 12g，熟地黄 15g，白芍 12g，川芎 6g，炙甘草 5g，生姜 3 片，大枣 2 枚。

用法：水煎服，日 1 剂，分 2 次服。

治法：益气扶脾，养血通经。

证象：身体素虚，或因各种原因失血，以致气血两虚，月经由量少色淡而渐至经闭，面色苍白或萎黄，神疲力乏，头晕心悸气短，唇舌色淡，脉细弱无力。

评介：本方为著名经典古方，是治疗气血两亏名方，对于因气血虚弱而闭经的患者，最为适宜，当首选用之。本方一方多用，也用于全身病证疲乏、血液循环系统病证贫血等。

方三 血府逐瘀汤

出处: 清代王清任《医林改错》。

组成: 当归 10g, 生地黄 10g, 赤芍 6g, 川芎 5g, 红花 9g, 柴胡 3g, 牛膝 9g, 枳壳 6g, 桃仁 12g, 桔梗 5g, 甘草 3g。

用法: 水煎服, 日 1 剂, 分 2 次服。

治法: 活血祛瘀, 理气通经。

证象: 闭经, 气滞血瘀型, 月经数月不行, 冲任不通, 小腹胀痛, 精神抑郁, 胸胁胀痛, 舌质紫暗, 边有瘀点, 脉沉涩或沉弦。

评介: 本方为王清任《医林改错》中活血行气、化瘀止痛名方, 此处用来治疗气滞血瘀型闭经, 病证相符, 合宜有效, 遇到上述证象者, 宜首先选用。本方一方多用, 也用于治疗肋间神经痛、心前区痛。

方四 苍附导痰汤

出处: 清代叶桂《叶天士女科》。

组成: 陈皮 8g, 半夏 6g, 茯苓 15g, 香附 10g, 苍术 8g, 制南星 6g, 枳壳 8g, 甘草 5g, 生姜 3 片。

用法: 水煎服, 日 1 剂, 分 2 次服。

治法: 行气化痰, 健脾燥湿。

证象: 痰湿阻滞之闭经, 月经停闭, 形体肥胖, 胸闷欲呕, 带下量多, 苔白腻, 脉滑。

评介: 本方为《叶天士女科》中治疗痰湿阻滞之闭经处方, 其中药物主要是行气化痰、健脾燥湿之品, 使痰湿化除, 经脉气血调畅, 冲任通利, 则月经自行。

方五 自拟通经汤

出处: 本书编著者自拟经验方。

组成: 党参 12g, 白术 10g, 茯苓 12g, 当归 12g, 熟地黄 15g, 川芎 6g, 丹参 12g, 泽兰 10g, 地鳖虫 6g, 生鳖甲 15g (先煎), 制香附 10g, 郁金 6g, 川牛膝 10g, 炙甘草 3g。

用法: 水煎服, 日 1 剂, 分 2 次服。

治法: 理气活血, 疏肝通经。

证象：闭经，月经量逐渐减少，以致停闭。

评介：本方为编著者自拟经验方，根据多年临床应用实践，作用安全，效果良好，如遇闭经患者，可以辨证加减运用。

170. 功能性子宫出血

方一 清热固经汤加减

出处：湖北中医学院主编《妇产科学》。

组成：生地黄 15g，地骨皮 15g，黄芩 10g，黑栀子 8g，炙龟板 18g（先煎），煅牡蛎 15g（先煎），阿胶 12g（冲服），地榆 15g，藕节 15g，棕榈炭 10g，甘草 3g（以上为清热固经汤原方），沙参 12g，麦冬 10g。

用法：水煎服，日 1 剂，分 2 次服。

治法：滋阴清热，固经止血。

证象：功能性子宫出血，虚热型，出血量多，色深红，面赤口干，烦躁少寐，舌红苔黄，脉滑数。

评介：本方为现代中医《妇产科学》教科书上方剂，主治妇人功能性子宫出血，及血崩或月经过多等病，属热盛于内，迫血妄行之证，临床如果遇到这种出血患者，可选用此方。

方二 四物汤合失笑散加味

出处：四物汤合失笑散均出自宋代《太平惠民和剂局方》，加味方见湖北中医学院《妇产科学》。

组成：当归 15g，熟地黄 15g，白芍 10g，川芎 6g，蒲黄 10g，五灵脂 8g（以上为四物汤合失笑散原方），三七粉 6g（冲服），阿胶 10g（冲服），茜草炭 10g。

用法：水煎服，日 1 剂，分 2 次服。

治法：祛瘀，止血，养血。

证象：功能性子宫出血，崩漏，血瘀型，出血量多或淋漓不断，夹有瘀块，小腹疼痛，拒按，舌质暗红边尖有瘀点，脉沉涩。

评介：本方为中医《妇产科学》教科书上的方剂，主治血瘀型子宫出血，有祛瘀止血养血之功，遇到上述证象患者，可以选用。

方三　固冲汤

出处：清代张锡纯《医学衷中参西录》。

组成：炒白术 30g，生黄芪 20g，煅龙骨 15g，煅牡蛎 25g，山萸肉 25g，白芍 12g，海螵蛸 12g，茜草 10g，棕榈炭 6g，五倍子 2g（冲服）。

用法：水煎服，日 1 剂，分 2 次服。

治法：益气健脾，固冲摄血。

证象：冲脉不固，脾气虚衰，不能摄血，以致功能性子宫出血，血崩及月经过多，色淡质稀，心悸气短，舌淡，脉虚大或细弱。

评介：本方为清代著名医学家张锡纯的名方，主要用于功能性子宫出血，血崩，月经过多等症。也可用于产后出血过多、胃溃疡出血属气虚者。效果显著，应用广泛，临床遇到此类患者可优先选用。

方四　补益冲任汤

出处：《中国中医药报》社主编《中国当代名医名方录》载何任方。

组成：小茴香 3g，炒当归 9g，鹿角霜 6g，女贞子 12g，沙苑蒺藜 9g，党参 15g，淡苁蓉 9g，紫石英 12g，枸杞子 9g，旱莲草 9g，补骨脂 12g，淡竹茹 15g。

用法：水煎服，日 1 剂，分 2 次服。

治法：补冲任，益肝肾。

证象：崩漏久治不愈，包括功能性子宫出血，人流后出血量多等。

评介：本方为浙江省著名老中医、浙江中医学院院长何任经验方，方剂特点贵在治本，认为治崩漏之本在于补益冲任，收集历代医书补冲任方药，经数十年临床应用经验，筛选组成本方，疗效显著。

171. 带下病

方一　完带汤

出处：清代傅山《傅青主女科》。

组成：炒白术 20g，炒山药 20g，党参 15g，白芍 15g，车前子 10g，苍术 10g，陈皮 5g，黑芥穗 5g，柴胡 5g，甘草 3g。

用法：水煎服，日 1 剂，分 2 次服。

治法：健脾益气，除湿止带。

证象：脾虚型带下病，带下色白如涕，无臭，面色无华，四肢不温，神疲乏力，纳少便溏，下肢浮肿，舌质淡苔薄白腻，脉缓弱。

评介：本方为《傅青主女科》书中方剂，书中称，白带病的形成，乃因脾虚湿盛、肝郁气弱、湿气下陷所致，治宜大补脾胃之气，稍佐舒肝之品，脾气健则湿气消，自无白带之患矣。如遇上述证象者可选用之。

方二　易黄汤

出处：清代傅山《傅青主女科》。

组成：山药 30g，芡实 30g，黄柏 10g，车前子 10g，白果 10 枚。

用法：水煎服，日 1 剂，分 2 次服。

治法：健脾除湿，清热止带。

证象：脾虚湿热下注，带下黏稠量多，黄白相兼，气味腥臭，头晕乏力，舌红苔黄腻，脉濡数。

评介：本方为《傅青主女科》书中方剂。书中强调治疗脾虚湿热黄白带下，不能单去治脾，宜补任脉之虚，清肾火之炎，则庶几矣。易黄汤则具备此种功效，如遇上述证象者，可选用之。

方三　愈带丸

出处：清代凌晓五《饲鹤亭集方》。

组成：熟地黄 12g，白芍 10g，当归 10g，川芎 6g，椿根皮 18g，黄柏 8g，高良姜 8g。

用法：作汤剂，水煎服，日 1 剂，分 2 次服。

治法：清湿热，止带下。

证象：妇女黄白赤带杂下。

评介：本方为古代经典常用方，见于广东中医学院主编《方剂学》（1974年）固崩止带一节，主治妇女黄白赤带杂下，重在调血脉，清湿热，临床遇见这类患者可以选用。

方四　清带方

出处：广东省中医院编著《中医临床新编》。

组成：凤尾草 15g，蒲公英 15g，金银花 20g，鸡冠花 10g。

用法：水煎服，日1剂，分2次服。

治法：清热解毒，祛湿止带。

证象：湿热型带下，小腹坠胀如烧灼感，流黄色带，量多，质稠气臭，舌质红苔黄，脉数有力。

评介：本方为《中医临床新编》里的治疗湿热带下方剂，药味少，药力著，功效大，对湿热带下经久不愈患者，可以选用治疗。

方五　龙胆泻肝汤

出处：清代吴谦《医宗金鉴》，治带下病方见湖北中医学院《妇产科学》。

组成：龙胆草10g，栀子6g，黄芩6g，柴胡6g，当归10g，生地黄10g，泽泻6g，车前子6g，木通5g，甘草3g。

用法：水煎服，日1剂，分2次服。

治法：清热解毒，利湿止带。

证象：带下量多，色黄如脓，或赤白相兼，黏稠秽臭或混浊如米泔，阴部瘙痒，或灼热痛，小便短赤，口苦咽干，舌质红苔黄腻，脉滑数。

评介：本方为古代经典名方，是治疗肝胆实火、湿热下注之剂，这里用于治疗湿热带下尤其适宜。

172. 滴虫性阴道炎

外用方

出处：湖北中医学院主编《妇产科学》。

组成：五倍子、乌梅各等分。

用法：阴道用药，水煎浓汁，用纱布球浸药后涂抹阴道壁，1日1次，10次为1个疗程。

治法：清热，利湿，杀虫。

证象：滴虫性阴道炎，外阴瘙痒，阴道分泌物增多，白带检查可找到阴道毛滴虫。

评介：本方为《妇产科学》书上介绍的滴虫性阴道炎外治药物，这种病外治比口服用药要直接，作用集中，效果更好。书中称，更年期后老年患者可同时服用己烯雌酚，以增加阴道生长和抵抗力。

173. 霉菌性阴道炎

方一 萆薢渗湿汤加味

出处： 萆薢渗湿汤出自清代高秉钧《疡科心得集》，加味方见湖北中医学院《妇产科学》。

组成： 萆薢 12g，薏苡仁 15g，赤茯苓 15g，泽泻 10g，滑石 15g，黄柏 8g，丹皮 10g，通草 6g（以上萆薢渗湿汤原方）苍术 10g，鹤虱 8g，芜荑 10g，白鲜皮 10g。

用法： 水煎服，日 1 剂，分 2 次服。

治法： 清热利湿，杀虫止痒。

证象： 霉菌性阴道炎，外阴瘙痒，白带增多，白带化验室检查可找到霉菌。

评介： 本方为古代常用方剂，原方主治湿热下注，湿疹破溃，脓水淋漓等症。经过加味，用于治疗霉菌性阴道炎，效果更好，临床遇到患有这种病的妇女，可选用之。

方二 蛇床子散

出处： 湖北中医学院《妇产科学》录自上海中医学院方。

组成： 蛇床子、花椒、明矾、百部、苦参各 10 ～ 15g。

用法： 外用，煎汤趁热先熏后坐浴，1 日 1 次，10 次为 1 个疗程。

治法： 杀虫止痒，清热祛湿。

证象： 霉菌性阴道炎，阴痒或疼痛，白带增多，化验检查有霉菌感染。

评介： 本方为中医《妇产科学》里的治疗霉菌性阴道炎的外用方剂，配合口服汤药，内外同治，疗效会更好。

174. 老年性阴道炎

方一 知柏地黄丸加味

出处： 知柏地黄丸出自清代《医宗金鉴》，加味方见湖北中医学院主编《妇产科学》。

组成： 知母 10g，黄柏 6g，山萸肉 10g，山药 15g，生地黄 12g，茯苓

15g，丹皮 10g，泽泻 10g，薏苡仁 20g，茵陈 10g，土茯苓 30g。

用法： 水煎服，日 1 剂，分 2 次服。

治法： 滋阴降火，清热利湿。

证象： 老年性阴道炎，绝经后妇女，带下增多，色黄如脓，或赤白相兼，质稠秽臭，阴部有灼热痛或瘙痒感，舌质红，脉细数。

评介： 本方为中医学院教材里专门治疗老年性阴道炎的方剂，女性到了老年，卵巢功能减退，阴道黏膜萎缩，酸性减低，抵抗力减弱，容易感染引发炎症，治疗时除了清热利湿，抗菌消炎外，还必须补肾滋阴，以扶其正。

方二　外治方

出处： 湖北中医学院主编《妇产科学》。

组成： 野菊花、紫花地丁、半枝莲、蛇床子、苦参各一两。

用法： 外用，煎汤，先熏后洗，1 日 1 ～ 2 次，10 天为 1 个疗程。

治法： 解毒清热。

证象： 老年性阴道炎。

评介： 本方为《妇产科学》里治疗老年性阴道炎外用方剂，可配合口服药物，内外同治，疗效更佳。

175. 子宫颈炎

方一　宫颈炎粉剂一号

出处： 湖北中医学院《妇产科学》收载北京中医学院方。

组成： 海蛤粉 30g，章丹 15g，硼砂 1g，硇砂 1g，乳香 3g，没药 3g，冰片 3g。

用法： 共研制成粉剂外用，将阴道清洁分泌物后，药粉喷于子宫颈糜烂部，3 日 1 次。月经期停用。治疗期间禁性生活。

治法： 清热利湿，祛腐生肌。

证象： 慢性子宫颈炎，子宫颈重度糜烂。

评介： 本方为北京中医学院提供的临床经验方，其成分适宜于子宫颈糜烂、炎症的外用治疗，临床如遇见这类患者，可选用之。

方二　清宫解毒饮

出处:《中国中医药报》社主编《中国当代名医名方录》载班秀文方。

组成: 土茯苓 30g，鸡血藤 20g，忍冬藤 20g，薏苡仁 20g，丹参 15g，车前草 10g，益母草 10g，甘草 6g。

用法: 水煎服，日 1 剂，分 2 次服。10 日为 1 个疗程。

治法: 清热利湿，解毒化瘀。

证象: 子宫颈炎，急性表现有宫颈红肿，有大量脓性分泌物，质黏稠而秽臭；慢性表现有宫颈糜烂，带下量多，小腹胀痛，腰酸膝软。

评介: 本方为广西中医学院教授、中医妇科名医班秀文经验方，湿热蕴结下焦，损伤冲任脉和胞宫，以湿、瘀、热为患而导致带下量多，色白或黄，质稠秽浊，阴道灼痛者，可连续服 20 剂，其效显著。

176. 盆腔炎

方一　清热化瘀方

出处: 湖南医学院主编《农村医生手册》。

组成: 金银花 20g，连翘 30g，红藤 30g，败酱草 30g，丹皮 10g，赤芍 10g，桃仁 10g，薏苡仁 15g，延胡索 8g。

用法: 水煎服，日 1 剂，分 3 次服。

治法: 清热解毒，凉血化瘀。

证象: 急性盆腔炎，发热恶寒，下腹疼痛，阴道分泌物增多，呈脓性秽臭，腹胀便秘，或有恶心呕吐，小便短赤，舌红苔黄腻，脉滑数。

评介: 本方为《农村医生手册》书中治疗急性盆腔炎的方剂。药物功效是清热解毒，凉血化瘀，利湿止痛。药力专著，效果良好，遇到急性盆腔炎患者，可以选用治疗。

方二　棱莪消积汤

出处: 湖北中医学院《妇产科学》载上海中医学院方。

组成: 三棱 10g，莪术 10g，丹参 10g，赤芍 10g，延胡索 10g，丹皮 10g，桃仁 12g，薏苡仁 15g，红藤 30g，败酱草 30g。

用法: 水煎服，日 1 剂，分 2 次服。

治法：破瘀散结，清热解毒。

证象：急性盆腔炎，高热不退，小腹剧痛，腹胀拒按，纳呆脘闷，腰部酸痛，阴道分泌物增多，呈脓性秽臭，便秘，小便短赤，舌红苔黄腻，脉细数。

评介：本方为《妇产科学》教科书上收载的方剂，功能破瘀散结，清热解毒，治疗瘀毒蕴结型急性盆腔炎疗效较好，临床遇到上述证象患者，可以选用。

方三　银甲丸

出处：湖北中医学院《妇产科学》载成都中医学院附属医院方。

组成：金银花 15g，连翘 15g，升麻 15g，红藤 30g，生鳖甲 30g，蒲公英 30g，紫花地丁 30g，生蒲黄 12g，椿根皮 12g，大青叶 12g，琥珀 12g，茵陈 12g，桔梗 12g。

用法：上药共研细末，炼蜜为丸，每丸约重 4g，每服 1～2 丸，1 日 2～3 次。

治法：清热利湿，活血化瘀。

证象：慢性盆腔炎，常有低热起伏，腰酸腹痛，经行或劳累时加重，胸闷纳少，口干不欲饮，经行先期，带多色黄秽臭，小便黄短，舌红苔薄黄腻，脉濡数。

评介：本方为成都中医学院附属医院方剂，治疗如上述证象患者，疗效较好。本方还可以采用水煎剂，剂量按常规减小，琥珀随煎剂另行冲服。

方四　易黄汤加味

出处：易黄汤出自清代《傅青主女科》，加味方见湖南医学院主编《农村医生手册》。

组成：山药 15g，芡实 15g，白果仁 15g，黄柏 6g，车前草 9g（以上为易黄汤）。

经期延长兼血虚者加熟地黄、当归各 10g。

月经过多兼有腹痛、血瘀者加丹参 12g，益母草 12g。

用法：水煎服，日 1 剂，分 2 次服。

治法：健脾除湿，清热止带。

证象：慢性盆腔炎，下腹部及腰骶部隐痛，月经期加重，经期延长，月经过多，白带增多等。

评介：本方为《农村医生手册》中的方剂，是在易黄汤健脾除湿、清热止带的基础上，根据病情重点进行加味，以提高疗效，临床遇到有如上述证象患者，用之效果显著。

177. 子宫脱垂

方一　加减补中益气汤

出处：甘肃省卫生局主编《新编中医入门》。

组成：炙黄芪 30g，党参 20g，当归 15g，升麻 8g，炒枳壳 10g，益母草15g。

用法：水煎服，日 1 剂，分 2 次服。

治法：补中益气，升提固摄。

证象：子宫脱垂（又称阴挺、吊茄子），中气不足，气虚下陷，早期阴道壁膨出，小腹下坠，小便频数，精神疲倦，白带较多。

评介：本方为甘肃《新编中医入门》中方剂，专治妇女素体虚弱，中气不足之子宫脱垂，如遇到一般的子宫脱垂可以选用，若脱垂过重的需考虑手术治疗。

方二　双花汤

出处：湖北中医学院主编《妇产科学》。

组成：金银花、紫花地丁、蒲公英、苦参、黄连、黄柏、蛇床子、枯矾各常规用量。

用法：外用，煎水熏洗坐浴。

治法：清热利湿。

证象：子宫脱垂，并发感染，湿热下注。

评介：本方为《妇产科学》教科书中收载的治疗子宫脱垂的外用方剂，功效重在清热利湿，解毒消炎，外用效果明显，临床可以选用治疗。

178. 妊娠呕吐

方一　和气散加味

出处：和气散出自清代沈尧封《女科辑要》，加味方见甘肃省卫生局《新编中医入门》。

组成：陈皮 6g，桔梗 6g，厚朴 6g，益智仁 6g，小茴香 6g，藿香 6g，苍术 9g，砂仁 3g，甘草 3g（以上为和气散），丁香 3g，木香 5g。

用法：水煎服，日 1 剂，分 2 次服。

治法：健脾和胃，理气止呕。

证象：妊娠呕吐，胎气不和，恶心厌食，食后即吐，头目眩晕，四肢倦怠，舌淡苔薄，脉缓滑无力。

评介：本方为甘肃《新编中医入门》一书中收载的治疗妊娠呕吐（妊娠恶阻）的方剂，对胃气不和、胃虚上逆之妊娠呕吐患者效果较好，遇到这类患者，可加减用之。

方二　香砂六君子汤

出处：宋代陈师文等《太平惠民和剂局方》。

组成：党参 12g，茯苓 15g，白术 10g，半夏 6g，木香 6g，陈皮 8g，砂仁 5g，炙甘草 5g。

用法：水煎服，日 1 剂，分 2 次服。

治法：健胃和中，降逆止吐。

证象：妊娠呕吐胃虚型，妊娠二三月，呕恶厌食，或食后即吐，神疲嗜睡，四肢倦怠，舌淡苔薄，脉缓滑无力。

评介：本方在湖北中医学院《妇产科学》里用来治疗胃虚型妊娠呕吐，香砂六君子汤本来是治疗脾胃虚弱、不思饮食、恶心呕吐的常用传统方，既健脾和胃，又治妊娠呕吐，非常适宜，用之疗效良好。本方一方多用，也用于消化系统病证食欲减退。

方三　左金丸加味

出处：左金丸出自元代朱震亨《丹溪心法》，加味方见湖北中医学院《妇产科学》。

组成：黄连 8g（姜汁炒），吴茱萸 3g（盐水泡）（以上为左金丸），竹茹 8g，苏叶 6g。

如有烦渴，大便燥结者加石斛、麦冬。

用法：水煎服，日 1 剂，分 2 次服。

治法：清热调肝，和胃止吐。

证象：妊娠呕吐肝热型，呕吐酸水或苦水，食入即吐，胸胁满闷，头昏或胀，烦渴口苦，尿黄量少，大便燥结，舌红苔黄，脉弦数或滑数。

评介：本方为《妇产科学》教材中方剂，治疗肝血不足，肝火偏旺，肝气上逆犯胃所致的妊娠呕吐，临床遇到上述证象孕妇，可以选用。

方四　小半夏加茯苓汤加味

出处：小半夏加茯苓汤出自《金匮要略》，加味方见湖北中医学院《妇产科学》。

组成：法半夏 6g，生姜 5g，茯苓 12g（以上为小半夏加茯苓汤），陈皮 8g，藿香 8g。

用法：水煎服，日 1 剂，分 2 次服。

治法：化痰降逆，健脾除湿。

证象：痰湿型妊娠呕吐，呕吐痰涎，脘闷不思食，口淡不欲饮，四肢疲乏，舌胖苔白腻，脉滑。

评介：本方为《妇产科学》教科书中方剂，治疗脾阳不运、痰饮上逆、中焦湿阻所致的妊娠呕吐。方中诸药健脾燥湿化痰，并和胃止呕，临床遇到上述证象妇女，可选用之。

179. 妊娠水肿

方一　天仙藤散合瓜蒌薤白半夏汤

出处：天仙藤散出自宋代陈自明《妇人大全良方》，瓜蒌薤白半夏汤出自张仲景《金匮要略》，合方见湖北中医学院《妇产科学》。

组成：天仙藤 10g，香附 10g，陈皮 8g，乌药 6g，紫苏叶 8g，木瓜 10g，生姜 3g，甘草 3g（以上为天仙藤散），瓜蒌 10g，薤白 5g，半夏 6g（后三味是瓜蒌薤白半夏汤）。

用法：水煎服，日 1 剂，分 2 次服。

治法：宣肺利气，行滞化湿。

证象：妊娠水肿，气滞湿阻型，妊娠后期，自觉身重足胀，甚至难以行动，面目浮肿，胸闷胁胀，心悸气短，小便不利，舌色暗淡苔白，脉弦滑。

评介：本方为湖北中医学院主编《妇产科学》里的方剂，专门治疗气滞湿阻型妊娠水肿。方中诸药通过宣肺理气，行滞化湿，可使肺宣气顺，水道自通，水肿自消，临床遇到孕妇后期水肿者，若有上述证象，可以选用。

方二　白术散（又名全生白术散）

出处：宋代陈自明《妇人大全良方》。

组成：白术 10g，茯苓皮 12g，陈皮 8g，生姜皮 5g，大腹皮 10g，桑白皮 8g。

用法：作汤剂，水煎服，日 1 剂，分 2 次服。

治法：健脾温中，理气行水。

证象：妊娠水肿，偏于脾阳虚，下肢浮肿，按之凹陷，甚则四肢面目皆肿，倦怠气喘，食欲不振，胸闷气短，小便短少，大便溏薄，苔白腻，脉缓滑。

评介：本方为古代名方，方中诸药健脾温中，醒脾和中，理气行水，临床多用来治疗妊娠水肿，效果良好，可以根据实际情况，加味用之。

方三　加味五皮饮

出处：五皮饮出自汉代华佗《中藏经》，加味方见甘肃省卫生局主编《新编中医入门》。

组成：大腹皮 8g，生姜皮 5g，桑白皮 10g，茯苓皮 12g，陈皮 6g（以上为五皮饮），白术 10g，紫苏梗 6g，木香 5g，大枣 2 枚。

用法：水煎服，日 1 剂，分 2 次服。

治法：健脾化湿，安胎消肿。

证象：妊娠水肿，脾虚湿重，腹部胀满，头面肢体水肿，上气促急，小便短少等症。

评介：本方为甘肃《新编中医入门》一书中方剂，治疗脾虚，面目、四肢肿甚的妊娠水肿，临床遇到上述证象孕妇，可以选用，效果良好。

180. 妊娠高血压

一贯煎加味

出处：一贯煎出自清代魏之琇《柳州医话》，加味方见湖北中医学院主编《妇产科学》。

组成：北沙参 10g，生地黄 12g，麦冬 10g，枸杞子 10g，当归 10g，川楝子 8g（以上为一贯煎），石决明 15g，钩藤 10g，夜交藤 12g。

用法： 水煎服，日 1 剂，分 2 次服。

治法： 养阴安神，平肝潜阳。

证象： 妊娠高血压，阴虚阳亢，失眠，头昏，口苦，心烦，舌红，脉弦。

评介： 本方为湖北中医学院《妇产科学》上选载的治疗妊娠高血压的方剂。书中介绍，为了使疗效更好，应用时还可适当加入下列药物：桑寄生、杜仲、菊花、玉米须、黄芩、山楂等。

181. 先兆子痫

方一 钩藤汤加减

出处： 钩藤汤出自宋代陈自明《妇人大全良方》，加减方见甘肃省卫生局《新编中医入门》。

组成： 钩藤 10g，当归 10g，茯神 15g，桑寄生 10g，沙参 10g，麦冬 10g，阿胶珠 8g，干地黄 12g，牡蛎 15g，龙齿 15g。

用法： 水煎服，日 1 剂，分 3 次服。

治法： 活血调气，息风安胎。

证象： 妊娠六七月后，在妊娠高血压的基础上，明显出现头痛、眩晕、呕吐、胸闷眼花等，即为先兆子痫，此时水肿加剧，尿少，心烦，倦怠，苔黄厚腻，脉弦滑数。

评介： 本方为甘肃《新编中医入门》中编写的方剂，是由钩藤汤加减而来，可用于一般先兆子痫，临床如遇到上述证象孕妇，可以选用或加减使用。

方二 羚羊钩藤汤加味

出处： 羚羊钩藤汤出自清代俞根初《通俗伤寒论》，加味方见湖北中医学院《妇产科学》。

组成： 羚羊角粉 6g（冲服），钩藤 12g，桑叶 10g，菊花 12g，生地黄 24g，白芍 30g，茯神 15g，竹茹 12g，贝母 6g，甘草 5g（以上为羚羊钩藤汤），生龟板 15g，杜仲 10g，桑寄生 10g。

用法： 水煎服，日 1 剂，分 2 次服。

治法： 养阴益肾，平肝息风。

证象： 先兆子痫，怀孕后期，常感头痛，头昏，眼花，恶心，胁胀脘闷，或失眠心烦，面赤，舌红，脉弦数。

评介：本方为《妇产科学》中的治疗阴虚肝旺型先兆子痫方剂，方中药物平肝息风，益肾养肝，育阴潜阳，用于先兆子痫作用全面，标本兼治，效果良好。如患者出现抽搐，神智丧失，肌肉强直，眼球固定等症状，应考虑子痫，必须按急症处理，住院抢救。

182. 流产

方一　举元煎加味

出处：举元煎出自明代《景岳全书》，加味方见湖北中医学院《妇产科学》。

组成：党参 12g，黄芪 15g，白术 10g，升麻 6g，炙甘草 5g（以上为举元煎），何首乌 10g，桑寄生 10g，阿胶 10g。

用法：水煎服，日 1 剂，分 2 次服。

治法：益气举陷，养血安胎。

证象：气血虚弱，先兆流产，妊娠早期，阴道少量流血，色淡红，少腹坠胀，精神萎靡，面色不荣，舌淡，脉虚滑。

评介：本方为《妇产科学》书中登载的方剂，治疗妊娠早期孕妇因气血虚弱，中气不足，出现先兆流产之症，临床遇到这类患者，可以选用。

方二　安胎方

出处：广东省中医院编著《中医临床新编》。

组成：菟丝子 10g，桑寄生 10g，续断 10g，白术 10g，党参 12g，白芍 10g，黄芩 8g，阿胶 10g。

用法：水煎服，日 1 剂，分 2 次服。

治法：养营安胎，清热止血。

证象：先兆流产，或习惯性流产，妊娠早期，小腹坠痛，阴道流血少，腰酸，舌淡苔白，脉虚滑。

评介：本方为广东省中医院《中医临床新编》中的方剂，治疗因肾气虚弱，房事不节，所致胎元不固，胎漏下血，先兆流产，作用能安胎止血。临床遇到这类证象，可根据不同情况用本方加减施治。

方三　寿胎丸加味

出处：寿胎丸出自清代张锡纯《医学衷中参西录》，加味方见湖北中医学院《妇产科学》。

组成：菟丝子 12g，桑寄生 10g，续断 10g，阿胶 10g（以上为寿胎丸），党参 12g，白术 10g，杜仲 10g，艾叶炭 8g。

用法：水煎服，日 1 剂，分 2 次服。

治法：固肾暖宫，止血安胎。

证象：先兆流产或习惯性流产，妊娠早期，阴道出血量少，少腹下坠，腰腿酸软，头昏耳鸣，小便频数，舌淡苔白滑，脉沉弱。

评介：本方为在张锡纯名方寿胎丸基础上，经过加味补充而成，专门治疗冲任不固、肾虚滑胎、腰酸漏红之症，对于有如是证象孕妇，可以选用。

方四　益肾安胎汤

出处：《中国中医药报》社主编《中国当代名医名方录》载马大正方。

组成：鹿角胶 10g（烊冲），金狗脊 10g，仙茅 6g，菟丝子 12g，川续断 12g，杜仲 12g，桑寄生 12g，莲房 10g，仙鹤草 15g，怀山药 15g。

出血稍多加荆芥炭 10g；恶心呕吐加砂仁 4g，半夏 6g；大便秘结加桑椹 15g，何首乌 10g。

用法：水煎服，日 1 剂，分 2 次温服。

治法：温肾止血安胎。

证象：先兆流产及习惯性流产，肾阳虚弱，阳虚血瘀。

评介：本方为浙江省温州市中医院妇科主任、主任医师马大正经验方。他从临床实际出发，积多年应用经验，抓住温肾补肾、安胎养胎这一治疗流产根本环节设立此方，疗效显著，可以选用。

183. 难产

保产无忧散

出处：清代傅山《傅青主女科》。

组成：当归 6g，川芎 5g，炒荆芥穗 3g，炒艾叶 3g，炒枳壳 2g，炙黄芪 3g，菟丝子 5g，羌活 2g，厚朴 3g，川贝母 3g，白芍 6g，甘草 2g，生姜 3 片。

用法：水煎服，日1剂，分2次温服。

治法：安胎，保产，催生。

证象：孕妇胎动不安，腰酸腹痛，有如堕胎小产之势，临产艰难，宫缩无力。

评介：本方为清代《傅青主女科》书中的名方，是一般安胎、保胎之剂。书中说，未到分娩时，每月服三五剂可以保胎；临产时热服催生如神。此说仅供参考，孕妇临产如有必要，可以慎重选用。

184. 产后发热

方一　清营汤加味

出处：清营汤出自清代吴鞠通《温病条辨》，加味方见湖北中医学院《妇产科学》。

组成：生地黄15g，玄参10g，麦冬10g，金银花10g，丹参10g，连翘10g，黄连5g，竹叶3g，犀角（可用水牛角代）1g（磨冲）（以上为清营汤），紫花地丁12g，蒲公英12g，穿心莲12g，丹皮10g。

用法：水煎服，日1剂，分2次服。

治法：清热解毒，养阴凉血。

证象：产后感染发热，产褥热，高热寒战，少腹疼痛，恶露增多，秽臭，皮下出血，尿少色黄，大便燥结，舌红苔黄，脉数有力。

评介：本方为中医《妇产科学》教材中治疗因感染而致的产后发热方剂。用于产后高热、邪入营分之重症，也即产褥热。服上药的同时，应该配合西医抗菌治疗，以期用药良效和安全。

方二　产褥感染方

出处：上海中医学院等编《赤脚医生手册》。

组成：当归9g，川芎6g，炮姜2g，益母草30g，桃仁9g，败酱草30g，红藤30g，连翘30g，金银花15g。

用法：水煎服，日1剂，分2次服。

治法：清热解毒，祛瘀生新。

证象：产褥感染，产后两天发高热，伴有怕冷、寒战、头痛，全身不适，子宫缩复不良，恶露量多，有臭味。

评介：本方为上海中医学院《赤脚医生手册》一书中治疗产褥感染、产后发热的中医辨证施治用方。来源于临床医疗实践，方药合理，功效显著，遇到上述证象产妇，可以选用。

方三　生化汤加味

出处：生化汤出自清代傅山《傅青主女科》，加味方见湖北中医学院《妇产科学》。

组成：当归 12g，川芎 6g，桃仁 6g，炮姜 2g，炙甘草 3g（以上为生化汤），丹皮 10g，益母草 12g。

用法：水煎服，日 1 剂，分 2 次服。

治法：活血化瘀，生新除热。

证象：产后血瘀发热，产后数日，发热或寒热时作，恶露不畅，色紫暗有瘀块，少腹疼痛拒按，舌紫暗或有瘀点，脉数。

评介：本方为中医《妇产科学》中的方剂，治疗产后瘀血停滞，营卫不宣，而致发热。是在生化汤活血化瘀、温经止痛的基础上，加上微寒凉血之品，共奏化瘀生新、凉血退热之效，属一般常用的产后良方。不少地方还把生化汤当作产后康复的常规用方。

方四　地骨皮饮

出处：宋代陈师文等《太平惠民和剂局方》。

组成：地骨皮 12g，丹皮 10g，生地黄 12g，当归 10g，白芍 10g，川芎 5g。

用法：水煎服，日 1 剂，分 2 次服。

治法：滋阴养血，清热退蒸。

证象：产后出血过多，阴血亏耗，阴虚火旺，低热不退，面色苍白，或兼有潮红，头晕目眩，心悸耳鸣，舌淡苔薄，脉细数无力。

评介：本方为古代经典名方，用于产后血虚阴亏，低热不退，及骨蒸潮热，日剧夜静患者。若阴虚热甚者可去川芎，再加旱莲草 15g、桑寄生 15g 为宜。

185. 产后恶露不止

方一 保阴煎加味

出处： 保阴煎出自明代张景岳《景岳全书》，加味方见湖北中医学院主编《妇产科学》。

组成： 生地黄 10g，熟地黄 10g，黄芩 8g，黄柏 6g，白芍 10g，山药 12g，续断 10g，生甘草 3g（以上为保阴煎），阿胶 10g，旱莲草 12g，乌贼骨 15g。

用法： 水煎服，日 1 剂，分 2 次服。

治法： 养阴益肾，清热止血。

证象： 血热型产后恶露不止，内热伤阴，热迫血行，色红质稠，或有臭味，面色潮红，口干舌燥，舌质红，脉细数。

评介： 本方为中医学院教科书中的方剂，治疗血热型产后恶露不止。保阴煎本来有养阴清热作用，又经加味增强了止血功能，临床若遇到产后这种情况，可选用之。若是恶露有臭秽者，为感受邪毒所致，应按产褥感染处理。

方二 补中益气汤加减

出处： 补中益气汤出自金代李东垣《脾胃论》，加减方见广东省中医院《中医临床新编》。

组成： 黄芪 15g，党参 15g，白术 10g，升麻 6g，陈皮 8g，当归 12g，何首乌 10g，金樱子 10g，益母草 12g，炙甘草 6g。

用法： 水煎服，日 1 剂，分 2 次服。

治法： 补气摄血。

证象： 气虚血弱，宫缩无力，产后阴道流血过期不止，淋漓不断，腹痛绵绵，喜按，血色淡红，质稀薄，无臭气，面色苍白无华，精神倦怠，舌质淡红苔薄，脉细弱。

评介： 本方为广东省中医院《中医临床新编》中的方剂，治疗产后由于气虚，气不摄血，宫缩无力，而致阴道流血不止。方剂是由补中益气汤加减而成，临床遇到这种证象的产妇，可选用之。

方三 益母生化汤

出处： 广东省中医院编《中医临床新编》。

组成：益母草 15g，当归 12g，川芎 6g，桃仁 8g，炮姜 5g，炙甘草 5g。

用法：水煎服，日 1 剂，分 2 次服。

治法：活血，行瘀，摄血。

证象：正产或小产后，恶露淋漓不绝，色暗，有块，腹痛拒按，舌质暗有瘀点，脉弦涩。

评介：本方为《傅青主女科》生化汤加益母草而成，作用主要是活血行瘀，治疗血瘀型恶露不止，效果良好，遇有上述证象产妇，可选用之。

186. 乳汁缺乏

方一　通乳丹

出处：清代傅山《傅青主女科》。

组成：人参 15g（或党参 30g），生黄芪 30g，当归 50g，麦冬 15g，通草 2g，桔梗 2g，猪蹄 2 个（去爪壳）。

用法：水煎服，水煮至猪蹄烂熟，饮汤食蹄。1 剂服 1～2 日。

治法：补血益气，辅以通乳。

证象：产妇哺乳期间，因血虚气弱而乳汁分泌甚少或全无，乳汁清稀，乳房柔软，无胀痛感，面色无华，心悸气短，舌质淡红，脉细弱。

评介：本方为古代经典方剂，主治哺乳期间，因血虚气弱而乳汁缺乏。功能补气益血，养阴理气，活络通乳。产后缺乳妇女服之可以下乳。

方二　下乳涌泉散

出处：出自《清太医院配方》，见湖北中医学院《妇产科学》。

组成：当归 12g，白芍 10g，生地黄 15g，川芎 6g，柴胡 5g，青皮 6g，天花粉 10g，漏芦 10g，桔梗 6g，通草 3g，穿山甲 10g，王不留行 10g，白芷 6g，甘草 5g。

用法：作汤剂，水煎服，日 1 剂，分 2 次服。

治法：疏肝解郁，通络下乳。

证象：产妇因肝郁气滞，乳汁不行，乳房胀硬而痛，胸胁胀满，食欲减退，甚则肝郁化火，身热，苔黄，脉弦数。

评介：本方为湖北中医学院《妇产科学》上引用的《清太医院配方》方剂，用于产妇哺乳期间肝气郁结，乳汁运行不畅，乳房胀痛。功能疏肝解郁散结，通络下乳，消肿止痛。遇到产妇肝郁气滞，情志不畅，乳汁不行者，可以选用。

187. 回乳

退乳方

出处：甘肃省卫生局编《中医药简易方选》。

组成：当归9g，生地黄12g，川芎6g，赤芍9g，牛膝9g，泽兰6g，红花6g，焦麦芽30g。

用法：水煎服，日1剂，分2次服。

治法：固摄回乳。

证象：妇女产后，身体有病，过度虚弱，不能继续哺乳；或到断乳期，使乳汁减少分泌或不分泌，必须回乳者。

评介：本方为甘肃省卫生局《中医药简易方选》中的方剂，治疗妇女产后无需哺乳而应回乳者，遇到需要回乳的产妇，可以选用。

188. 急性乳腺炎

方一　柴胡清肝汤

出处：清代吴谦《医宗金鉴》。

组成：柴胡12g，生地黄10g，当归10g，赤芍9g，川芎6g，连翘15g，牛蒡子10g，黄芩10g，栀子10g，天花粉10g，防风6g，生甘草3g。

用法：水煎服，日1剂，分2次服。

治法：疏肝清热，通乳消散。

证象：急性乳腺炎（乳痈）初期，肝气郁结，胃热壅滞，局部硬结胀痛，皮色不红，乳汁不通。

评介：本方为甘肃省卫生局《新编中医入门》（1971年）中用来治疗乳痈（乳腺炎）的方剂，取其该方能清热消散，疏肝解毒的功效，用于早期乳痈，最为适宜，可以选用。

方二　栝楼牛蒡汤

出处：清代吴谦《医宗金鉴》。

组成：瓜蒌仁 12g，牛蒡子 10g（炒研），天花粉 12g，黄芩 15g，山栀 10g，连翘 12g，金银花 12g，蒲公英 20g，皂角刺 9g，柴胡 9g，青皮 6g，生甘草 6g。

用法：水煎服，日 1 剂，分 2 次服。

治法：疏肝解毒，清热和营，通乳止痛。

证象：乳痈，急性乳腺炎，身发寒热，胃热壅滞，乳房结硬，灼热疼痛，局部发红，乳汁不通。

评介：本方为传统古方，用瓜蒌仁清热化痰、开胸散结，牛蒡子解毒散肿，作为主药，适当配伍，加强作用，治疗乳痈红、肿、热、痛阶段较好，如遇到此种证象，可选用之。

189. 女性不孕

方一　毓麟珠

出处：明代张景岳《景岳全书》。

组成：人参 60g，白术 60g，茯苓 60g，白芍 60g，炒杜仲 60g，鹿角霜 60g，川椒 60g，当归 120g，熟地黄 120g，菟丝子 120g，川芎 30g，炙甘草 30g。

用法：共为细末，炼蜜为丸，如弹子大（3g），每服 1～2 丸，空腹嚼服，每日 2 次，开水或黄酒送下。或减为常规量水煎服，日 1 剂，分 2 次服。

治法：益气养血，补肾助孕。

证象：妇人气血俱虚，久不受孕，经脉不调，月经量少或断续，血色晦暗，腰酸腿软，或有带浊，小便清长，精神疲倦，苔白润，脉沉迟。

评介：本方为古代传统名方，历代用来治疗妇人气血俱虚，瘦弱不孕，月经不调，作用良好，效果显著，对婚后体质虚弱久不怀孕妇女，可选用之。

方二　开郁种玉汤

出处：清代傅山《傅青主女科》。

组成：白芍 15g，当归 10g，白术 10g，香附 10g，茯苓 10g，丹皮 8g，天花粉 6g。

用法：水煎服，日 1 剂，分 2 次服。

治法：疏肝解郁，调经种子。

证象：妇人肝气郁结，心情不畅，所谓"嫉妒不孕"，经前乳腹胀痛，月经不调，多年不孕，常有嗳气，胁胀，纳少，欠食欲等症。

忌宜：宜心情开朗乐观，忌生气恼怒。

评介：本方为《傅青主女科》中治疗妇女不孕名方，用于肝郁不舒，胞胎之门塞闭，"嫉妒不孕"的长期不孕妇女，使用时还需在疏肝理气助孕方面，再行加味，以增强药力，方有良效。

方三　艾附暖宫丸

出处：南宋杨仁斋《仁斋直指方》。

组成：艾叶 90g，香附 180g，当归 90g，续断 45g，吴茱萸 90g，川芎 90g，白芍 90g，生地黄 30g，黄芪 90g，肉桂 15g。

用法：共研细末，米醋打糊为丸，每服 6g，1 日 2～3 次，淡醋汤送下；或减为常规剂量，水煎服，日 1 剂，分 2 次服。

治法：温经补虚，调气活血。

证象：妇人子宫虚冷，久不怀孕，带下白淫，月经错后，色淡量少，肚腹时痛，倦怠无力，性欲减退，饮食减少，面色萎黄。

忌宜：忌恼怒，忌食生冷。

评介：本方为古代经典方，常用以治疗妇女子宫寒冷，宫寒不孕，效果良好，如临床遇见女人婚后久不怀孕，属于上述证象者，可以应用。

方四　清骨滋肾汤

出处：清代傅山《傅青主女科》。

组成：地骨皮 30g，丹皮 10g，麦冬 10g，玄参 10g，沙参 10g，白术 10g，石斛 6g，五味子 5g。

用法：水煎服，日 1 剂，分 2 次服。

治法：滋肾育阴，清火除蒸。

证象：血热不孕，骨蒸夜热，形体消瘦，口干舌燥，唇红面赤，月经先期，量多质稠，脉数。

评介：本方为经典名方，常用以治疗妇女骨蒸劳热，血热不孕，效果良好，如临床遇见女人血热难以受孕者，可以应用。

方五　养精种玉汤

出处：清代傅山《傅青主女科》。

组成：熟地黄 30g，酒当归 15g，酒白芍 15g，山萸肉 15g。

用法：水煎服，日 1 剂，分 2 次服。

治法：补血，养精，种子。

证象：血虚身瘦，久不孕育，面色萎黄，精神较差，皮肤不润，月经量少、色淡或后期，脉细弱。

评介：本方为古典名方，常用于治疗妇女血虚身瘦，久不怀孕。该方药物功效不仅补血，更善填精。《傅青主女科》中说："精满则子宫易于摄精，血足则子宫易于容物，皆有子之道也。"唯本方药味较少，尚需再增加补血益精药物，如何首乌、枸杞子、黄精、杜仲、续断等。

方六　调经种玉汤

出处：明代龚廷贤《寿世保元》。

组成：当归身 12g（酒洗），川芎 12g，酒白芍 10g，熟地黄 18g，白茯苓 10g，陈皮 8g，香附 18g，吴茱萸 12g，延胡索 10g，牡丹皮 10g。

若月经先期、色紫、血虚有热，加黄芩 9g；若月经过期、色淡、血虚有寒，加肉桂 5g。

用法：水煎服，日 1 剂，分 2 次服。

治法：疏肝行气，养血温经。

证象：女人久不受孕，七情所伤，血衰气盛，月经不调，或前或后，或多或少，或色淡如水，或紫有血块，或崩漏带下，肚腹疼痛，子宫虚冷。

评介：本方为《寿世保元》一书中载录的治疗妇女久不受孕方剂。主要表现是七情所伤，气盛血衰，气血不顺等。书上称本方效果良好，若遇到上述病情患者，可以选用。

方七　排卵汤

出处：《中国中医药报》社主编《中国当代名医名方录》载赵松泉方。

组成：枸杞子 10g，菟丝子 10g，女贞子 10g，覆盆子 10g，赤芍 10g，白芍 10g，鸡血藤 10g，坤草 10g，泽兰 10g，苏木 10g，刘寄奴 10g，怀牛膝 10g，生蒲黄 10g，柴胡 6g。

用法：水煎服。日 1 剂，分 2 次服。

治法：补肾调经，谐调阴阳。

证象：妇女不孕症。

评介：本方为北京名医、妇科老专家赵松泉经验方，据原著介绍，全方能使肾阳振兴，促进性腺机能，温煦蕴育卵泡，激活卵巢，促使卵巢排卵等功能，所以对治疗妇女不孕症会有良好效果，使用时，要根据病情证候再行加减，提高疗效。

方八　化瘀通络汤

出处：张俊庭主编《中国中医特治新法大全》载山东中医学院附属医院刘静君方。

组成：当归 12g，川芎 9g，丹皮 12g，丹参 30g，桃仁 10g，红花 9g，三棱 9g，莪术 9g，皂角刺 12g，穿山甲 12g，香附 9g。

肾虚加淫羊藿、菟丝子、续断；肝郁气滞加柴胡、青皮；寒凝加肉桂、小茴香；湿热加红藤、金银花、车前子；附件区增厚加连翘、昆布、海藻。

用法：水煎服，日 1 剂，分 2 次服。

治法：活血化瘀，通络消肿。

证象：输卵管阻塞性不孕症。

评介：本方为山东中医学院附院医师自拟治疗输卵管阻塞的方剂，主要作用是活血化瘀，改善循环，促进炎症消散，缓解输卵管粘连，对于因为输卵管阻塞而久不受孕的妇女，效果良好，可以选用。

方九　斑龙二仙汤

出处：卢祥之著《百治百验效方集》载《中医方剂临床手册》。

组成：鹿角霜 10g，鹿角胶 10g，菟丝子 18g，补骨脂 24g，熟地黄 18g，茯苓 15g，仙茅 12g，淫羊藿 12g，巴戟天 12g，紫石英 24g，紫河车 24g，狗脊 24g，肉苁蓉 18g，香附 12g。

用法：水煎服，日 1 剂，分 2 次服。

治法：补肾益精，充盈冲任，舒肝解郁。

证象：不孕症，禀赋不足，冲任虚损，脾肾阳虚，肝郁气滞。

评介：本方为《百治百验效方集》一书中选录的治疗不孕症的效方之一。方剂功效为补肾益精，充盈冲任，舒肝解郁，治病求本，如有符合上述证象之不孕妇女，可以选用。原书称，不孕妇女大多有精神负担，情绪低落，情志不畅，肝郁气滞之症，会导致出现无排卵型月经失调。因此调摄情志，解除顾虑，是治疗不孕症的重要环节，这一点在治疗过程中不容忽视。

190. 男性不育

方一 五子衍宗丸

出处：明代李健斋《医学入门》。

组成：枸杞子240g，菟丝子240g，覆盆子120g，车前子60g，五味子30g。

用法：共研细末，炼蜜为丸，每服9g，1日2～3次。

治法：补肾益精。

证象：男子肾气不足，阳痿早泄，少年早衰，精寒无子，或性神经衰弱，精子缺乏等症。

评介：本方为古代经典名方，凡有上述证象男子，可以选用。因为本病属于慢性病证，宜配制丸药长期服用。

方二 赞育丹

出处：清代江笔花《笔花医镜》。

组成：熟地黄240g，白术240g，当归180g，枸杞子180g，杜仲120g，仙茅120g，韭子120g，巴戟天120g，山萸肉120g，淫羊藿120g，肉苁蓉120g，蛇床子60g，附子60g，肉桂60g。

用法：共研细末，炼蜜为丸，每服9g，1日2～3次。

治法：补肾益精。

证象：男子肾虚，精衰不育，气虚阳痿，不能远射等症。

评介：本方为古代经典名方，对于有上述证象男子，可以选用常服。

方三 续嗣壮元丹

出处：明代龚廷贤《寿世保元》。

组成：鹿茸30g，沉香30g，肉苁蓉30g，天门冬30g，麦门冬30g，人参30g，熟地黄30g，巴戟天30g，枸杞子30g，山药120g，柏子仁120g，牛膝30g，菟丝子30g，小茴香30g，制鳖甲30g，补骨脂30g，何首乌30g，石菖蒲30g，朱砂15g。

用法：共为细末，打糊为丸，如梧子大，每服10g，日服2次，空腹温盐汤送下。

治法：补肾壮阳，交通心肾。

证象：肾虚阳痿，心肾不交，阳事不举，遗精白浊，下身痼冷，难成子嗣，五劳七伤，及一切亏损之疾。

忌宜：服药期间忌烧酒、胡椒、干姜、煎炒之物。

评介：本方为《寿世保元》书中"求嗣"一节里的方剂。求嗣之道，书中谓，"种子之道有四，一曰择地，二曰养种，三曰乘时，四曰投虚"，地是母血，种是父精，时是交会，虚是去旧生新之初。指出"父不种子，气虚血弱故也"。本方剂专治一切虚损，五劳七伤，正对其证象，用之有效。

方四　生精助育丸

出处：《中国中医药报》社主编《中国当代名医名方录》载龚子夫方。

组成：党参100g（或人参60g），枸杞100g，龟板胶100g，鹿角胶100g，熟地黄100g，补骨脂60g，菟丝子60g，五味子30g，白术100g，鲟黄鱼鳔200g，淫羊藿60g，当归60g，生山药60g，潼蒺藜60g，山萸肉60g，雄蚕蛾100g，紫河车100g，海参100g。

用法：共研细末，龟、鹿胶另烊化拌入蜂蜜，炼蜜为丸，每丸10g，每服2丸，早晚用淡盐开水送服。3个月为1个疗程。

治法：补肾助阳，生精种子。

证象：男子肾虚，精液异常，精子数量少或无，精子活动力弱等，男性不育症。还可治疗由肾虚所致的阳痿早泄、性功能减退、性欲低下等症。

评介：本方为江西省名医、主任医师龚子夫的实践经验方。方中龟板胶通任脉而补阴，鹿角胶通督脉而补阳，鲟黄鱼鳔、雄蚕蛾和海参均为治疗精液异常的妙品，紫河车秉人身气血而生，大补气血，以上诸药均属血肉有情之品，是为本方特点。再加配补血生精、滋补肾虚、填精益髓药味，实为治疗男性不育症的良方。

方五　益肾种子汤

出处：于曾瑞等编著《不育不孕证治掣要》。

组成：熟地黄15g，枸杞子10g，覆盆子10g，菟丝子12g，山萸肉10g，巴戟天10g，淫羊藿10g，肉苁蓉10g，韭子10g，紫河车6g，生黄芪15g，全当归10g。

用法：水煎服，日1剂，分2次服，1个月为1个疗程。

治法：益肾填精，补气养血。

证象：精子异常类男性不育症。

评介：本方为不育不孕专著中专治男性不育症的方子。纵观全方用药合理，填精补髓，精血互补，以达到益精嗣后生子之效。

191. 阳痿遗精

方一　金锁固精丸

出处：宋代陈师文等《太平惠民和剂局方》。

组成：沙苑蒺藜60g，芡实60g，莲须60g，煅龙骨30g，煅牡蛎30g。

用法：共研细末，莲肉煮糊为丸，每服10g，1日2次，空腹淡盐汤送下。也可作汤剂，水煎服，日1剂，剂量可按比例酌减。

治法：固肾涩精。

证象：肾虚，心肾不交，精关不固，遗精滑泄，失眠梦遗，腰酸耳鸣，头晕目眩，四肢无力，舌淡苔白，脉细弱。

评介：本方为传统经典古方，专为肾虚遗精滑泄而设，治疗遗精、梦遗有良好效果，有如上述证象者，可选用并辨证加味治之。

方二　固精丸

出处：宋代严用和《济生方》。

组成：肉苁蓉（酒浸）、煅阳起石、炙鹿茸、煅赤石脂、巴戟天、炒韭子、白茯苓、鹿角霜、生龙骨、炮附子各等份。

用法：共研细末，酒糊为丸，每服6g，1日3次，空腹黄酒或淡盐汤送下。

治法：益肾固精。

证象：肾阳虚微，精关不固，阳痿滑精，腰酸肢冷，畏寒喜暖，舌淡苔白，脉沉迟细。

评介：本方为《济生方》里的固精丸，与《太平惠民和剂局方》的金锁固精丸组成不同，都是传统经典古方，都治肾虚，精关不固，阳痿遗精，本方偏于治阳痿，后者偏于治遗精，临床可根据病情孰轻孰重，有所侧重，加减合并使用。

方三 右归丸

出处：明代张景岳《景岳全书》。

组成：熟地黄 240g，炒山药 120g，山萸肉 90g，枸杞子 120g，菟丝子 120g，鹿角胶 120g，炒杜仲 120g，肉桂 60g，制附子 60g，当归 90g。

用法：共研细末，炼蜜为丸，每次服 10g，开水送下。也可作汤剂，水煎服，日 1 剂，剂量按比例酌减。

治法：温补肾阳，填充精血。

证象：肾阳不足，命门火衰，久病或过劳伤肾，阳痿遗精，阳衰无子，腰膝酸软，畏寒肢冷等症。

评介：本方为传统经典古方，专治肾阳不足所致阳痿遗精、畏寒肢冷、性神经衰弱、性功能减退诸症，遇见上述证象患者，可以选用。

方四 兴阳振痿汤

出处：张俊庭主编《中国中医特治新法大全》载山东省泰安市中医院朱德梓方。

组成：黄芪 30g，丹参 30g，当归 30g，淫羊藿 30g，枸杞子 30g，制首乌 3g，巴戟天 15g，川续断 15g，蛇床子 10g，丁香 5g，沉香 3g（为末冲服）。

用法：水煎服，日 1 剂，30 剂为 1 个疗程，连服 2 个疗程，疗程间隔 7 日。

治法：补肾壮阳，益精振痿。

证象：肾虚阳痿，先天禀赋不足，后天损伤肾气，气血亏虚，性欲减退，遗精滑泄等。

评介：本方为山东省泰安市中医院医师朱德梓自拟经验方。主要功效是益气养血，滋肾填精，温肾壮阳。经临床科研疗效观察，有效率高，效果肯定，值得推广应用。

方五 起阳至神丹

出处：膳书堂文化主编《中华名医名方大全》载清代陈士铎《石室秘录》。

组成：熟地黄 15g，山茱萸 12g，远志 5g，巴戟天 6g，肉苁蓉 6g，肉桂 5g，人参 9g，枸杞子 9g，茯神 12g，杜仲 6g，白术 15g。

用法：水煎服，日 1 剂，分 2 次服。

治法：滋肾，填精，起阳。

证象：阳痿，男子痿而不振，遗泄过度，泄其肾水，肾火亦随之不足。

评介：本方为《中华名医名方大全》一书中治疗阳痿的方剂，属古代名方，沿用至今。功能滋补肾气，填精起痿，对肾虚阳痿疗效较好，遇到上述证象患者，可选用之。

方六　新老六宝散

出处：本书编著者自拟经验方。

组成：蜈蚣 10g，鹿茸 20g，露蜂房 30g，海马 40g，九香虫 50g，紫河车 60g。

用法：共研细末成散剂，每次服 5g，1 日 2 次，空腹淡盐水送服。1 剂为 1 个疗程。

治法：补肾兴阳，益精填髓，调气养血，强身健体。

证象：肾虚阳痿，性欲减退，遗精滑泄，气血不足，腰膝酸软，四肢乏力，头晕耳鸣，舌淡苔白，脉细无力。

评介：本方为本书编著者在长期临床工作中总结的经验方。治疗阳痿、性欲减退、未老先衰等症，疗效尚好。上方 1 剂即可见效，如遇到这类患者，可选用之。

192. 慢性前列腺炎

方一　慢性前列腺炎中药方

出处：湖南医学院主编《农村医生手册》。

组成：丹参 10g，桃仁 10g，王不留行 10g，乳香 9g，川楝子 10g，泽兰 10g，红花 9g，蒲公英 30g，败酱草 15g，赤芍 15g，续断 10g，桑寄生 15g。

用法：水煎服，日 1 剂，分 2 次服。

治法：清热解毒，活血化瘀，消肿止痛。

证象：慢性前列腺炎，耻骨上区胀痛，会阴、精索部不适，腰痛，尿痛，排尿不尽，有白色分泌物，早泄，阳痿，射精疼痛等。

评介：本方为《农村医生手册》里的治疗前列腺炎的方剂。慢性前列腺炎患者痛苦较大，治疗除了应用中药清热活血消肿之外，还需按摩、针灸、坐浴，及西药抗菌、激素等综合措施，以图较快奏效。

方二 慢前煎

出处：张俊庭主编《中国中医特治新法大全》载广西中医学院史宏方。

组成：土茯苓25g，石菖蒲6g，皂角刺15g，贯众15g，白花蛇舌草15g，金银花15g，丹参15g，桃仁10g，通草6g，茵陈20g，琥珀粉3g（冲服）。

局部胀痛较甚者加延胡索15g，川楝子10g，柴胡10g；尿黄加车前草10g，淡竹叶10g，灯心草5g；梦多腰酸加远志15g，川续断10g；阳痿遗精加淫羊藿15g，山萸肉10g，黄精15g；早泄加芡实10g，益智仁10g，煅龙骨15g，煅牡蛎15g；尿中脓性分泌物加蒲公英15g，败酱草15g，萆薢12g。

用法：水煎服，日1剂，分2次服。15日为1个疗程，一般需服6个疗程。

治法：清热祛湿，理气活血。

证象：慢性前列腺炎，病势缠绵，迁延难愈。

忌宜：治疗中应禁食酒、辣、香燥之品。

评介：本方为广西中医学院史宏医师自拟经验方。方剂着重清热祛湿、活血化瘀。根据病证加减应用，有效率高，可以选用。

193. 老年前列腺增生症

方一 通闭汤

出处：《中国中医药报》社主编《中国当代名医名方录》载张发荣方。

组成：明沙参30g，地骨皮15g，茯苓15g，黄芪30g，麦冬15g，车前子20g，矮地茶30g，菝葜30g，白茅根50g，王不留行15g。

用法：水煎服，日1剂，分4次服，连服7～14剂。

治法：益气养阴，利尿通闭，通络散瘀。

证象：老年性前列腺肥大增生所致癃闭，小便不通畅，排尿无力，尿后余沥不尽，夜尿频数，舌红少苔或无苔。

评介：本方为成都中医学院内科主任、教授张发荣自拟经验方。方中诸药辨证对症，选用得当，共奏益气阴、助气化、通络散瘀、利尿通闭之功效。对有上述证象患者，用之效果显著。

方二 补肾化瘀方

出处：张俊庭主编《中国中医特治新法大全》载江西省铅山县中医院李绍轩方。

组成：淫羊藿 20g，仙茅 15g，菟丝子 10g，肉苁蓉 10g，巴戟天 12g，锦大黄 8g（后下），粉丹皮 10g，泽泻 9g，地鳖虫 8g，车前子 9g，穿山甲 9g，王不留行 10g，川红花 9g，桃仁 9g，怀牛膝 12g。

用法：水煎服，日 1 剂，分 2 次服。

治法：补肾壮阳，活血化瘀。

证象：老年慢性前列腺增生症。

评介：本方为江西省铅山县中医院李绍轩自拟经验方。以补肾活血法为主立法，经过临床科研疗效验证，治疗老年慢性前列腺增生症确具良效，应用时宜再辨证，变通加减。

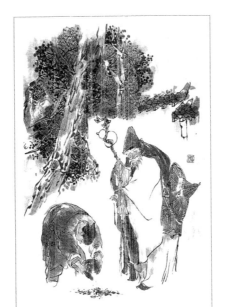

九、运动系统病证

运动系统病证主要有17种，都以四肢躯体、肌肉血运，关节骨骼等功能失常有关。治疗必须要活血化瘀、疏通经络为先，配合除湿祛风、抗感染治疗，方能奏效。

194. 肢体疼痛

方一　防风汤

出处：宋代严用和《济生方》。

组成：防风 10g，独活 10g，秦艽 10g，杏仁 10g，当归 10g，茯苓 15g，白芍 12g，黄芩 6g，桂枝 6g，甘草 5g，生姜 3 片。

用法：水煎服，日 1 剂，分 2 次服。

治法：祛风通络，活血止痛。

证象：上肢手臂疼痛，受寒遇冷加重，血痹，活动受限，不能举动，肌肤麻木不仁，脉沉微。

评介：本方为古代经典方剂。传统用来治疗血痹，肌肤麻木不仁效果良好。秦伯未等著《中医临证备要》里四肢疼痛一节中首用防风汤治疗上肢手臂疼痛。临床如遇上述证象患者，可以选用。

方二　乌头汤

出处：汉代张仲景《金匮要略》。

组成：制川乌 6g，麻黄 6g，白芍 12g，黄芪 10g，炙甘草 5g。

用法：水煎服，日 1 剂，分 2 次服。

治法：温经逐寒，祛风止痛。

证象：风寒痹证，关节疼痛不能屈伸，痛有定处，得热则缓，舌苔白，脉弦紧。

评介：本方为古代经典常用方。用于风寒痹证疼痛，效果较好。临床遇到上述证象之肢体疼痛患者，可以选用。

方三　小活络丹

出处：宋代陈师文等《太平惠民和剂局方》。

组成：制川乌、制草乌、地龙、制南星各 90g，乳香、没药各 30g。

用法：共研细末，酒面糊为丸，每服 5g，1 日 2 次。

治法：祛风除湿，化痰通络，活血止痛。

证象：风寒湿痹，肢体疼痛，关节屈伸不利，疼痛游走不定。亦治中风手足不仁，日久不愈，腰腿沉重，肢体挛痛。

忌宜：孕妇忌服。

评介：本方为传统经典古方。用来治疗风寒湿痹肢体屈伸不利、游走疼痛，疗效较好。临床遇到这种病证，可以选用。

195. 肢体麻木

方一　神效黄芪汤

出处：金代李东垣《兰室秘藏》。

组成：黄芪 30g，人参 10g，陈皮 8g，白芍 12g，蔓荆子 8g，炙甘草 8g。

用法：水煎服，日 1 剂，分 2 次服。

治法：补气养血，化湿通络。

证象：浑身麻木，不知痛痒，或头面、手足、肘背，或肢体、腿脚麻木不仁等。

评介：本方为传统古方。秦伯未《中医临证备要》里四肢麻木一节中，第一个方子就是神效黄芪汤，通过补气行气来疏筋活络，医治肢体麻木，效果明显，可以应用。

方二　手足麻木方

出处：甘肃省卫生局编《中医药简易方选》。

组成：狗脊 12g，川牛膝 10g，海风藤 12g，木瓜 10g，川续断 10g，杜仲 12g，桑枝 15g。

用法：水煎服，日 1 剂，分 2 次服。

治法：祛风除湿，疏筋活络。

证象：身体虚弱，感受风寒，全身麻木，四肢麻木不仁，腰酸腿困。

评介：本方为甘肃省《中医药简易方选》中的简易药方。主要功效是补肝肾、祛风湿、舒筋活络。药简而力著，方小而效高。临床遇到肢体麻木患者，可选用之。

196. 肢体拘挛

方一　养血地黄汤

出处：清代沈金鳌《杂病源流犀烛》。

组成：熟地黄 15g，生地黄 12g，当归 12g，炒白芍 10g，阿胶 10g，麦冬 12g，生白术 10g。

用法：作汤剂，水煎服，日 1 剂，分 2 次服。

治法：养血荣筋。

证象：因失血过多，筋失所养，肢体拘挛，筋脉挛急，头昏心悸，血虚体弱，面色萎黄，口唇色淡，舌淡白，脉细。

评介：本方为古代经典方剂。功能养血荣筋，治疗因失血较多，筋失所养，四肢拘挛效果较好。也可用于失血后血虚体弱患者，

方二　千金薏苡仁汤

出处：秦伯未等合著《中医临证备要》。

组成：白蔹 10g，薏苡仁 12g，白芍 10g，肉桂 6g，酸枣仁 15g，干姜 6g，牛膝 10g，附子 6g，甘草 5g，酒适量为引。

用法：水煎服，日 1 剂，分 2 次服。

治法：祛寒通络。

证象：四肢拘挛，寒邪侵袭经络，因寒主收引，发为拘急，手足屈伸活动不便，苔白腻，脉濡缓。

评介：本方为秦伯未《中医临证备要》中治疗四肢拘挛的方剂。四肢拘急挛曲，不能伸直，系筋脉为病，其发病原因，一为血液枯燥，二为寒侵经络，后者用本方治疗较好。

197. 肢体损伤

方一　七厘散

出处：清代谢元庆《良方集腋》。

组成：血竭 30g，麝香 0.4g，冰片 0.4g，乳香 4.5g，没药 4.5g，红花 4.5g，朱砂 4g，孩儿茶 7.5g。

用法：共研极细末，密闭储存备用，口服每次 0.3 ～ 1g，用黄酒或温开水送服。外用适量。

治法：活血化瘀，止血止痛。

证象：肢体跌打损伤，筋断骨折所致的瘀血肿痛，刀伤出血，及烧伤烫伤等。

评介：本方为经典古方，用于一般各种外伤，瘀血肿痛及出血，效果较好。病情严重者需到医院外科进行急救处理。

方二　复元活血汤

出处：金代李东垣《医学发明》。

组成：柴胡 15g，天花粉 10g，当归尾 10g，山甲珠 6g，桃仁 10g，红花 6g，大黄 30g，甘草 6g。

用法：水煎服，日 1 剂，分 2 次服。

治法：活血祛瘀，复元生新。

证象：肢体跌打损伤，瘀血留于胁下，痛不可忍，深呼吸、咳嗽和喷嚏时疼痛加剧。

评介：本方为传统经典古方，是伤科常用方剂，效果较好，遇到上述证象患者，可以选用。

方三　防风归芎汤

出处：上海中医学院主编《中医伤科学讲义》。

组成：防风 10g，当归 12g，川芎 8g，荆芥 10g，羌活 10g，白芷 10g，细辛 6g，蔓荆子 10g，丹参 15g，乳香 6g，没药 6g，桃仁 10g，苏木 8g，泽兰叶 8g。

用法：水煎服，日 1 剂，分 2 次服。

治法：活血化瘀，消肿止痛。

证象：头部损伤，脑受震荡，青紫肿胀，局部疼痛，眩晕，甚则呕吐、昏迷等。

评介：本方为《中医伤科学讲义》所载经验方。用于神志清醒、病情较轻的头部损伤患者。服药期间，应卧床静养 2 个星期，密切观察。

方四　舒筋活血汤

出处：清代钱秀昌《伤科补要》。

组成：羌活 10g，防风 10g，荆芥 10g，独活 10g，当归 12g，续断 10g，青皮 10g，牛膝 10g，五加皮 10g，杜仲 10g，红花 8g，枳壳 8g。

用法：水煎服，日 1 剂，分 2 次服。

治法：活血疏风，活络缓痛。

证象：肢体损伤，重点是腰部伤筋、伤腱、伤膜，局部疼痛压痛，以及作为脱臼复位后的调理之用。

评介：本方为古代伤科常用方。主治肢体损伤，重点是腰部扭伤用之较好，如有是病症者，可以选用。

方五　接骨丹（又名夺命接骨丹）

出处：上海中医学院主编《中医伤科学讲义》。

组成：当归尾 120g，乳香、没药、自然铜、骨碎补、桃仁、大黄、雄黄、白及各 30g，血竭、地鳖虫、三七、赤芍、红花、儿茶 15g，朱砂 6g，冰片 6g，麝香 1.5g。

用法：共研细末，每服 1.5g，日服 3 次。

治法：化瘀活血，接骨续筋，消肿止痛。

证象：各种骨折，一般全身病证稳定，已经经过急救、复位、固定处理，服用本方能促进断骨较好愈合。

评介：本方为《中医伤科学讲义》里治疗骨折的经验方，在骨折患者经过急救、固定处理后，可以服用本方配合治疗，有助于骨折生长愈合。

198. 肢体感染

方一　五味消毒饮

出处：清代吴谦《医宗金鉴》。

组成：金银花 30g，野菊花 30g，蒲公英 30g，紫花地丁 30g，紫背天葵 15g。

用法：水煎服，可加酒少许同煎，日 1 剂，分 2～3 次服。

治法：清热解毒。

证象：肢体创伤感染，局部红、肿、热、痛，及疮、痈、疖、疔等，舌红苔黄，脉数。

评介：本方为传统经典古方。外科及皮肤科感染常用，效果明显，如有上述证象者可选用之。

方二　仙方活命饮（又名真神活命饮、真人活命饮）

出处：宋代陈自明《妇人大全良方》。

组成：金银花 15g，当归尾 10g，赤芍 10g，皂角刺 10g，天花粉 10g，白芷 6g，贝母 6g，防风 6g，炙穿山甲 6g，制乳香 6g，制没药 6g，陈皮 6g，甘草 3g。

用法：水煎服，或加酒少许煎服，日 1 剂，分 2 次服。

治法：清热解毒，活血消肿，溃坚止痛。

证象：热毒壅聚，红肿胀痛，气滞血瘀，身热恶寒，舌苔薄黄，脉弦数。

评介：本方为传统经典名方。专门用于疮痈肿毒、肢体感染，具有红、肿、热、痛特征者。初期早用为好，未化脓者，可使其消散；已成脓者，能促其溃破。对已溃破脓肿不可再服。

199. 脉管炎

方一　四妙勇安汤加味

出处：四妙勇安汤出自清代鲍相璈《验方新编》，加味方见刘茂才主编《现代疑难病中医治疗精粹》载蔡炳勤方。

组成：当归 30g，玄参 30g，金银花 30g，甘草 10g（以上为四妙勇安汤），毛冬青 30g，防己 20g，泽泻 30g，救必应 30g，赤芍 15g，王不留行 15g。

热毒较甚加蒲公英、黄柏、夏枯草等，湿盛加薏苡仁、车前子等；气虚加黄芪、党参等。

用法：水煎服，日 1 剂，分 2 次服。

治法：清热解毒，利湿通络，活血止痛。

证象：血栓闭塞性脉管炎（简称脉管炎），热毒互结，肢端缺血坏疽，肿痛剧烈，入夜尤甚，不能平卧，舌红苔黄，脉数。

评介：四妙勇安汤为经典古方。是治疗血栓闭塞性脉管炎（属中医脱疽证）的重要方剂，现经过作者加味，其作用更全面有效，不失为治疗脉管炎的首选药方，遇到上述证象患者，选用最宜。

方二　舒脉宁方

出处：张俊庭主编《中国中医特治新法大全》载吉林省中医中药研究院李雪梅等方。

组成：黄芪 30g，党参 30g，丹参 30g，红花 10g，石斛 15g，制附子 8g，肉桂 6g，延胡索 10g，金银花 15g，连翘 20g，乳香 6g，没药 6g。

用法：水煎服，日 1 剂，分 2 次服。30 日为 1 个疗程。

治法：温经散寒，解痉通脉，改善循环。

证象：血栓闭塞性脉管炎，患肢出现间歇性跛行，肢端发凉，麻木，疼痛，皮色苍白。

评介：本方为吉林省中医中药研究院多名医师治疗脉管炎的经验方，通过多年临床实践应用，能解除血管痉挛，改善循环，缓解疼痛，效果明显，有效率高，遇到这类患者可以选用。

方三　当归四逆汤

出处：汉代张仲景《伤寒论》。

组成：当归 10g，桂枝 8g，白芍 10g，细辛 3g，炙甘草 5g，通草 6g，大枣 5 枚。

用法：水煎服，日 1 剂，分 2 次服。

治法：温经散寒，养血通脉。

证象：血虚受寒，寒入经络，气血运行不畅，手足逆冷，肢体疼痛，及血栓闭塞性脉管炎、风湿性关节炎、妇女寒性痛经，舌淡苔白，脉沉细。

评介：本方为古典传统方剂。用于素体阴血虚弱，阳气不足，感受寒邪，气血不能温养四末，手足厥寒等证。脉管炎属于这种情况者，用之较好。本方加入鸡血藤效果会更好。本方一方多用，也用于皮肤病证冻疮。

200. 化脓性关节炎

化脓性关节炎内服方

出处：湖南医学院主编《农村医生手册》。

组成：金银花 30g，蒲公英 30g，玄参 30g，薏苡仁 30g，连翘 15g，当归尾 10g，牛膝 10g，黄柏 10g。

用法：水煎服，日 1 剂，分 2 次服。

治法：清热，解毒，排脓。

证象：化脓性关节炎，关节处肿胀疼痛，活动受限，多见于髋与膝关节，全身寒战高热。

评介：本方为《农村医生手册》里治疗化脓性关节炎的内服方剂。药物精炼，药力较大，效果明显，遇到这类患者，尤其是儿童患者，可选用之。

201. 膝关节骨性关节炎

四妙散加味

出处： 四妙散出自清代张秉成《成方便读》，加味方见刘茂才主编《现代疑难病中医治疗精粹》载陈炳坤方。

组成： 黄柏10g，苍术10g，薏苡仁30g，怀牛膝10g（以上为四妙散原方），茵陈蒿30g，桑枝10g，干地龙12g，当归12g，白芍12g，生地黄15g。

用法： 水煎服，日1剂，分2次服。

治法： 清热利湿，壮骨通络。

证象： 膝关节骨性关节炎，湿热下注，膝痛，小腿麻木，觉火烙热感，得温痛加，大便秘结，小便黄，舌红苔黄腻，脉弦细或滑数。

评介： 本方为广东省中医院医师治疗膝关节骨性关节炎临床经验方。本病亦称膝关节增生性关节炎，或老年性退行性关节炎，老年人比较多见。对符合上述证象之老年人关节病，可予以加减选用。

202. 化脓性骨髓炎

方一　治化脓性骨髓炎方

出处： 上海中医学院等编《赤脚医生手册》。

组成： 当归尾12g，赤芍10g，金银花10g，连翘15g，独活9g，紫花地丁30g，黄柏12g，乳香5g，没药5g，甘草5g，雄黄1g（另冲服），麝香0.2g（另冲服）。

用法： 水煎服，日1剂，分2次服。

治法： 清热解毒，活血化湿。

证象： 骨髓及骨组织感染早期，好发于男性儿童，全身不适，高烧寒战，患肢疼痛，不能行走活动，局部红肿灼热，压痛明显，甚则皮肤溃破流脓。

评介： 本方为《赤脚医生手册》中的方剂，用于治疗化脓性骨髓炎。该病早期阶段病情危重，在应用西医抗菌药物的同时，配合服用本方，清热解毒，活血化湿，中西医结合，必然效果倍增。

方二　附骨疽一方

出处： 刘茂才主编《现代疑难病中医治疗精粹》载林宇、严大波方。

组成： 金银花20g，野菊花20g，紫花地丁20g，蒲公英15g，毛冬青20g，通草8g，穿山甲15g，天花粉15g，皂角刺15g，玄参15g，白芷10g，防风10g。

用法： 水煎服，日1剂，分2次服。

治法： 清热解毒，托里排脓。

证象： 慢性化脓性骨髓炎，热毒内蕴，恶寒发热，口渴欲饮，尿黄，局部红肿热痛，瘘道排出黏稠脓液，舌红苔黄腻，脉弦滑。

评介： 本方为广东省中医院医师治疗慢性化脓性骨髓炎自拟经验方剂，创制此方者有一定的理论基础和实践经验，如遇到上述证象患者，可以选用。

203. 风湿性关节炎

方一　当归拈痛散

出处： 金代李东垣《兰室秘藏》。

组成： 人参6g，当归10g，白术10g，苍术10g，羌活10g，防风10g，升麻6g，葛根6g，黄芩10g，茵陈6g，知母6g，猪苓9g，泽泻9g，苦参6g，炙甘草6g。

用法： 水煎服，日1剂，分2次服。

治法： 清热利湿，祛风活络。

证象： 风湿性关节炎，风湿热痹，热痹为主，骨节烦痛，肩背沉重，足胫红肿疼痛。

评介： 本方为经典古方。主要用于以湿热为主证的风湿性关节炎，方中羌活、防风等祛风湿，黄芩、苦参等清热，白术、苍术等除湿，当归活络，人参扶正，共奏祛风、清热、除湿、通络之功效，作用全面，是治疗风湿性关节炎急性期的好方子。

方二　蠲痹汤

出处： 清代程国彭《医学心悟》。

组成： 羌活10g，独活10g，秦艽10g，川芎6g，当归12g，桑枝12g，海风藤 10g，乳香 5g，木香 5g，桂枝 6g，炙甘草 5g。

用法：水煎服，日 1 剂，分 2 次服。

治法：祛风除湿，散寒通络。

证象：风湿性关节炎，风寒湿痹，肢体及关节酸痛，手足麻木，风胜则疼痛游走不定，寒胜则遇冷疼痛加剧，湿胜则肢体重着痛有定处。

评介：本方为古代经典方剂。蠲痹者，消除闭塞之意，即消除由风寒湿所致的肢体经络痹阻症状。应用时可根据病情，风胜加防风，寒胜加附子，湿胜加薏苡仁等。如临床遇到上述证象患者，灵活加减运用本方，效果较好。

方三　抗风湿性关节炎方

出处：鄢卫东、陈成主编《陇上中医传承集》载赵健雄方。

组成：丹参 15g，赤芍 15g，桂枝 10g，秦艽 10g，威灵仙 15g，木瓜 10g，防己 10g，川续断 10g，桑寄生 15g，川牛膝 15g，地龙 10g，青风藤 15g，海风藤 15g，鸡血藤 15g，没药 5g。

风邪偏胜者加羌活、防风；寒邪偏胜者加附子、川乌、生麻黄；湿邪偏胜者加苍术、薏苡仁、白扁豆；血瘀筋脉者加三七、全蝎、穿山甲、乌梢蛇；气血亏虚者加当归、熟地黄、黄精。

用法：水煎服，日 1 剂，分 2～3 次服。

治法：祛风除湿，温筋活络。

证象：风湿病，腰腿痛，颈椎病，肩周炎，痹证。

评介：本方为甘肃省名中医、甘肃省优秀专家、教授、博士研究生导师赵健雄自拟经验方。赵氏在治疗风湿性关节炎方面有独特的临床经验，曾指出抗风湿治疗要慎用强的松等激素类药物，以防因过于温补而伤阴，对长期应用激素的患者服中药宜加用女贞子、旱莲草等补肝肾之阴。临床遇到上述证象患者，可以采用本方进行治疗。

204. 类风湿关节炎

方一　着痹方

出处：上海中医学院等编《赤脚医生手册》。

组成：全当归 10g，伸筋草 10g，鹿衔草 10g，老鹳草 50g，寻骨风 10g，炙蜂房 6g，炙虎骨 6g，炙䗪虫 5g，炙蕲蛇 5g，炙蟑螂 2g，炙蜈蚣粉 1g（冲），炙全蝎粉 1g（冲），甘草 5g。

用法：水煎服，日 1 剂，分 2 次服。

治法：祛瘀通络，散风除湿。

证象：类风湿关节炎，着痹，反复发作关节肿痛，久治不愈，急性期有发热，多从小关节发病，尤其是掌指关节，呈梭形肿大。

评介：本方为《赤脚医生手册》中治疗类风湿性关节炎着痹的方剂，用药特殊，疗效明显，有如上述证象患者可以选用。

方二　除湿蠲痹汤

出处：明代王肯堂《证治准绳》。

组成：苍术 10g，白术 10g，羌活 10g，茯苓 15g，泽泻 10g，陈皮 6g，炙甘草 3g。

用法：水煎服，日 1 剂，分 2 次服；姜汁、竹沥各 10mL 为引。

治法：祛风除湿，通痹止痛。

证象：类风湿关节炎，着痹，肢体关节疼痛重着，肌肤麻木不仁，四肢汗出，手足活动不便，痛有定处，天阴遇冷加重，苔白腻，脉濡缓。

评介：本方为古代经典方剂，功能祛风除湿止痛，广东省中医院《中医临床新编》中本方用于肌肉关节风湿着痹的辨证治疗，效果尚好。用时可再随证加薏苡仁、络石藤、木防己、黄芪、半夏、木瓜等。

205. 退行性骨关节病

方一　骨质增生丸

出处：方药中等主编《实用中医内科学》。

组成：熟地黄 20g，鹿衔草 15g，骨碎补 15g，肉苁蓉 15g，鸡血藤 20g，淫羊藿 12g，莱菔子 12g。

用法：制为浓缩丸，每服 5g，1 日 2～3 次，1 个月为 1 个疗程。

治法：补肾养肝，活血化瘀。

证象：退行性骨关节病，骨质增生，发病多在中年以上，以脊柱、膝负重关节为多见，以疼痛无力为主症，无局部红肿或游走现象，拍片检查有骨质增生病变。

方二　益肾坚骨汤

出处：《中国中医药报》社主编《中国当代名医名方录》载汤承祖方。

组成： 黄芪 30g，补骨脂 15g，骨碎补 12g，菟丝子 12g，狗脊 12g，川续断 12g，枸杞子 12g，干地黄 20g，当归 12g，白芍 12g，川芎 12g，鸡血藤 30g，葛根 12g。

用法： 水煎服，日 1 剂，分 3 次服。

治法： 益肾养血，和络止痛。

证象： 中老年人颈椎、胸椎、腰椎退行性变，骨质增生，上肢麻木疼痛，脊柱活动欠利等。

评介： 本方为江苏省南通市中医院主任医师、名老中医汤承祖提供，汤氏集 60 余年临床经验自拟本方，主要治疗由于骨质增生而致腰酸腿软、肢体麻木，以治本为主，标本兼顾，疗效较著。

方三　虫类散

出处： 张俊庭主编《中国中医特治新法大全》载河南省唐河县人民医院许书江方。

组成： 全蝎 40g，蜈蚣 10 条，地龙 40g，地鳖虫 40g，白花蛇 2 条，黄芪 60g，当归 50g，丹参 60g，鸡血藤 60g，制川乌 20g，制草乌 20g。

颈椎骨质增生加姜黄 40g，葛根 60g；腰椎骨质增生加炒杜仲 40g，川断 40g；膝关节及跟骨骨质增生加川牛膝 60g，独活 30g。

用法： 上药共为细末，每包 6g，每次 1 包，每日 3 次，温开水冲服。

治法： 行气活血，祛风除湿，活络止痛。

证象： 退行性骨关节病、颈椎、腰椎、胸椎及跟骨等部位骨质增生。

评介： 本方为唐河县医院医师自拟经验方，主要应用虫类药物，有作用强力度大的特点，奏效显著，临床按病位加减，疗效更加可靠，值得应用。

206. 颈椎病

方一　除痹逐瘀汤

出处：《中国中医药报》社主编《中国当代名医名方录》载吕同杰方。

组成： 当归 15g，川芎 12g，红花 9g，刘寄奴 15g，姜黄 12g，路路通

30g，羌活 9g，白芷 12g，威灵仙 12g，桑枝 30g，胆星 9g，白芥子 9g。

气虚体弱手麻加黄芪 30g；项背强急加葛根 24g；热郁经络加忍冬藤 30g；湿热内蕴加黄芩 9g，栀子 9g。

用法：水煎服，日 1 剂，分 2 次服。服 6 剂停药 1 天，12 剂为 1 个疗程。

治法：活血化瘀，行气通络，除湿涤痰。

证象：颈椎病，肩周炎，颈肩腰腿疼痛等。

评介：本方为山东中医学院附属医院院长吕同杰经验方。吕氏的医术特点是药专力宏、剂量较重，为中医治疗疑难病提供了宝贵经验。本方由三部分组成：一是活血化瘀，二是祛风通络，三是燥湿化痰。凡有上述情况的颈椎及肢体疼痛患者，用之可取效。

方二　纠颈汤

出处：浙江中医学院编《魏长春临床经验选辑》。

组成：海藻 9g，昆布 9g，射干 3g，马兜铃 6g，天花粉 9g，冬瓜仁 9g，茯苓皮 12g，桑白皮 9g。

用法：水煎服，日 1 剂，分早晚 2 次服。

治法：软坚化痰，通络利水。

证象：颈歪，颈项强直，斜颈。

评介：本方为浙江省名老中医、主任医师魏长春经验方。魏氏临床数十年，经验丰富，医术卓著，如遇上述证象患者，可以选用。

207. 骨质疏松症

方一　益肾通瘀煎

出处：侯宗德等主编《中西医结合方法与疑难病治疗》。

组成：熟地黄 30g，当归 15g，人参 10g，杜仲 15g，龟甲 20g，骨碎补 15g，桃仁 10g，牛膝 15g，路路通 30g，土鳖虫 15g，枸杞子 15g，山萸肉 15g，红花 10g，甘草 9g。

用法：水煎服，日 1 剂，分 3 次服。2 个月为 1 个疗程。

治法：补肾壮骨，益气化瘀。

证象：长期劳损过度，腰背酸痛，骨节刺痛，或有陈旧性骨折，腰弯驼背，肢体麻木，舌有瘀斑，脉沉涩。

评介：骨质疏松症是常见病，以单位体积内骨组织含量减少，骨密度降低，骨强度减弱，骨骼疼痛为特征。中医认为肾主骨，肾精足则骨髓生化有源，所以注重补肾、健脾、养肝。

方二　右归饮

出处：刘茂才主编《现代疑难病中医治疗精粹》。

组成：熟地黄 30g，炒山药 12g，山茱萸 15g，枸杞子 12g，杜仲 12g，肉桂 3g，熟附子 12g，甘草 3g。

用法：水煎服，日 1 剂，分 3 次服。

治法：温补肾阳，壮骨填精。

证象：骨质疏松症，腰膝酸冷疼痛，疼痛沿脊柱两侧扩散，夜间和起床时疼痛加重。

评介：本方是李东恒《景岳全书》专治肾阳不足，命门火衰的方子，正符合骨质疏松症的要求，用之调理治疗，非常对症，可辨证施法，再行加味人参、白术、当归、吴茱萸等治疗更好。

方三　虎潜丸加减

出处：虎潜丸出自《丹溪心法》，加减见侯宗德等主编《中西医结合方法与疑难病治疗》。

组成：龟甲 30g，知母 12g，熟地黄 30g，白芍 15g，锁阳 15g，当归 30g，桑寄生 20g，川牛膝 30g，鹿角胶 10g，鹿角霜 30g，煅牡蛎 30g，菟丝子 15g，人参 10g，白术 20g，杜仲 15g，黄柏 12g，甘草 9g。

用法：水煎服，日 1 剂，2 个月为 1 个疗程。

治法：滋阴降火，强壮筋骨。

证象：骨质疏松症，由于内分泌失调、营养不良、骨折等病引起者。

评介：虎潜丸加减主要用于继发性骨质疏松症的治疗，重在强壮筋骨，益肾填精。治疗应持之以恒，不可心急。

208. 骨关节结核

方一　骨痨康复汤

出处：张俊庭主编《中国中医特治新法大全》载湖北省孝感市中医医院高

南杰方。

组成： 蟑螂2条，蜈蚣2条，炒芥子6g，三七3g，麻黄3g，熟地黄30g，鹿角胶10g，姜炭6g，肉桂5g，甘草3g。

用法： 水煎服，日1剂，分2次服。已溃者加黄芪30g。

治法： 抗痨解毒。

证象： 骨关节结核。

评介： 本方为湖北孝感市中医医院医师提供的经验方，主治骨关节结核，经过临床疗效观察，有效率较高，如遇到这类患者，可以选用。

方二　扶正托毒方

出处： 广东省中医院编著《中医临床新编》。

组成： 黄芪12g，党参12g，皂角刺10g，白芍12g，当归10g，穿山甲12g，陈皮6g，茯苓15g，白芷10g。

用法： 水煎服，日1剂，分2次服。

治法： 补气养血，扶正托毒。

证象： 骨关节结核病（中医称骨痨），关节疼痛，活动时加剧，关节活动受限。脊柱结核患者不能弯腰，可引发驼背畸形；髋关节结核可引起跛行；膝关节结核肿胀显著，称鹤膝。

评介： 本方为广东省中医院编著《中医临床新编》中提供的治疗骨和关节结核中期的方剂，原著里提出在用中医中药治疗骨关节结核的同时，可配合应用西医抗结核药物，疗效会更好。

209. 大骨节病

大骨节病方

出处： 甘肃省卫生局编《中医药简易方选》。

组成： 乳香、没药、土鳖虫、地龙、苏木、降香、白芷、桑白皮各等分。

用法： 共研细末，成人每次3g，开水冲服，1日2次，小儿酌减。

治法： 活血通络，壮骨养筋。

证象： 大骨节病（又名柳拐子病），为地方病，四肢疲乏，麻木，活动不灵，手指或足趾小关节肿大，逐渐累及膝、腕、肘、踝等关节，发生变形、强直、疼痛。

忌宜：孕妇及经期忌服。

评介：本方为甘肃省卫生局收编的中医简易方，用于治疗甘肃地方病大骨节病。此病现已少见，治法很少，若遇到这种病可以选用。

210. 狂犬咬伤

方一　治狂犬咬伤方

出处：上海中医学院等编《赤脚医生手册》。

组成：桃仁 10g，大黄 10g，地鳖虫 10g。

用法：共研极细末，伤轻的 1 日服 1 剂，伤重的 1 日服 2 剂，每剂分 2 次服，用温开水送下。

服药后，小便可见排出粉红色尿液，大便也呈粉红色，一直到小便变清为止。

治法：急救逐瘀排毒。

证象：有疯狗咬伤或接触疯狗唾液史，属狂犬病者，初期精神萎靡，头痛微热，烦躁恶心，有恐惧感，数日后对水、风、声、光很敏感，轻微刺激就可引起发狂、抽搐等。

评介：本方为上海赤脚医生手册上的简易方，遇到这种患者可以选用。一般凡被狗咬伤而不能辨别是否疯狗时，应及时正确处理伤口，给予注射狂犬疫苗。然后服用本方逐瘀排毒，并严密观察病情，按急症处理。

方二　扶危散

出处：当代秦伯未等合著《中医临证备要》。

组成：斑蝥 30mg（糯米炒），飞滑石 30g，雄黄 3g，麝香 1g。

用法：共研细末，每服 3g，1 日 2 次，用黄酒或米汤送下。

治法：散结攻毒。

证象：疯犬咬伤，数日后精神萎靡，烦躁失眠，小便涩痛，伴有恐惧，久则对色、声、光敏感，轻微刺激就会抽搐等。

评介：本方为《中医临证备要》中治疗疯犬咬伤的方剂，可用于一般病情患者，对急性危重患者需西医急救处理。

211. 毒蛇咬伤

方一　治毒蛇咬伤方

出处：上海中医学院等编《赤脚医生手册》。

组成：蝉蜕 6g，白僵蚕 9g，全蝎 3 只，蜈蚣 2 条，半边莲 15g，龙胆草 6g，白菊花 6g，川贝母 9g，七叶一枝花根 9g，生甘草 3g。

用法：水煎服，日 1 剂，分 3 次服。

治法：清热解毒，祛风解痉。

证象：毒蛇咬伤，初起局部红、肿、热、痛，肿势蔓延，附近淋巴结肿大，头昏眼花，恶心呕吐，鼻衄，便血，晚期血压下降，四肢抽搐，角弓反张等，病情危急。

评介：本方为上海《赤脚医生手册》上的方剂。毒蛇咬伤后，一般情况下可服用此方，如病情严重，则需采用综合措施，紧急处理。

方二　毒蛇咬伤汤药

出处：山西省中医研究所等编《中医方药手册》。

组成：五灵脂 12g，雄黄 6g，生地黄 15g，金银花 24g，白芷 6g，黄芩 9g，黄柏 9g，蜈蚣 5 条，全蝎 6g，丹皮 9g，川黄连 9g，蒲公英 15g，车前子 9g，生大黄 9g，蚤休 15g，防己 15g，枳壳 9g，桃仁 9g，紫花地丁 15g，玄明粉 9g。

用法：水煎服，日 1 剂，分 3 次服。

治法：清热排毒，祛风解痉。

证象：毒蛇咬伤，局部疼痛，迅速肿大，口渴，脉速，血压下降，皮肤黏膜出血，抽搐等。

评介：本方为山西省中医研究院等编写的《中医方药手册》中的方剂。专治一般毒蛇咬伤，若遇到这种患者可以选用，同时也要根据病情采取多种处理方法。

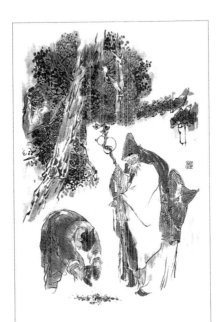

十、皮肤病证

皮肤病证汇集26种常见皮肤疾患。皮肤病的形成内与脏腑密切有关，外与风、寒、暑、湿、燥、火、虫有联系，还有的属于个体过敏性疾病。故治疗应该局部与整体结合，内服与外治结合，中医与西医结合。

212. 天疱疮

清脾除湿饮

出处: 清代吴谦《医宗金鉴》。

组成: 赤茯苓 10g, 炒白术 10g, 苍术 10g, 黄芩 6g, 生地黄 10g, 麦冬 10g, 栀子 5g, 泽泻 10g, 连翘 10g, 茵陈蒿 8g, 枳壳 6g, 玄明粉 10g, 生甘草 3g, 竹叶 2g, 灯心草 2g。

用法: 水煎服, 日 1 剂, 分 2 次服。

治法: 清热除湿。

证象: 治天疱疮, 由心火脾湿内蕴而成者, 发热, 乏力, 食欲不佳, 皮肤及黏膜可成批发出大小水疱, 破后流水不止, 多发生在下体, 灼热疼痛, 反复加重, 迁延不愈, 预后大多不良。

评介: 本方为《医宗金鉴》外科心法要诀上的方剂。治疗心火盛、脾湿重、湿热内蕴所致的天疱疮, 用本方泻心清脾, 可缓解病情。此病目前以采用中西医结合治疗, 西医为主, 辅以中药为好。

213. 急性湿疹

方一 四苓散加味

出处: 四苓散是由《伤寒论》五苓散去桂枝而成, 加味方见上海中医学院《中医外科学讲义》。

组成: 茯苓 15g, 猪苓 12g, 白术 12g, 泽泻 15g。

发于上部者加桑叶 8g, 杭菊 8g, 蝉蜕 6g; 发于中部者加黄连 5g, 黄芩 10g, 龙胆草 8g; 发于下部者加牛膝 10g, 车前子 10g; 痒甚者加白鲜皮 10g, 地肤子 10g, 蛇床子 10g, 苦参 10g。

用法: 水煎服, 日 1 剂, 分 2 次服。

治法: 清热利湿。

证象: 急性湿疹, 局部皮肤上发红作痒, 出现丘疹和水泡, 搔破之后变成糜烂, 流水淋漓, 之后红退结痂脱屑。

评介: 本方为《中医外科学讲义》上的方剂, 功能清热利湿, 用于治疗急性湿疹。并根据病变部位, 分上中下予以加味, 有上述证象者, 可以选用。

方二　湿疹一号汤

出处：甘肃省卫生局主编《新编中医入门》。

组成：苦参12g，苍术15g，茵陈15g，萆薢15g，黄芩10g，地肤子15g，炒大黄5g，生甘草5g。

用法：水煎服，日1剂，分2次服。

治法：清热利湿。

证象：急性湿疹，局部发红作痒，出现丘疹和水泡，搔破后糜烂、红肿等。

忌宜：患者忌食辣椒、酒类等刺激性食物。

评介：本方为甘肃省《新编中医入门》中的方剂，治疗急性湿疹病变，疗效较好，可以加减选用。

214. 慢性湿疹

方一　萆薢渗湿汤合四物汤

出处：萆薢渗湿汤出自清代高秉钧《疡科心得集》，四物汤见宋代《太平惠民和剂局方》，合方见上海中医学院主编的《中医外科学讲义》。

组成：萆薢10g，薏苡仁15g，黄柏8g，赤茯苓15g，丹皮10g，泽泻10g，滑石12g，通草6g（以上为萆薢渗湿汤），当归12g，熟地黄12g，白芍10g，川芎8g。

用法：水煎服，日1剂，分2次服。

治法：养血补血，清利湿热。

证象：慢性湿疹，大多由急性湿疹反复发作转变而来，病程迁延缓慢，可延续数月到几年，皮肤变厚粗糙，较少红肿糜烂。

评介：本方为上海中医学院《中医外科学讲义》中的方剂，用于治疗慢性湿疹，迁延日久不愈，既能清热利湿，又可养血补血，标本兼顾，遇到这类湿疹患者，可以选用。

方二　黄连油混悬液

出处：上海中医学院主编《中医外科学讲义》。

组成：黄连粉25g（或用黄柏粉），蓖麻油75mL，调匀即成。

用法：外用，涂抹患处。

治法：清热解毒燥湿。

证象：急、慢性湿疹。

评介：本方为急、慢性湿疹外用治疗混悬液，可配合内治口服汤剂，内外同治，可提高疗效。

215. 水痘

方一 荆防败毒散

出处：明代张时彻《摄生众妙方》。

组成：荆芥 10g，防风 10g，羌活 10g，独活 10g，柴胡 9g，前胡 9g，枳壳 6g，桔梗 6g，茯苓 12g，川芎 6g，薄荷 3g，甘草 3g，生姜 2 片。

用法：作汤剂，水煎服，日 1 剂，分 3 次服。

治法：解表祛湿，消疮止痛。

证象：水痘，低热初起，恶寒肢痛有表证，头面、躯干出现皮疹和水疱，口腔黏膜有红斑。

评介：本方为临床经典方剂，常用于外感风寒湿邪所引起的病证。《医宗金鉴》上关于水痘的治疗中提出，水痘初起用荆防败毒散较好，继以加味导赤散治之。本方一方多用，也用于呼吸系统病证感冒。

方二 加味导赤散

出处：清代吴谦等《医宗金鉴》。

组成：生地黄 15g，连翘 12g，黄连 6g，滑石 15g，赤茯苓 15g，麦冬 10g，木通 6g，生甘草 5g。

用法：作汤剂，灯心草为引，水煎服，日 1 剂，分 3 次服。

治法：清热祛湿。

证象：水痘，初起低烧，头面及躯干、四肢出现皮疹和水疱，并且病情加重，不见好转。

评介：据《医宗金鉴》称，水痘初起可用荆防败毒散治之，如不见好转，再继以本方辨证加减治疗。

方三 清瘟败毒饮

出处：清代余师愚《疫疹一得》。

组成：生石膏30g，生地黄15g，黄连6g，栀子6g，桔梗8g，黄芩10g，知母10g，赤芍10g，玄参10g，连翘10g，竹叶6g，丹皮8g，甘草3g，犀角1g（磨冲）（现用水牛角6g代）。

用法：水煎服，日1剂，分3次服。

治法：清瘟解毒，凉血医疮。

证象：水痘，病情较重者。

评介：本方为清瘟解毒、凉血救阴的著名经典方剂。据天津市南开医院皮肤科编《中西医结合治疗常见皮肤病》书中称，本方再加川军治疗重症水痘疗效较好，可选用之。

216. 荨麻疹（风疹块）

方一 荨麻疹验方

出处：甘肃省卫生局主编《新编中医入门》。

组成：当归10g，生地黄10g，丹皮10g，赤芍10g，焦芥穗10g，白术10g，地肤子15g，蛇床子15g，苍耳子10g，紫草12g，蝉蜕5g，蛇蜕3g。

用法：水煎服，日1剂，分2次服。

治法：养血消风，解肌止痒。

证象：荨麻疹，遇风易发，发病突然，发无定处，皮疹时隐时现，多在躯干四肢，大小不等，成片成团，奇痒难忍，越抓越多，可持续数日不消。

评介：本方为甘肃《新编中医入门》中治疗荨麻疹的经验方，对治疗荨麻疹有一定疗效，遇见这种患者，可以选用。

方二 消风散加味

出处：消风散出自清代《医宗金鉴》，加味方见上海中医学院主编的《中医外科学讲义》。

组成：荆芥10g，防风10g，当归20g，生地黄20g，苦参15g，苍术15g，蝉蜕10g，胡麻仁15g，牛蒡子15g，知母15g，煅石膏30g，木通6g，甘草6g（以上为消风散），黄连8g，山栀8g，金银花10g。

用法： 作汤剂，水煎服，日1剂，分2次服。

治法： 祛风止痒，清热利湿。

证象： 荨麻疹，外感风热或风湿，肢体局部或周身瘙痒，皮肤发疹，或成片成块，此起彼消，反复发作，恶风发热，口干，便秘，苔薄黄，脉浮滑。

评介： 本方为上海中医学院主编的《中医外科学讲义》上的方子，由《医宗金鉴》消风散加味而来。专治感受风热引起的荨麻疹，效果较好，遇到上述证象患者，可选用之。

217. 牛皮癣

方一　凉血解毒汤

出处： 天津市南开医院皮肤科编《中西医结合治疗常见皮肤病》。

组成： 广角3g，生地黄15g，玄参12g，麦冬12g，丹皮10g，白芍10g，金银花10g，黄芩10g，栀子8g，白鲜皮10g，土茯苓30g。

用法： 水煎服，日1剂，分2次服。广角即犀角，可用水牛角15g代替。

治法： 凉血解毒，祛湿止痒。

证象： 牛皮癣，癣周边明显红斑，上复多层银白色鳞屑，有痒感，抓之鳞屑纷纷落下，再抓有点状出血，皮损呈对称性，主要分布在四肢伸面及头、肘、膝部。

评介： 本方为南开医院皮肤科应用方剂，专治牛皮癣。所用药物凉血解毒，祛风止痒，疗效较好，遇到牛皮癣患者，可以选用。

方二　中药治疗方

出处： 上海中医学院等编《赤脚医生手册》。

组成： 麻黄6g，桂枝9g，苍耳子12g，白芷6g，白蒺藜12g，当归12g，蛇床子12g，地肤子12g。

用法： 水煎服，日1剂，分2次服。

治法： 和血解表，祛风止痒。

证象： 牛皮癣，早期常夏愈冬发，晚期则夏轻冬重。

评介： 本方为上海中医学院《赤脚医生手册》上的中药治疗方剂。手册中指出本方对小孩及初发患者有一定效果。

218. 神经性皮炎

方一 永安止痒汤

出处：天津市南开医院皮肤科编《中西医结合治疗常见皮肤病》。

组成：麻黄 8g，苍术 10g，僵蚕 8g，防风 10g，荆芥 10g，薄荷 6g，桃仁 10g，当归尾 10g，赤芍 10g，红花 8g，甘草 5g。

用法：水煎服，日 1 剂，分 2 次服。

治法：和血利湿，祛风止痒。

证象：神经性皮炎，局部红疹、丘疹或红斑，奇痒，多发于颈、背、肘膝关节之伸侧面，及尾骶部。

评介：本方为天津南开医院皮肤专科提供方剂，主治普通常见的神经性皮炎，遇见此病时可以选用，最好配合其他方法综合治疗。

方二 痒疹方

出处：天津市南开医院皮肤科编《中西医结合治疗常见皮肤病》。

组成：生地黄 15g，金银花 12g，土茯苓 30g，荆芥 10g，防风 10g，赤芍 10g，红花 8g，三棱 10g，莪术 10g，刺蒺藜 8g。

用法：水煎服，日 1 剂，分 2 次服。

治法：清热活血，祛风止痒。

证象：神经性皮炎，慢性迁延不愈，瘀血湿痰凝聚之证。

评介：本方为南开医院皮肤专科提供方剂，主治一般神经性皮炎，此病与本身及环境过敏因素有关，难以治愈，需采取多种方法综合治疗。

219. 药物性皮炎

方一 皮炎汤

出处：《中国中医药报》社主编《中国当代名医名方录》载朱仁康方。

组成：生地黄 30g，丹皮 10g，赤芍 10g，知母 10g，生石膏 30g，金银花 10g，连翘 10g，竹叶 10g，生甘草 6g。

热重加黄芩 10g，马尾连 10g；湿重加茯苓 10g，泽泻 10g；浮肿加冬瓜皮 30g，茯苓皮 30g。

用法：水煎服，日 1 剂，分 2 次服。

治法：清营凉血，泄热化毒。

证象：药物性皮炎，以及接触性皮炎等，有口服、吸入、注射、滴入药物史，发生过敏，出现麻疹样及猩红热样红色皮疹，发痒，或有发热、头痛、乏力、胃口不好等全身症状。

评介：本方为北京中医学院名誉教授、著名中医皮外科专家朱仁康经验方，朱老从事中医工作 60 余年，根据多年临床实践经验，创制本方，久经应用，效果良好，可以选用。

方二　气血两燔方

出处：天津市南开医院皮肤科编《中西医结合治疗常见皮肤病》。

组成：犀角 3g，生地黄 15g，玄参 12g，白芍 10g，生石膏 20g，知母 10g，白茅根 15g，升麻 8g，粳米 15g，甘草 6g。

用法：水煎服，日 1 剂，分 2 次服。犀角可用水牛角 15g 代替。

治法：清热凉血，祛风止痒。

证象：药物性皮炎，有用药史和过敏史，皮疹，红斑，发痒，水泡，灼热感等，或表现多种多样病变。

评介：本方为天津南开医院提供方剂，治疗药物性皮炎。认为本病属气血两燔证，用此气血两燔方治疗有效，一般用药后两三天内症状即会减轻，遇到此病时，可选用之。

220. 脱发

方一　神应养真汤

出处：秦伯未等合著《中医临证备要》。

组成：当归 10g，白芍 10g，熟地黄 12g，川芎 6g，何首乌 15g，天麻 10g，羌活 10g，菟丝子 8g，木瓜 8g，女贞子 12g。

用法：水煎服，日 1 剂，分 2 次饭后服。亦有中成药丸剂，按说明服连服 2~3 个月以上。

治法：益气养血，祛风活络。

证象：脱发，斑秃，尤其是青年人早年脱发。

评介：本方对血亏肾虚，或大病之后的脱发效果较好。另外脱发局部用鲜生姜片涂擦有效。中医辩证认为，发为血之余，肾之华在发。脱发多由血虚肾亏所致，治疗多用补血养血、补肾益精之品。

方二　养血消风汤

出处：天津市南开医院皮肤科编《中西医结合治疗常见皮肤病》。

组成：当归 10g，熟地黄 15g，何首乌 12g，黄芩 8g，栀子 8g，白附子 8g，刺蒺藜 15g，菟丝子 10g，荆芥 8g，茯苓皮 10g，蝉蜕 6g，蜈蚣 1 条，甘草 5g。

用法：水煎服，日 1 剂，分 2 次饭后服，服 1 个月为 1 个疗程。

治法：养血益肾，消风止痒。

证象：早年脱发，头皮痒，或头皮油脂多，皮屑多。

评介：本方为著名天津南开医院皮肤科供方，有一定的治疗效果，特别是头皮发痒者，可优先选用。

方三　斑秃方

出处：广东省第二中医院广东省中医研究所编《专病专方手册》。

组成：枸杞子 10g，牛膝 10g，当归 15g，制何首乌 15g，补骨脂 10g，菟丝子 10g，地黄 15g，丹参 15g。

用法：水煎服，日 1 剂，分 2 次饭后服。

治法：滋补肝肾，填精生发。

证象：头皮斑块状脱发。

评介：本方是广东省两家著名中医单位提供，专治斑秃，临床上遇到这种患者，可以使用。

方四　二仙丹

出处：秦伯未等合著《中医临证备要》。

组成：当归身，侧柏叶各等分。

用法：共研细末，制成丸剂，每服 12g，日服 2 次，饭后。

治法：益气、养血、生发。

证象：青年人脱发，大病后体弱脱发。

评介：本方药简味单，配制方便，可作为长期用药，服药 2～3 个月，会有效果。另外，用鲜侧柏叶浸于 60% 酒精中，7 天后取药液涂擦头部，1 日 3

次，有效。

221. 带状疱疹

方一 桂枝红花汤

出处：天津市南开医院皮肤科编《中西医结合治疗常见皮肤病》。

组成：桂枝 6g，干姜 6g，细辛 3g，牛膝 10g，威灵仙 10g，当归尾 10g，赤芍 10g，红花 8g，鸡血藤 15g，甘草 5g。

用法：水煎服，日 1 剂，分 2 次服。

治法：温通活血，化瘀止痛。

证象：带状疱疹，中医称"缠腰火丹"，沿神经分布走向出现成丛的红斑、水泡性片块，神经疼痛或感觉异常，往往是单侧发生，或有发热、全身不适症状。

评介：本方为天津南开医院皮肤科治疗带状疱疹用方。主要用于血滞痰凝型带状疱疹较好，临床可以选用治之。

方二 七厘散

出处：清代谢元庆《良方集腋》。

组成：血竭 30g，麝香 0.4g，冰片 0.4g，乳香 4.5g，没药 4.5g，红花 4.5g，朱砂 4g，孩儿茶 7.5g。

用法：共研极细末，口服，每次 0.3 ～ 1g，用黄酒或温开水送服；外用适量，用酒调敷外伤处。

治法：活血化瘀，止痛止血。

证象：带状疱疹（缠腰火丹），沿神经走向，单侧红斑、水泡性片块；以及跌打损伤，瘀血肿痛，骨折筋断，无名肿毒等。

评介：本方为古代经典常用方剂，内服外用均可，应用广泛。山西医学院等单位编的《中医方药手册》上提出本方治疗带状疱疹，有一定效果。

方三 龙胆泻肝汤

出处：清代吴谦《医宗金鉴》。

组成：龙胆草 10g（酒炒），黄芩 12g（酒炒），栀子 10g，泽泻 10g，木通 8g，车前子 10g，当归 10g，生地黄 10g，柴胡 10g，生甘草 5g。

用法：水煎服，日 1 剂，分 2 次服。

治法：泻肝火，利湿热。

证象：带状疱疹（缠腰火丹），初起病变部位有带索状刺痛，然后发出红色皮疹及绿豆大小的水泡，水泡聚集，排列成带状，两周左右结痂脱落，病变出现在身体一侧，多在腰部。

评介：本方为古代经典常用方剂，主治肝胆实火上扰和肝胆湿热下注。上海中医学院主编《中医外科学讲义》中用来治疗带状疱疹，理法相宜，效果良好，遇到此病可以选用。

222. 脂溢性皮炎

方一　凉血消风汤

出处：天津市南开医院皮肤科编《中西医结合治疗常见皮肤病》。

组成：生地黄 30g，玄参 10g，白芍 12g，生石膏 30g，知母 10g，白茅根 30g，牛蒡子 10g，荆芥 10g，防风 10g，升麻 5g，金银花 15g，甘草 6g。

用法：水煎服，日 1 剂，分 3 次服。红斑严重者加水牛角 10g，挫末冲服。

治法：凉血清热，解毒祛风。

证象：脂溢性皮炎，皮脂溢出，细菌感染，多在头皮部、腋窝、耻部、前胸等，呈炎性改变，有剧痒，严重者头皮脱发。

评介：由于本病病程缓慢，往往时轻时重，所以治疗要有耐心，并且需要配合外用药涂擦，口服抗生素，强的松之类。

方二　扶正消毒饮

出处：天津市南开医院皮肤科编《中西医结合治疗常见皮肤病》。

组成：黄芪 15g，当归 12g，野菊花 15g，蒲公英 15g，紫花地丁 12g，连翘 15g，金银花 12g。

用法：水煎服，日 1 剂，分 2 次饭后服。

治法：补气益血，清热解毒。

证象：脂溢性皮炎，气虚血弱，疲乏无力，舌胖淡，脉细弱。

评介：本方用于脂溢性皮炎，血气虚弱者，可适当加入四君子汤，补中益气汤等。

方三　脂溢性皮炎方

出处：广东省第二中医院广东省中医研究所编《专病专方手册》。

组成：白术 12g，茯苓 15g，白鲜皮 12g，山楂 10g，蒲公英 12g，生地黄 12g，茵陈 10g，薏苡仁 15g，泽泻 10g，甘草 6g。

用法：水煎服，日 1 服，分 3 次饭后服。

治法：健脾祛湿，清热解毒。

证象：脂溢性皮炎，头发多油伴有脱发。

评介：本方为供方单位多年临床实践总结出的专治脂溢性脱发，头皮多油脂的有效方剂，临床遇到这种病人，可以用之。

223. 少年白发症

方一　首乌延寿丹

出处：秦伯未等合著《中医临证备要》。

组成：何首乌 15g，豨莶草 10g，菟丝子 12g，杜仲 12g，牛膝 10g，女贞子 10g，桑叶 10g，金银花 10g，生地黄 12g，桑葚子 10g，金樱子 10g，旱莲草 10g，黑芝麻 12g。

用法：水煎服，日 1 服，日服 2 次饭后服。

治法：滋肾养肝，乌发延寿。

证象：须发早白，少年白发，易于脱落。

评介：少年白发症比较常见，白发本来是老年人中出现的事，但由于气血不足，慢性疾病，致肾阴肝血不足，也导致本症，此方可以用之，久能生效。

方二　少年白发方

出处：广东省第二中医院广东省中医研究所编《专病专方手册》。

组成：女贞子 12g，墨旱莲 12g，当归 15g，川芎 10g，山萸肉 10g，熟地黄 15g，白芍 10g，制何首乌 15g，甘草 6g。

用法：水煎服，日 1 剂，分 3 次饭后服．

治法：滋补肝肾，养血乌发。

证象：少年白头，白发多者。

评介：少年白发比较难治，虽然需滋肝补肾、养血益气，但需一定时日方能见效。本方是广东省著名中医机构的专方，专治本病，可耐心用之，必能见效。

方三 七宝美髯丹

出处： 山西省中医研究所等编《中医方药手册》。

组成： 制何首乌 1000g，茯苓 400g，牛膝 400g，当归 400g，枸杞子 400g，菟丝子 400g，补骨脂 200g。

用法： 共研细末，炼蜜为丸，每服 9g，日服 2 次，温酒或白开水饭后送下。

治法： 滋补肝肾，益气养血。

证象： 须发早白，易于脱落，及神经衰弱，头发变白。

评介： 本方是一个滋补强壮剂，凡肝肾不足，气血虚少，以致须发无华，易于脱落者，以及肌肉消瘦腰酸腿软等症，可以选用。

224. 扁平疣

方一 中药方剂

出处： 上海中医学院等编《赤脚医生手册》。

组成： 珍珠母 30g（先煎），灵磁石 30g（先煎），代赭石 30g（先煎），煅牡蛎 30g（先煎），板蓝根 30g，黄芩 10g，山栀子 10g，野菊花 10g，制大黄 10g，生甘草 3g。

用法： 水煎服，日 1 剂，分 2 次服。

治法： 清肝解毒，凉血止痒。

证象： 扁平疣，好发于青年男女，皮损为表面光滑的圆顶状扁平小疣，数目多，个儿小，一般无自觉症状，少数可有痒感。

评介： 本方为上海中医学院《赤脚医生手册》中提供的治疗扁平疣中药方剂，提示服用 10～15 天，如无效即停服。除用中药内服之外，书中还列举了外用疗法、西药治疗等法，认为采用综合治疗效果较好。

方二 平肝解毒汤

出处： 张俊庭主编《中国中医特治新法大全》载浙江省海宁市中医院杨德龙方。

组成：珍珠母 30g，紫贝齿 30g，大青叶 30g，老紫草 12g，马齿苋 12g，制香附 12g，苍耳子 10g，虎杖 10g，桃仁 10g。

用法：水煎服，日 1 剂，分 2 次服。

治法：平肝解毒，活血散结。

证象：扁平疣。

评介：本方为浙江海宁市中医院医师的临床经验方，临床疗效总结报告显示有效率较高，如遇到本病患者，可以选用。

225. 寻常疣

方一 治瘊汤

出处：天津市南开医院皮肤科编《中西医结合治疗常见皮肤病》。

组成：熟地黄 15g，白芍 10g，赤芍 10g，丹皮 10g，桃仁 10g，红花 8g，牛膝 10g，何首乌 10g，杜仲 10g，赤小豆 15g，白术 10g，穿山甲 10g。

用法：水煎服，日 1 剂，分 2 次服。

治法：养血润燥，活血化瘀。

证象：寻常疣（刺疣），易在青少年间相互传染，多发生于手指、手背等暴露部位，比扁平疣数目少，个儿大，大多呈菜花样，一般无症状。

评介：本方为天津南开医院皮肤科著作中提到的治疗寻常疣的方剂，一般连续服用 8 ~ 10 剂会有疗效。有效者可服至痊愈，如果无效，则停用，勿久服。

方二 小蓟外用方

出处：张俊庭主编《中国中医特治新法大全》载山东省泰安市棉纺针织厂医院张景君方。

组成：小蓟茎叶适量。

用法：洗净，用干净纱布包裹绞汁装瓶备用。用时用棉签蘸取药液涂擦寻常疣体上，1 日 5 ~ 10 次。

治法：凉血解毒，散痈消肿。

证象：寻常疣。

评介：本方为山东泰安纺织厂医院医师应用经验方。小蓟系菊科多年生草本植物，具有消散痈肿、消炎、抗病毒的作用，所以外用涂擦可治本病，一般

1～2周便可生效。

226. 皮肤红斑结节

方一 辨证施治方

出处：上海中医学院等编《赤脚医生手册》。

组成：（1）清热利湿用药：黄柏9g，萆薢9g，苍术皮9g，忍冬藤30g，鲜生地黄30g，蒲公英15g，连翘9g。

（2）祛风通络用药：丝瓜络5g，威灵仙9g，地龙9g，络石藤9g，秦艽5g。

（3）活血祛瘀用药：桃仁9g，红花6g，川芎5g，牛膝9g，当归9g，王不留行9g，赤芍9g，丹参9g，鸡血藤12g。

以上三组药根据病情配伍应用。

用法：水煎服，日1剂，分2次服。

治法：清热利湿，祛风通络，活血祛瘀。

证象：结节性红斑，以结节为主要皮肤损害，多发生在四肢，大小不等，呈红色，疼痛或触痛，低热，关节酸痛，全身乏力等，病程一般在2周到数月。

评介：本方为上海中医学院等编《赤脚医生手册》中记载的方药，如临床遇有上述证象患者，可以按照病情辨证加减应用。

方二 化疗内消散

出处：清代吴谦《医宗金鉴》。

组成：知母、贝母、蚤休、天花粉、金银花、赤芍、生甘草各12g，乳香、没药、穿山甲、当归各9g，白及、皂角刺各5g。

用法：用水酒各半煎服，日1剂，分2次服。

治法：清热解毒，活血消疔。

证象：疔疮疖肿，皮下肿块，痛或不痛，或坚硬根深，或发热红肿，症状较轻者。

评介：本方为《医宗金鉴》书中治疗轻证疔毒的方剂，功能清热解毒，活血化瘀，消肿散疔，遇到上述证象患者可以选用。

227. 冻疮

方一 当归四逆汤

出处: 汉代张仲景《伤寒论》。

组成: 当归 10g, 桂枝 10g, 赤芍 10g, 生姜 9g, 大枣 9g, 通草 6g, 炙甘草 6g, 细辛 3g。

用法: 水煎服, 日 1 剂, 分 2 次服。

治法: 温经, 活血, 通脉。

证象: 局部受冻后, 血管收缩, 皮肤苍白, 发凉发硬, 麻木, 温暖解冻后皮肤由苍白转为发绀发热, 有痒痛和灼痛, 根据冻伤程度可分几度。

评介: 本方为古代经典方剂, 传统用于血脉凝滞, 手足厥冷诸症。湖南医学院著《农村医生手册》中用其治疗重症冻伤, 促进血脉温通, 使冻疮早日康复, 对不容易好的冻疮患者, 可以选用。本方一方多用, 也用于运动系统病证脉管炎。

方二 红灵酒

出处: 上海中医学院主编《中医外科学讲义》。

组成: 生当归 60g, 肉桂 60g, 红花 30g, 花椒 30g, 干姜 30g, 樟脑 15g, 细辛 15g。

用法: 用 95% 酒精 1000mL, 将上药浸泡 7 天备用。用时用棉花蘸药酒擦患处, 同时揉擦按摩。

治法: 活血, 消肿, 止痛。

证象: 冻疮, 手足、耳边、鼻尖等暴露部位, 被严寒侵袭后所致皮肤病, 苍白, 红肿, 瘙痒, 灼痛等。

评介: 本方为《中医外科学讲义》上介绍的治疗一般冻疮的外治药酒, 冻疮早期可用此药酒涂擦揉搓, 效果良好, 可选用之。

228. 脚气

脚气汤

出处: 上海中医学院编《程门雪医案》。

组成：苏梗 6g（带叶），广陈皮 6g，大腹皮 10g，连皮茯苓 15g，五加皮 10g，淡姜皮 12g，淡吴茱萸 12g，酒炒陈木瓜 10g，生薏苡仁 10g，熟薏苡仁 9g，冬瓜皮 12g，建泽泻 15g。

用法：水煎服，日 1 剂，分 2 次服。

治法：行气祛风，利湿通络。

证象：脚气，两足肿胀，腹胀不舒，胸闷，手指麻木，苔白腻，脉弦。

评介：本方为《程门雪医案》中治疗脚气的经验方，专治脚气病，遇到上述证象患者，可以选用。

229. 丹毒

方一　化斑解毒汤加味

出处：化斑解毒汤出自清代吴谦《医宗金鉴》，加味方见上海中医学院主编《中医外科学讲义》。

组成：升麻 9g，石膏 15g，连翘 12g，牛蒡子 12g，黄连 6g，知母 10g，玄参 15g，竹叶 6g（原方有人中黄）（以上为化斑解毒汤原方），柴胡 10g，黄芩 10g，山栀 8g。

用法：水煎服，日 1 剂，分 3 次服。

治法：清热解毒。

证象：丹毒，皮肤突然鲜红发炎，如涂丹之状，边缘清晰，稍高出正常皮面，并很快向外扩展，会发生在全身各部位，可伴有憎寒壮热，头痛骨楚，口渴纳呆，苔黄腻，脉洪数。

评介：本方为《中医外科学讲义》中治疗丹毒的方剂。丹毒因发生在不同部位，各具一定特征，本方用于发于肋下腰胯，或全身之丹毒较好。

方二　普济消毒饮

出处：清代汪昂《医方集解》载金代李东垣方。

组成：黄芩 10g，黄连 6g，陈皮 8g，玄参 10g，连翘 10g，板蓝根 12g，马勃 5g，牛蒡子 10g，薄荷 6g，僵蚕 6g，升麻 8g，柴胡 8g，桔梗 10g，甘草 5g。

用法：水煎服，日 1 剂，分 2 次服。

治法：疏风散邪，清热解毒。

证象：丹毒，发生于头面部，先发于鼻额，次肿于目，两目肿至不能开视；或发于耳之周围及头角；或发于头额及脑后。

评介：本方为古代经典常用方剂，用于治疗丹毒，主要发生在头面部者，遇到这种患者，可以选用。

230. 痤疮

方一 枇杷清肺饮

出处：清代吴谦《医宗金鉴》。

组成：党参 6g，枇杷叶 10g，黄连 5g，黄柏 6g，桑白皮 10g，生甘草 3g。

用法：水煎服，日 1 剂，分 2 次服。

治法：清宣肺热，解毒疗疮。

证象：痤疮，又称粉刺，青年多发，以面部、胸、背中央部多见，表现毛囊丘疹，黑头粉刺，脓泡，结节，脓肿及疤痕等，常在成年后自愈。

评介：本方为《医宗金鉴》传统古方，多用来治疗粉刺（痤疮）。主要作用为清热宣肺，解毒疗疮，遇到上述证象患者，可以选用。

方二 颠倒散

出处：清代吴谦《医宗金鉴》。

组成：大黄、硫黄各等分。

用法：外用，共研细末，同合均匀，凉水调敷患处。

治法：清热散瘀。

证象：粉刺（痤疮），多发于男女青春期，与肺胃积热、血热郁滞于肌肤有关。也可用于涂抹治疗酒糟鼻。

评介：本方为古代名方，是治疗粉刺的外用方，可配合内服汤药，作为辅助治疗。本方一方多用，也用于本系统病证酒糟鼻。

231. 白癜风

方一 白驳片

出处：上海中医学院主编《中医外科学讲义》。

组成：紫草 50g，降真香 50g，草河车 50g，白药子 50g，白薇 50g，苍术 20g，海螵蛸 35g，红花 50g，桃仁 50g，生首乌 50g，龙胆草 20g，刺蒺藜 750g，甘草 5g。

用法：共为细末，制成片，每片重 1g，每次服 10g，1 日 2 次，温开水送下。

治法：散风，清热，活血。

证象：白癜风，皮肤上出现白色斑片，表面平滑，斑内毛发变白，无痛无痒，病程缓慢，甚至终身不愈。

评介：本方为上海中医学院《中医外科学讲义》中所载经验方，专门治疗白癜风，中医称白驳风。乃由于风湿侵入毛孔，气血瘀滞，血不荣肤所致。本方以祛风利湿为主，但效果缓慢，对这种患者，可以选用。

方二　豨莶丸

出处：上海中医学院主编《中医外科学讲义》。

组成：豨莶草 300g。

用法：用黄酒搅拌，九蒸九晒，研细粉，炼蜜为丸，如梧桐子大。每服 9g，日服 2 次，空腹温开水送下。

治法：祛风胜湿。

证象：白癜风。

评介：本方为《中医外科学讲义》中所载经验方，主治白癜风，功用祛风胜湿，效果缓慢，可以选用。

232. 黄褐斑

方一　沙参麦冬汤加味

出处：沙参麦冬汤出自清代吴鞠通《温病条辨》，加味方为张俊庭主编《中国中医特治新法大全》载深圳市红十字会医院李少文方。

组成：北沙参 15g，麦门冬 15g，玉竹 15g，天花粉 15g，白扁豆 15g，冬桑叶 12g，生甘草 6g（以上为沙参麦冬汤），旱莲草 15g，白蒺藜 12g，女贞子 20g，珍珠母 30g（先煎），红枣 15g。

用法：水煎服，日 1 剂，分 2 次服。服 1 个月为 1 个疗程。

治法：平肝解郁，清热养肺。

证象：黄褐斑，颜面部对称而局限的褐色素沉着，无自觉症状，多见于中青年女性。一般由于肝气郁结，郁久化热，气血失和，血瘀不荣所致。

忌宜：服药期间宜心情愉快。

评介：本方为深圳市红十字会医院医师经验方，治疗黄褐斑患者，效果较好。作者提出，治疗期间同时服用知柏地黄丸能巩固疗效。

方二　逍遥消褐汤

出处：刘茂才主编《现代疑难病中医治疗精粹》载禤国维方。

组成：白芍15g，茯苓15g，防风15g，牡丹皮12g，白术12g，柴胡10g，当归10g，川芎6g，川红花6g，玫瑰花6g，甘草6g。

用法：水煎服，日1剂，分2次服。宜饭后服。

治法：疏肝解郁，理气活血。

证象：黄褐斑，颜面不泽，情绪抑郁，头晕心烦，月经不调，口苦咽干，舌淡红或有瘀斑，苔薄白，脉弦。

忌宜：忌生气、郁闷、忧虑。

评介：本方为广东省中医院医师自拟经验方，治疗肝郁型妇女黄褐斑较好。方中诸药配合，使肝郁得解，气机通畅，瘀滞消除，气血复荣于颜面，黄褐斑则消散，可选用之。

233. 红斑狼疮

方一　当归骨皮汤

出处：张俊庭主编《中国中医特治新法大全》载河南省中医院周国秀方。

组成：当归30g，地骨皮30g，石斛30g，制鳖甲10g，生黄芪30g，生白芍15g，淫羊藿10g，秦艽10g，女贞子15g，菟丝子30g，生地黄20g，南沙参30g，北沙参30g，白花蛇舌草30g。（儿童剂量酌减）

用法：水煎服，日1剂，分2次服。30日为1个疗程。

治法：扶正固表清热，调整自身免疫。

证象：系统性红斑狼疮，主要发生在青年女性，肝郁血滞，毒热蕴结，面部蝶形红斑，红斑狼疮可使多个器官结缔组织受损，表现有面胖，气短，心慌，发热等，舌质胖淡或紫褐色，脉弦浮无力或沉细。

忌宜：宜心情舒畅，避免劳累，忌晒太阳，忌食辛辣发物。

评介：本方为河南省中医院副主任医师周国秀临床经验方，据疗效观察，治愈率很高。周氏通过临床药理研究证实，本方具有调整免疫力、纠正免疫紊乱的作用，不仅能避免西药的副作用，而且能稳定病情，减少复发。所以遇到此病，可以首选加减使用。

方二　红斑狼疮方

出处： 天津市南开医院皮肤科编《中西医结合治疗常见皮肤病》。

组成： 党参15g，黄芪20g，沙参10g，生地黄10g，玄参10g，丹皮0g，赤芍10g，当归12g，桃仁10g，红花8g，郁金10g，川黄连6g，莲子心10g，血竭3g，甘草6g。

用法： 水煎服，日1剂，分2次服。

治法： 补气养阴，活血清热。

证象： 系统性红斑狼疮，气阴两虚，血瘀发斑，迁延不愈。

忌宜： 患者生活要有规律，不要暴晒阳光，不做剧烈运动，不宜受冷冻。

评介： 本方为南开医院皮肤科编《中西医结合治疗常见皮肤病》中的方剂，用于治疗气阴两虚，血瘀发斑，迁延不愈的系统性红斑狼疮，若遇到上述证象患者，可以选用治之。

方三　狼疮冲剂方

出处：《中国中医药报》社《中国当代名医名方录》载张志礼方。

组成： 黄芪30g，太子参15g，白术10g，茯苓15g，女贞子30g，菟丝子15g，淫羊藿30g，丹参15g，鸡血藤15g，重楼15g，白花蛇舌草30g，益母草10g。

用法： 水煎服，日1剂，早晚2次服。宜空腹。

治法： 健脾益肾，活血通络，解毒固表。

证象： 系统性红斑狼疮等结缔组织病，神疲倦怠，四末不温，关节疼痛，颜面下肢浮肿，腹胀腹水，尿少夜尿，四肢乏力，少气懒言，食少便溏，舌淡胖有齿印，脉沉细。

评介： 本方为北京中医医院皮肤性病科主任医师、教授张志礼的经验方，方中诸药补气升阳，益卫固表，利水消肿，阴阳双补，活血通络，清热解毒，作用全面，实为良方，值得选用。

方四　红斑狼疮主方

出处：卢祥之著《百治百验效方集》载丁济南方。

组成：川桂枝 3g，玄参 12g，制川乌 9g，制草乌 9g，淫羊藿 12g，伸筋草 15g，炒荆芥 9g，炒防风 9g，生甘草 3g。

风痹损及肾脏：加生黄芪 12g，生白术 12g，茯苓 12g，生薏苡仁 12g，黑料豆 18g；尿蛋白高加煅龙骨 12g，煅牡蛎 12g；血氮高加宣木瓜 12g，牛膝 12g；浮肿加炒防己 12g；腹水加大腹皮 15g。

风痹损及肝脏：加炒黄芩 12g；腹胀加茯苓 12g，生麦芽 18g。

风痹损及脾脏：大便干艰生何首乌 15g，桑椹 15g，炒瓜蒌皮 9g；大便溏薄加怀山药 12g，焦六曲 9g。

风痹损及心脑：心悸加制附子 6g，水炙远志 3g；神志欠清加水炙远志 3g，石菖蒲 12g；癫痫抽搐加蚯蚓虫 5g（去头足）。

风痹损及肺部：加北沙参 15g，丝瓜络 9g；咳嗽加炙枇杷叶 9g，炙百部 12g。

风痹损及血脉络道：面上红斑加丹皮 9g；关节酸痛加西秦艽 12g，晚蚕沙 12g（包），桑枝 12g，延胡索 12g。

用法：水煎服，日 1 剂，分 3 次服。

治法：祛风温阳，散寒除湿，清热解毒，去瘀通络。

证象：红斑狼疮，风寒湿三痹，关节游走疼痛、红肿，面颊红斑，皮肤损害，出现瘀点，或胁痛、腹胀，或腰酸浮肿，或心悸气短，迁延日久，缓解和加剧交替，难以根治。

评介：本方为《百治百验效方集》中治疗红斑狼疮的方剂，治病求本，标本兼治，分型加味详细全面，遇到上述证象患者，值得选用。

方五　红斑解毒汤

出处：北京中医学院编《赵炳南临床经验集》。

组成：生玳瑁 10g，干生地 50g，金银花炭 20g，白茅根 30g，丹皮 9g，天花粉 15g，玄参 20g，黄柏 15g，知母 9g，石斛 20g。

用法：水煎服，日 1 剂，分早晚 2 次服。

治法：清热解毒，凉血护阴。

证象：系统性红斑性狼疮，高热不退，面部等部位皮肤出现红斑或出血斑，全身乏力，肌肉关节疼痛，烦热不眠，或神昏谵语，或吐血便血，舌质红苔黄腻，脉数而软。

评介：本方为北京名医、中医皮外科专家赵炳南的经验方，治疗系统性红斑性狼疮有一定疗效，遇到上述证象患者，可以选用。

234. 狐臭

密陀僧散

出处：清代吴谦《医宗金鉴》。

组成：密陀僧 3g，雄黄 6g，硫黄 6g，石黄（石门产雄黄）3g，蛇床子 6g，轻粉 1.5g。

用法：共研细粉外用，醋调搽患处，或干粉扑患处，或加枯矾粉搽之。

治法：祛风杀虫，收敛防腐。

证象：狐臭，汗斑，及白癜风，褥疮等。

评介：本方为古代传统外用方剂，上海中医学院主编《中医外科学讲义》（1964 年）里用来治疗狐臭（体气）。此病发于腋下，是汗液带有臭味的皮肤病，不碍健康，多由湿浊浸淫腋下肌肉所致，或与父母遗传有关，一般在青春期后发病，到年老汗腺萎缩而渐减轻。

235. 鸡眼

方一　千金散

出处：上海中医学院主编《中医外科学讲义》。

组成：制乳香 15g，制没药 15g，轻粉 15g，飞朱砂 15g，煅白砒 6g，赤石脂 15g，五倍子 15g，煅雄黄 15g，蛇含石 15g。

用法：将各药研粉和匀，外用，掺敷于患部，胶布纱布固定包扎，勿使漏气，疼痛感持续 3 天。

治法：蚀恶肉，化老茧。

证象：足生鸡眼、老茧、肉刺，疼痛而影响走路。

评介：本方为上海中医学院编《中医外科学讲义》上的方剂，外用，治疗鸡眼有效。须用心涂敷，包扎严实，固定约一周见效。方中蛇含石别名蛇黄，为褐铁矿石，功效安神镇惊，止血止痛。

方二　鸦胆子仁

出处： 湖南医学院主编《农村医生手册》。

组成： 鸦胆子仁。

用法： 将新鲜鸦胆子仁捣烂后外用，将患处用温水泡软，刮去表面角质层，将捣烂的鸦胆子仁敷患处，外用胶布封固，每 3～5 日换药 1 次。

治法： 化老茧，祛恶肉。

证象： 鸡眼。

评介： 本方为湖南医学院主编《农村医生手册》中收载的治疗鸡眼的外用方子，具有一定疗效。因鸡眼不需内治，只用这类外治方法可矣。

236. 酒糟鼻

方一　扶正消毒饮

出处： 天津市南开医院皮肤科编《中西医结合治疗常见皮肤病》。

组成： 黄芪 15g，当归 15g，野菊花 10g，蒲公英 12g，紫花地丁 12g，连翘 12g，金银花 12g。

用法： 水煎服，日 1 剂，分 2 次服。

治法： 扶正益气，清热解毒。

证象： 酒糟鼻，鼻尖部潮红斑块，或疖肿。

评介： 本方为《中西医结合治疗常见皮肤病》中的方剂，治酒糟鼻一类病证较好，遇到这类患者可选用之。

方二　颠倒散

出处： 清代吴谦《医宗金鉴》。

组成： 大黄、硫黄各等分。

用法： 共研细面，凉水调敷患处。

治法： 清热散瘀。

证象： 酒糟鼻。

评介： 山西省中医研究所等编《中医方药手册》一书上用本方治疗酒糟鼻。酒糟鼻治疗方法较少，如遇到可选用之。本方也用于本系统疾病痤疮的治疗。

237. **疥疮**

方一　硫黄软膏

出处： 中医研究院主编《常见病验方研究参考资料》。

组成： 硫黄、香油（也有用猪油、凡士林者）各适量。

用法： 将硫黄用文火化开，倒入香油内，候冷凝固，将香油倒出，再以硫黄蘸香油研为糊，外用涂患处。

治法： 杀疥疗疮。

证象： 疥疮，常发生在指缝、手腕、肘窝、腋下，及女子乳房下和男子生殖器等处，发生瘙痒、丘疹或水泡，不侵犯头颈上部。

忌宜： 本病传染性很强，须加强预防。

评介： 本方为治疗疥疮常用的外用软膏，效果明显。本病是由疥螨虫引起，极易接触传染。疥疮以外治为主，内服用消风散之类散风清热祛湿，可作辅助治疗。

方二　三黄青粉散

出处： 张俊庭主编《中国中医特治新法大全》载吉林省乾安县中医院李振江、于晶方。

组成： 硫黄 10g，雄黄 5g，黄柏 20g，青黛 7.5g，轻粉 2.5g。

用法： 共研细末外用，香油调敷患处，每日早晚各 1 次。

治法： 杀虫止痒，清热利湿。

证象： 疥疮，多在指缝、手腕、腋下、股内等处发生瘙痒、丘疹、水泡等。

评介： 本方为吉林省乾安县中医院医师提供的治疗疥疮的外用方剂，诸药具有杀虫止痒、清热利湿、治疗疥疮的功能，经过临床观察，治愈率高，用之有效。

238. 艾滋病

方一 十全大补汤加减

出处： 侯宗德等主编《中西医结合方法与疑难病治疗》。

组成： 西洋参 10g（另煎），黄芪 40g，白术 20g，茯苓 15g，当归 15g，熟地黄 30g，枸杞子 15g，鹿角胶 12g（烊化冲服），淫羊藿 15g，冬虫夏草 3g（研末冲服），丹参 20g，甘草 10g。

用法： 水煎服，日 1 剂，分 2 次服。宜饭前服。3 个月为 1 个疗程。

治法： 补益脾肾，补血添精。

证象： 艾滋病（获得性免疫缺陷综合征），脾肾两虚，精血不足，乏力消瘦，发热盗汗，头晕眼花，纳呆腹泻，舌质淡胖苔白滑，脉沉细弱。

评介： 本方为侯宗德主任中医师、教授等主编的《中西医结合方法与疑难病治疗》中的方剂。艾滋病是一种由于人类免疫缺陷病毒感染，损害机体免疫系统，出现持续性细胞免疫缺陷，而导致产生各种复杂而严重的病症，中医学文献里未见对艾滋病的专题论治。本书对该病按中医辨证大体分为脾肾阳虚证、肺肾阴虚证、热陷营血证等，本方用于治疗脾肾阳虚、精血不足证的艾滋病较好。

方二 百合固金汤加减

出处： 侯宗德等主编《中西医结合方法与疑难病治疗》。

组成： 百合 20g，生地黄 20g，麦冬 15g，沙参 15g，百部 12g，青蒿 15g，蝉蜕 12g，玄参 12g，浙贝母 12g，山慈菇 20g，鱼腥草 30g，桔梗 10g，陈皮 12g，甘草 6g。

用法： 水煎服，日 1 剂，分 2 次服。6 周为 1 个疗程。

治法： 滋阴降火，补益肺肾。

证象： 艾滋病，肺肾阴虚，发热，干咳无痰或痰少而黏，咯血胸痛，气短乏力，咽干口燥，骨蒸盗汗，皮肤瘙痒，面色潮红，舌红苔薄黄，脉细数。

评介： 本方为侯宗德等主编《中西医结合方法与疑难病治疗》中的方剂，用于治疗肺肾阴虚证艾滋病较好。原书编者认为，中医辨证立方治疗艾滋病既能有效缓解临床症状，提高机体免疫力，又能消除西药的毒副作用，中西药结合联用可发挥协同作用。

方三　清营汤加减

出处：侯宗德等主编《中西医结合方法与疑难病治疗》。

组成：水牛角粉15g（冲服），生地黄20g，丹皮12g，赤芍15g，紫草10g，知母12g，石膏40g，僵蚕12g，蝉蜕12g，金银花30g，川黄连10g，升麻10g，甘草9g。

用法：水煎服，或鼻饲，日1剂，分2次服。1周为1个疗程。对高热神昏较重者，可同时服用安宫牛黄丸1粒，每日1次。

治法：清营凉血，息风开窍。

证象：艾滋病，热陷营血，扰心神，动肝风，高热心烦，斑疹隐隐，吐血衄血，或神昏谵语，或四肢抽搐，舌质红绛苔黄，脉细数。

评介：本方为《中西医结合方法与疑难病治疗》中的方剂，适用于治疗以热陷营血证为主要表现的艾滋病患者。

239. 梅毒

方一　土茯苓合剂

出处：上海中医学院主编《中医外科学讲义》。

组成：土茯苓50g，金银花12g，威灵仙10g，白鲜皮10g，苍耳子15g，生甘草6g。

用法：水煎服，日1剂，分3次温服。两个月为1个疗程。

治法：凉血，清热，解毒。

证象：梅毒，发无定处，大多发生于男女前阴，呈硬下疳或疳疮，初为小疱，继而肿大、糜烂，周围淋巴结肿大，患者无痒痛等自觉症状。

评介：本方为《中医外科学讲义》中的经验方，专治早期梅毒，坚持服用，有一定疗效。梅毒是一种性病，通过性交传染，病程较长，病情复杂，临床如遇到疑似患者，应送到专科医院检查诊断，进行中西医结合综合治疗。

方二　三仙丹合剂

出处：上海中医学院主编《中医外科学讲义》。

组成：小升丹2.56g，黄柏5.112g，甘草2.56g。（小升丹出自清代顾世澄《疡医大全》，成分为水银、火硝、白矾、朱砂、雄黄、皂矾等）

用法：共研细末，水泛为小丸，再用滑石粉为衣。每次1粒（约3g），日服2次，用土茯苓30g煎水送服。20天为1个疗程。

治法：祛腐生肌，杀虫燥湿。

证象：梅毒。

忌宜：有吐血、便血、面浮足肿、黄疸史者及孕妇均忌服。

评介：本方为上海中医学院《中医外科学讲义》附录中的方剂，称近年用本方治疗梅毒，近期疗效显著，且费用低廉，施用方便。治疗时反应较重者可停用，并宜随症加减。

方三　五宝散

出处：清代吴谦《医宗金鉴》。

组成：钟乳石12g，朱砂3g，珍珠6g，琥珀6g，冰片3g。

用法：共研极细末，用飞罗面24g，研和均匀，制成散剂。每次服约0.3g，日用6～10次。土茯苓煎汤送服。

治法：清凉解毒。

证象：梅毒。

评介：本方为《中医外科学讲义》书中治疗梅毒的方剂，对患有梅毒者，可以选用。

240. 麻风

方一　保安万灵丹

出处：清代吴谦《医宗金鉴》，安徽中医学院编《中医临床手册》载治疗麻风用方。

组成：茅山苍术240g，何首乌、麻黄、羌活、荆芥、防风、细辛、川乌、乌药、川芎、石斛、甘草、全蝎、当归、天麻各30g，雄黄18g。

用法：共研细末，炼蜜为丸，朱砂为衣，每服9g，日服2次。视年岁老壮，病势缓急，酌情用之。

治法：祛风活血，利湿通络。

证象：麻风（厉风、癞风），多发于颜面四肢，初起皮肤麻木或发痒，次起白屑红斑，蔓延成癥，形如蛇皮，成片脱下，毛发脱落，知觉消失。

评介：本方为《医宗金鉴》中的名方，原著称此方能治痈疽疔毒、湿痰流注、血气凝滞、偏坠疝气、破伤风等，安徽中医学院《中医临床手册》中本方用于麻风病的治疗，若遇到麻风患者，可选用之，并需介绍到正规专科医院就诊。

方二　神应养真丹

出处：安徽中医学院编《中医临床手册》载金代刘河间方。

组成：羌活 10g，天麻 10g，当归 10g，白芍 10g，熟地黄 15g，川芎 8g，木瓜 10g，菟丝子 10g。

用法：共为细末，炼蜜为丸，每丸 9g，每次 1 丸，日服 2 次。

治法：养血活血，祛风通络。

证象：麻风。

评介：本方为经典古方，原方主要用来治疗脱发、斑秃等症，安徽中医学院《中医临床手册》中以本方治疗麻风患者，如遇到这种患者，可以选用，但还是必须转到专科医院进行正规处治。

方三　苦参汤

出处：清代高秉钧《疡科心得集》。

组成：苦参 15g，蛇床子 15g，白芷 10g，金银花 10g，菊花 10g，黄柏 8g，地肤子 10g，大菖蒲 10g，猪胆汁 10mL。

用法：外用，煎汤熏洗，每日 1 ～ 2 次。

治法：杀虫止痒。

证象：麻风。

评介：本方为常用传统古方，麻风病的治疗除了内服药物外，可用本方外用熏洗或洗浴，能提高治愈效果。

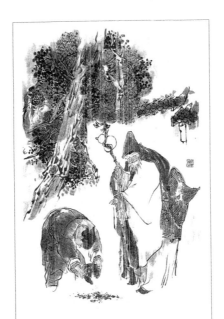

十一、五官病证

五官病证有24种疾病，包括眼、耳、鼻、喉、口、牙的常见病证。治疗五官病证应与脏腑的异常紧密联系起来，"有诸内，必形诸外"，病在外部表现形态异常，然必与内部的脏腑功能、寒热虚实及气血盛衰有一定关联，故必须要有整体观念。

241. 结膜炎

方一　夏蒲煎剂

出处：湖南医学院主编《农村医生手册》。

组成：夏枯草 30g，蒲公英 30g，桑叶 10g，车前草 10g，野菊花 10g。

用法：水煎服，日 1 剂，分 2 次服。宜饭后服。

治法：抗菌消炎，清热解毒。

证象：急性结膜炎，睑结膜和穹隆结膜肿胀充血，眼睑红肿，疼痛，眼里有脓性分泌物。

评介：本方为湖南医学院《农村医生手册》里的方子，抗菌消炎，清热解毒，治疗结膜炎效果较好。遇到急性结膜炎患者，可以选用。

方二　柴胡黄芩汤

出处：甘肃省卫生局主编《新编中医入门》。

组成：柴胡 6g，黄芩 10g，赤芍 6g，栀子 3g，夏枯草 6g，薄荷 6g，菊花 6g，枳壳 6g，龙胆草 3g，木贼草 6g，生大黄 6g。

用法：水煎服，日 1 剂，分 2 次服。

治法：泻肝火，散风热。

证象：急性结膜炎（暴发火眼），目赤肿痛，灼热，发痒，流泪，畏光，异物感，眼分泌物增多。

评介：本方为甘肃《新编中医入门》里的方子，清泻肝火，疏散风热，治疗结膜炎较好。遇到上述证象患者，可选用之。

242. 沙眼

归芍红花方

出处：广东省中医院编著《中医临床新编》。

组成：当归 15g，生地黄 15g，赤芍 10g，连翘 12g，栀子 8g，黄芩 10g，大黄 10g，防风 10g，白芷 8g，红花 6g，甘草 5g。

用法：水煎服，日 1 剂，分 2 次服。宜饭后服。

治法：祛风，凉血，散瘀。

证象：沙眼，发痒，有分泌物，沙涩异物感，严重时可并发角膜溃疡、血管翳等。

评介：本方为广东省中医院编《中医临床新编》中的方剂，可在外治的同时内服本方。外治方法有点眼用消炎眼药水、海螵蛸棒摩擦等。

243. 麦粒肿

解毒消炎方

出处：上海工人医生手册编写组编《工人医生手册》。

组成：板蓝根 15g，蒲公英 30g，羌活 15g，皂角刺 15g，防风 12g，生赤芍 10g。

用法：水煎服，日 1 剂，分 2 次服。

治法：散风清热，解毒消炎。

证象：麦粒肿，初起睑皮生小硬结、痒痛，继而红肿，触压痛，生脓头，溃破流脓。

评介：本方为上海《工人医生手册》里的中药内服方剂，专治麦粒肿，遇到上述证象患者可选用之。本病最初可用热毛巾湿敷，成脓后勿随意挤压，以免细菌扩散。

244. 睑缘炎

祛风除湿汤

出处：张俊庭主编《中国中医特治新法大全》载湖北省枣阳市中医院付洪金方。

组成：金银花 12g，连翘 15g，黄柏 8g，蝉蜕 8g，栀子 8g，荆芥 10g，防风 10g，车前子 10g，木通 6g，生地黄 12g，赤芍 10g，茯苓 15g，甘草 6g。

用法：水煎服，日 1 剂，分 2～3 次服。宜饭后服。5 剂为 1 个疗程。

治法：祛风除湿，清热解毒。

证象：睑缘炎，俗称"烂眼边"，睑缘、睫毛毛囊周围皮肤及内外眦发红、糜烂、溃疡，自觉奇痒，有异物感或烧灼感。

忌宜：忌食辛辣等刺激性饮食。

评介：本方为湖北省枣阳市中医院医师的经验方剂，用于治疗睑缘炎。根据临床疗效总结报告，总有效率很高，可以选用。作者称，用本方服后的药渣煎水趁热熏敷患眼，能加速治疗进程。

245. 泪囊炎

方一　急性泪囊炎方

出处：上海中医学院等编《赤脚医生手册》。

组成：桑叶 15g，菊花 15g，龙胆草 15g，生山栀 10g，金银花 10g，赤芍 10g，鲜生地 15g，夏枯草 10g。内热甚者加黄连 3g，生川军 9g（后下）。

用法：水煎服，日 1 剂，分 3 次服。宜饭后服。

治法：清肝散风，解热止痛。

证象：急性泪囊炎，泪囊部红肿疼痛，发热，脓肿形成，溃破，后留有瘘管。

评介：本方为上海中医学院《赤脚医生手册》里的治疗急性泪囊炎的中药方剂。在局部热敷、生理盐水冲洗、西医消炎的同时，可配合服用本方治疗，效果较好。

方二　托里排脓方

出处：广东省中医院编著《中医临床新编》。

组成：黄芪 15g，赤芍 10g，陈皮 8g，皂角刺 8g，当归 10g，白芷 8g，桔梗 10g，金银花 10g，甘草 6g。

用法：水煎服，日 1 剂，分 2 次服。宜饭后服。

治法：益气托里，消肿排脓。

证象：慢性泪囊炎，泪下无时，按压泪囊部，即见泪液流出，甚或有脓液。

评介：本方为广东中医院《中医临床新编》里的治疗慢性泪囊炎的中药方剂，对日久不愈的慢性泪囊炎，可选用之。

246. 角膜炎

方一　十珍汤

出处：广东省中医院编著《中医临床新编》。

组成：党参 12g，当归 12g，干地黄 15g，白芍 10g，天冬 12g，麦冬 12g，知母 10g，丹皮 10g，地骨皮 10g，甘草 6g。

用法：水煎服，日 1 剂，分 2 次服。宜饭后服。

治法：滋阴清热。

证象：角膜炎，病势较缓，病变较浅，病程较长，白睛微红，眼部干涩，略有异物感，每于视久或午后夜间不适。

评介：本方为广东中医院《中医临床手册》里治疗轻型角膜炎的中药方剂，滋阴清热作用较好，效果明显。遇到上述证象患者，可以选用。

方二　深层角膜炎方

出处：湖南医学院主编《农村医生手册》。

组成：金银花 15g，蒲公英 15g，桑白皮 6g，蔓荆子 6g，黄芩 10g，大黄 10g，天花粉 10g，龙胆草 5g，甘草 3g。

用法：水煎服，日 1 剂，分 2～3 次服。宜饭后服。

治法：清肝火，祛湿热。

证象：深层角膜炎，患眼有疼痛、流泪、畏光和视力减退，或角膜深层浸润，混浊。

评介：本方为湖南医学院《农村医生手册》中的方剂，用于治疗深层角膜炎，临床遇到上述证象患者，可以选用。此种角膜炎病势较重，病变较深，宜先行到西医眼科诊治，再配合服用本方，疗效会更好。

247. 近视眼

方一　抗近视方

出处：张俊庭主编《中国中医特治新法大全》载湖北中医学院张正贤等方。

组成：当归 15g，川芎 12g，红花 10g，丹参 15g，海风藤 12g，鸡血藤

15g, 黄芪 15g, 人参须 6g, 枸杞子 20g, 青葙子 15g, 鹅不食草 12g, 石菖蒲 10g, 升麻 12g。

用法： 水煎服，日 1 剂，分 2 次服。1 个月为 1 个疗程。

治法： 活血，祛瘀，通络。

证象： 近视眼。

评介： 本方为湖北中医学院张正贤、秭归县中医院胡学琛医师临床治疗近视眼的方剂，治法为活血祛瘀，通络明目，据疗效总结报告有效率很高，疗效满意，值得选用。

方二 万寿地芝丸

出处： 膳书堂文化主编《中华名医名方大全》载唐代孙思邈《银海精微》。

组成： 天门冬 120g（去心），生姜 120g（焙），甘菊花 60g，炒枳壳 90g。

用法： 上药共研细末，制成小丸，每服 6g，每日 2 次，食后清茶或淡酒调服。

治法： 养阴，滋肝，明目。

证象： 近视眼，目能近视，不能远视。

评介： 本方为孙思邈《银海精微》一书中治疗眼睛近视的方剂，对近视眼患者，可以试用。

248. 白内障

十全明目汤

出处：《中国中医药报》社主编《中国当代名医名方录》载肖国士方。

组成： 熟地黄 20g，枸杞子 15g，桑椹子 15g，蒺藜子 15g，覆盆子 15g，楮实子 15g，女贞子 15g，菟丝子 15g，决明子 15g，车前子 15g。

用法： 水煎服，日 1 剂，分 2 次服。可制为丸剂服。

治法： 滋补肝肾，明目固睛。

证象： 由肝肾不足引起的白内障眼病，视瞻昏渺，云雾移睛，白蒙障目，但无红肿，或视一为二，缓慢发展至不能见物。

评介： 本方为湖南中医学院附属二院眼科主任、主任医师肖国士自拟经验方剂。全方十味药中有九味子类药物，配伍严谨，用药得当，作用显著，共奏补益肝肾、固睛明目之功。若遇到白内障早期，肝肾虚弱者，可以选用此方治之。

249. 青光眼

菊花茶调散

出处：湖南医学院主编《农村医生手册》。

组成：菊花 15g，荆芥 10g，防风 10g，白芷 5g，薄荷 5g，羌活 5g，石决明 15g，茶叶 4g。（一方有僵蚕 6g，细辛 2g，炙甘草 5g）

用法：水煎服，日 1 剂，分 2 次服。宜饭后服。

治法：清肝散热，祛风定痛。

证象：原发性青光眼急性发作期，发病一侧有剧烈头痛，视力减退，结膜充血，眼压增高，或角膜混浊、瞳孔开大，或瞳孔变青绿色。

评价：本方为湖南医学院《农村医生手册》中治疗青光眼的方剂，可在青光眼的治疗中应用。青光眼和上述白内障属于眼科中难治性疾病，病情复杂，预后不良，应采取中西医多种措施，包括手术，分型分期，不同阶段不同治法，以期达到好的疗效。

250. 化脓性中耳炎

加减龙胆泻肝汤

出处：龙胆泻肝汤出自清代汪昂《医方集解》，加减方见甘肃省卫生局主编《新编中医入门》。

组成：龙胆草 6g，柴胡 6g，金银花 12g，连翘 12g，赤芍 10g，栀子 8g，黄芩 10g。脓多加鲜生地黄 30g；痛剧加牡蛎 30g，夏枯草 10g。

用法：水煎服，日 1 剂，分 2 次服。宜饭后服。小儿剂量酌减。

治法：清肝胆，泄湿热。

证象：化脓性中耳炎，发热怕冷，头痛耳鸣，听力减退，耳内流脓等。

评介：本方为甘肃卫生局《新编中医入门》中的方剂，系由龙胆泻肝汤加减而来，专门用于治疗化脓性中耳炎，临床遇到上述证象者尤其是小儿患者，可选用此方治疗。

251. 耳鸣耳聋

方一　柴胡清肝散

出处： 清代吴谦《医宗金鉴》。

组成： 柴胡8g，生地黄10g，赤芍10g，牛蒡子10g，当归10g，连翘10g，川芎6g，黄芩10g，山栀8g，天花粉10g，防风8g，甘草5g。

用法： 水煎服，日1剂，分2次服。宜饭后服。

治法： 疏风清肝，解热消散。

证象： 耳鸣，或如蝉噪，或如水激，或如钟声，多因肝胆火气上逆，或有头痛头胀，心烦易怒，脉弦滑。

评介： 本方为经典古方，临床常用，主要用于治疗肝胆火气上逆、风热毒邪结聚之证。秦伯未《中医临证备要》一书将此方用于治疗肝胆上逆耳鸣，切合辨证，标本同治，用之必然奏效。

方二　复聪汤

出处：《中国中医药报》社主编《中国当代名医名方录》载谭敬书方。

组成： 熟地黄30g，淫羊藿10g，骨碎补15g，丹参30g，川芎10g，水蛭4g，黄芪20g，当归10g，泽泻10g，石菖蒲10g，磁石30g（先煎）。

耳鸣甚者加龙骨、牡蛎、钩藤各15g；眩晕、恶呕者减熟地黄，加白术10g，茯苓15g，天麻10g，半夏10g。

用法： 水煎服，日1剂，分2次服。宜饭后服。

治法： 补肾活血，升清降浊，通窍聪耳。

证象： 肾虚血瘀耳聋，感音神经性耳聋，老年性耳聋，耳鸣等。

评介： 本方为湖南中医学院第二附属医院耳鼻喉科教授、主任医师谭敬书的经验方，经临床实验观察证明，治疗神经性耳聋等病效果良好。据称该方已由湖南中医学院附属二院制成成药"复聪片"推广使用。

方三　耳聋左慈丸（又名柴磁地黄丸）

出处： 卢祥之、谢海洲主编《历代中医得效方全书》载《全国中成药》。

组成： 熟地黄240g，山茱萸120g，山药120g，牡丹皮90g，泽泻90g，茯苓90g，柴胡30g，煅磁石30g。

用法：将熟地黄煮烂，和其他药共研细末，炼蜜为丸，每服 9g，1 日 2 次，淡盐水送下。

治法：补肾阴，潜肝阳。

证象：耳鸣，耳聋，头晕，目眩。

评介：耳聋左慈丸为中医治疗耳聋耳鸣的著名中成药，运用普遍，疗效较好。

252. 梅尼埃病

方一 活血止眩汤

出处：《中国中医药报》社主编《中国当代名医名方录》载李乐园方。

组成：柴胡 9g，天花粉 12g，当归 10g，穿山甲 10g，炒酒大黄 9g，醋香附 9g，钩藤 9g，川芎 9g，广地龙 12g，桃仁 9g，红花 9g，生甘草 5g。

用法：水煎服，日 1 剂，分 2 次服。宜饭后服。水中加黄酒少许为引。

治法：活血化瘀，镇静止眩，通络解痉。

证象：梅尼埃病，眩晕耳鸣，听力下降，恶心呕吐，以及损伤瘀血性和外伤性眩晕症。

忌宜：忌用温补药物，忌食油腻、生冷。

评介：本方为全国名老中医、主任医师李乐园自拟经验方。李氏认为本病主要原因在于血瘀，瘀血在脑内积聚或血栓形成，影响颅内血循环，导致缺氧、炎症、颅内压增高等，以致产生本病证候群。自拟活血止眩汤，重在活血化瘀、扩张血管、解除痉挛，从而达到治愈本病的目的。

方二 定眩汤

出处：张俊庭主编《中国中医特治新法大全》载广东省茂名市中医院李裕怀方。

组成：白术 15g，茯苓 15g，龙骨 30g，牡蛎 30g，法半夏 20g，生姜 20g，陈皮 6g，枳实 12g，天麻 10g，竹茹 10g，炙甘草 5g。

气血两虚者加黄芪 15g，党参 15g，当归 10g，何首乌 10g；瘀血阻络者加当归 10g，川芎 8g，桃仁 10g，红花 6g；肾阴不足者加女贞子 10g，枸杞子 10g。

用法：水煎服，日 1 剂，分 2～3 次服。7 日为 1 个疗程。

治法：健脾祛湿，涤痰化饮，理气和中，平肝息风。

证象：梅尼埃病。

评介：本方为广东茂名市中医院医师的经验方。据临床疗效总结报告，总有效率很高，治疗效果较好。本方是根据"风、火、痰、虚"致眩的发病机理而设的。原作者称方中半夏、生姜虽用量较大，但两药合用，相辅相成，互相制约，安全可靠，用之无妨。

方三　半夏白术天麻汤

出处：清代程国彭《医学心悟》。

组成：半夏10g，白术10g，天麻10g，茯苓15g，陈皮8g，甘草3g，生姜2g，大枣2枚。

用法：水煎服，日1剂，分2次饭后服。

治法：健脾祛湿，息风止眩。

证象：眩晕，视物旋转，头痛，头重如蒙，耳鸣或听力障碍，痰多，苔白腻，脉眩滑。

评介：本方为古代名方，现主要治疗梅尼埃病。如加用蔓荆子、钩藤、泽泻效果更好。凡有肝阳上亢引起的眩晕、头疼者，可参考震颤麻痹病证治疗，勿用此方。另有李东垣《脾胃论》之半夏天麻白术汤，方名相似，但药味较多，作用不同，应予区别。

253. 急性鼻炎

败毒散加减

出处：败毒散出自宋代钱乙《小儿药证直诀》，加减方见广东省中医院编著《中医临床新编》。

组成：柴胡6g，茯苓12g，羌活5g，独活5g，川芎5g，白菊花10g，黄芩10g，枳壳9g，桔梗6g，甘草3g。

用法：水煎服，日1剂，分2次服。宜饭后服。

证象：急性鼻炎初期，外感风寒，打喷嚏，流清涕，头微痛，咽部不适，舌淡苔白，脉浮缓。

评介：本方加减方为广东省中医院为治疗急性鼻炎而设的方剂，用于外感风寒早期，急性鼻炎初期，出现上述证象者。如外感风寒化热入里，则不宜用。

254. 慢性鼻炎

当归芍药汤

出处：广东省中医院编著《中医临床新编》。

组成：当归 9g，赤芍 9g，川芎 5g，白术 6g，茯苓 12g，泽泻 9g，黄芩 12g，辛夷花 5g，薄荷 3g（后下），白菊花 9g，干地龙 5g，甘草 3g。服药后觉燥热者加白茅根 30g。

用法：水煎服，日 1 剂，分 2 次服。宜饭后服。

治法：活血行气。

证象：慢性单纯性鼻炎，鼻塞呈交替性或间歇性，分泌物不多，鼻甲稍肿胀，鼻黏膜呈暗红色，一般由急性期治疗不彻底所致，病程多在 1 个月以上。

评介：本方为广东省中医院《中医临床新编》中的方剂，治疗慢性鼻炎较好，遇到这种患者可以选用。另外唐代《备急千金要方》里也有当归芍药汤，组成不同，有当归、白芍、人参、干地黄、桂心、生姜、大枣等，主要用于妇女产后气血不足，脾胃虚弱，不思饮食者。

255. 过敏性鼻炎

益督养元汤

出处：广东省中医院编著《中医临床新编》。

组成：龟板 15g，知母 6g，黄柏 6g，熟地黄 12g，肉苁蓉 10g，干地龙 6g，全蝎 2g，白菊花 9g，甘草 3g。（有胃痛史者去全蝎，加蝉蜕 5g）

用法：水煎服，日 1 剂，分 2 次服。宜饭后服。

治法：培补督脉，养阴益肾。

证象：过敏性鼻炎，经常喷嚏频作，鼻痒，流清涕，鼻黏膜水肿，鼻腔有较多水样分泌物，舌淡红苔薄白，脉弦细。

评介：本方为广东省中医院《中医临床新编》提供的方剂，用于治疗以喷嚏、鼻痒、流清涕为主症的过敏性鼻炎，如遇见这种患者，可以选用。

256. 鼻窦炎

方一 治急性鼻副窦炎方

出处：上海中医学院等编《赤脚医生手册》。

组成：辛夷 5g，白芷 5g，细辛 3g，苍耳子 6g，薄荷 5g。

鼻涕恶臭者加黄芩 9g，黄柏 8g；头痛加者川芎 6g，防风 8g。

用法：水煎服，日 1 剂，分 3 次服。宜饭后服。

治法：散风清热。

证象：急性鼻副窦炎，打喷嚏，流鼻涕，鼻塞，嗅觉减退，或有头痛，发热，鼻旁压痛。

评介：本方为上海中医学院《赤脚医生手册》中治疗急性鼻副窦炎的方剂。用时随症加减，疗效较好，对急、慢性鼻炎也均可选用。

方二 复方葛根汤

出处：广东省中医院编著《中医临床新编》。

组成：葛根 12g，麻黄 5g，桂枝 3g，赤芍 9g，当归 9g，白芷 9g，生石膏 30g，黄芩 12g，白花蛇舌草 30g，干地龙 6g，甘草 3g。

用法：水煎服，日 1 剂，分 2 次服。

治法：清热解毒，利湿通窍。

证象：鼻窦炎，头痛，鼻塞，流涕黄稠，鼻窦相应位置皮肤有压痛。

评介：本方为广东省中医院《中医临床新编》里治疗鼻窦炎的方剂。用于急性炎症阶段，流脓涕、前额头痛为主症者最宜，遇到此证象患者可选用之。

257. 鼻出血

方一 鸡苏散

出处：秦伯未等合著《中医临证备要》。

组成：黄芪 15g，生地黄 15g，麦冬 10g，贝母 10g，桔梗 10g，阿胶 10g，白茅根 15g，蒲黄 8g，桑皮 10g，薄荷 6g，甘草 5g。（宋代《济生方》中有鸡苏叶 15g，故方名"鸡苏散"，现无此药，其他药物相同）

用法：作汤剂，水煎服，日 1 剂，分 3 次服。宜饭后服。

治法：养阴清肺，凉血止血。

证象：鼻出血（鼻衄），肺素有热，迫血上溢，或有其他原因如高热、血液病、空气干燥等致鼻出血。

评介：本方为秦伯未《中医临证备要》一书中治疗肺热血热鼻出血的方剂，对鼻出血患者用此方有一定疗效，如是上述证象者，可以选用。

方二　清衄汤

出处：秦伯未等合著《中医临证备要》。

组成：生地黄 15g，赤芍 10g，当归 10g，香附 9g，黄芩 9g，山栀 9g，侧柏叶 12g，黄连 6g，赤茯苓 15g，藕节 15g，桔梗 9g，甘草 5g。

用法：水煎服，日 1 剂，分 3 次服。宜饭后服。

治法：平肝清火，凉血止血。

证象：鼻内流血，肝火偏旺，多伴有烦躁、头胀者。

评介：本方为秦伯未《中医临证备要》一书中的方剂，治疗肝火偏旺证之鼻出血，疗效较好，如遇见上述证象患者，可以选用。

方三　治发热鼻衄方

出处：甘肃省卫生局编《中医药简易方选》。

组成：桑叶 9g，菊花 9g，杏仁 9g，连翘 9g，芦根 15g，白茅根 15g，丹皮 9g，黄芩 9g，焦栀子 9g，焦芥穗 9g，甘草 5g。

用法：水煎服，日 1 剂，分 2 次服。宜饭后服。

治法：清热解表，凉血止血。

证象：感冒发热，鼻子出血。

评介：本方为甘肃《中医药简易方选》中的方子，治疗患者因感冒发热而鼻子出血。该方既能清热解表治疗感冒，又能清热凉血治疗鼻衄，遇到这种情况患者，可以选用。

258. 扁桃体炎

方一　元参解毒汤

出处：明代陈实功《外科正宗》。

组成：玄参 12g，栀子 9g，黄芩 9g，桔梗 9g，葛根 9g，生地黄 12g，荆芥 5g，甘草 6g。

用法： 水煎服，日 1 剂，分 2 次服。

治法： 清热解毒，养阴散结。

证象： 扁桃体炎（单双喉蛾），内有肺热，外感风热，引起咽部一侧或两侧红肿疼痛，肿大如蚕豆状，吞咽时感到疼痛，甚至不能下咽，尿黄，脉浮紧。

评介： 本方为古代传统名方，多用来治疗外感风热，热邪入肺，扁桃体炎及上呼吸道感染诸症，效果显著，如遇到上述证象患者，可选用之。

方二　清咽利膈汤

出处： 甘肃省卫生局主编《新编中医入门》。

组成： 连翘 10g，金银花 15g，牛蒡子 10g，玄参 12g，黄连 3g，黄芩 9g，大黄 6g，芒硝 6g，荆芥 9g，防风 5g，栀子 9g，薄荷 5g，桔梗 9g，甘草 6g。

用法： 水煎服，日 1 剂，分 2 次服。

治法： 清热解毒，利咽消肿，泻火通便。

证象： 扁桃体炎，扁桃体红肿严重，咽下困难，全身发热，大便秘结，口燥舌干，脉洪数。

评介： 本方为甘肃省《新编中医入门》中的方剂，可治疗有如上述证象的扁桃体炎患者，解毒泻火，利咽消肿，药物功效显著。

方三　蓝根马勃饮

出处： 湖南医学院主编《农村医生手册》。

组成： 板蓝根 12g，马勃 6g，连翘 9g，金银花 9g，菊花 9g，黄芩 6g，牛蒡子 5g。

用法： 水煎服，日 1 剂，分 2 次服。宜饭后服。

治法： 清热解毒，利咽消肿。

证象： 急性扁桃体炎，畏寒发热，头痛，咽部疼痛，吞咽困难，唾液增多，可见扁桃体红肿。

评介： 本方为湖南医学院《农村医生手册》中的方剂，用于急性扁桃体炎及咽炎。药味少而精，力度大，清热解毒作用强，疗效较好，值得选用。

259. 咽喉炎

方一 清咽双和饮

出处：明代王肯堂《证治准绳》。

组成：生地黄 15g，玄参 15g，当归 12g，赤芍 10g，桔梗 10g，金银花 12g，荆芥 10g，丹皮 10g，川贝 8g，葛根 10g，赤苓 15g，前胡 10g，甘草 5g。

用法：水煎服，日 1 剂，分 3 次服。宜饭后服。

治法：疏表清热，消肿解毒。

证象：急性咽喉炎，发热恶寒，咽喉干燥灼热，微红肿痛，痰多喉塞，吞咽困难。

评介：本方为古代经典方剂，治疗急性咽喉炎常用，如遇到上述证象患者，可以选用。治疗中需配合外用药粉剂吹入咽喉，或喷雾剂治疗，效果更好。

方二 冰硼散

出处：明代陈实功《外科正宗》。

组成：冰片 15g，硼砂 150g，玄明粉 150g，朱砂 18g。

用法：共研极细末，装瓶备外用。每次取少许，涂敷或吹入咽部。

治法：清火消肿，利咽止痛。

证象：咽喉炎，热毒所致，咽喉肿痛，口舌生疮，口腔溃疡，牙龈肿痛，舌炎等症。

评介：本方为古代外科传统常用方剂，药店有售中成药，多用于热毒所致咽喉口腔病证，如遇有上述证象患者，可以本方外用治疗。

方三 三黄泻心汤

出处：汉代张仲景《金匮要略》。

组成：黄连、黄芩、大黄各 9g

用法：水煎服，日 1 剂，分 2 次服。也可制成片剂，每服 4 片（约 6g），1 日 2 次。

证象：急性咽喉炎，扁桃体炎，证见心脾积热，咽喉肿痛，口腔溃疡，大便秘结等。

评介：本方为常用古代名方，名为泻心，实则泻火。中医认为心属火，开窍于口舌，泻心即泻火。本方与《证治准绳》三黄丸药味功效相同。有的方书称本方可治脾胃积热之口臭，遇此症状患者也可选用。使用本方时如再加银花、连翘、板蓝根、蒲公英等，则效果更好。

260. 牙痛

方一　滋肾止痛汤

出处：张俊庭主编《中国中医特治新法大全》载山西省岚县人民医院翟海洋方。

组成：熟地 30g，骨碎补 30g，白芷 20 ～ 30g，枸杞子 30g，丹皮 10g，地骨皮 10g，细辛 3 ～ 6g。

兼胃火灼盛、牙龈红肿者加生石膏 30g；疼痛剧烈者加没药 12g。

用法：水煎服，日 1 剂，分 3 次服。宜饭后服。3 剂为 1 个疗程。

治法：滋阴补肾降虚火，通窍祛风止牙痛。

证象：虚火牙痛。

评介：本方主要治疗肾阴不足、虚火旺盛之牙痛，用熟地黄、枸杞子、骨碎补滋阴补肾，丹皮、地骨皮凉血泻火，白芷、细辛祛风止痛，共奏治疗虚火牙痛之功效，用药得当，功专力著，遇见这种患者可以选用。

方二　一笑散

出处：清代沈金鳌《杂病源流犀烛》。

组成：川椒 2g（研为末），巴豆 1 粒。

用法：外用，捣烂，饭和为丸，棉裹置于蛀孔内。

治法：祛蛀止痛。

证象：龋齿疼痛（俗称牙齿虫蛀痛）。

评介：本方在秦伯未《中医临证备要》中牙痛一节里提到外用一笑散治疗蛀牙作痛，遇到这种牙痛患者可外用治之。另有"一笑散"出自《证治准绳》，成分不同，主治妇人血崩证，现不常用。

261. 牙周病

方一　牙周败毒饮

出处：北京医学院编写组编写《中医临证基础》。

组成：生石膏 30g，黄芩 10g，玄参 15g，紫花地丁 15g，生地黄 15g，大黄 9g。

热甚者加生栀子 9g，黄连 6g，丹皮 9g；肿甚者加天花粉 15g，连翘 10g，竹叶 6g；出血者加白茅根 30g，生槐花 10g，旱莲草 15g。

用法：水煎服，日 1 剂，分 2 次服。宜饭后服。

治法：泻火解毒，清胃止痛。

证象：急性牙周炎，牙龈红肿，出血或溢脓，牙疼，口渴喜饮，口干口臭，大便秘结，舌红苔黄厚，脉洪数。

评介：本方为北京医学院《中医临证基础》中的方剂，治疗牙周病急性牙周炎效果较好，遇到此病，可加减应用之。

方二　固齿健周汤

出处：北京医学院编写组编写《中医临证基础》。

组成：骨碎补 10g，补骨脂 10g，川续断 15g，桑寄生 15g，旱莲草 12g，生龙骨 15g，生牡蛎 15g，丹参 10g，生地黄 10g，熟地黄 10g，知母 6g，黄柏 6g，泽泻 10g。

用法：水煎服，日 1 剂，分 2 次服。宜饭后服。

治法：益肾养阴，清热活血。

证象：慢性牙周炎，牙龈轻度红肿，牙齿松动不固，酸软咀嚼无力，口味腥咸，口干喜饮，舌红，脉细数。

评介：本方为北京医学院《中医临证基础》中的方剂，用于治疗慢性牙周炎有如上述证象者疗效较好，遇有此症患者，可以选用。

262. 口疮

方一　治疗口疮方

出处：湖南医学院主编《农村医生手册》。

组成： 白茅根 30g，车前草 30g，灯心 15g，栀子 9g，淡竹叶 9g。

用法： 水煎服，日 1 剂，分 2 ～ 3 次服。宜饭后服。

治法： 清热解毒。

证象： 口疮（复发性口疮），口腔黏膜出现小水泡，发展成溃疡，色鲜红，有烧灼样痛。多发于唇、颊黏膜及舌缘，有发热、口渴、尿黄。愈合后常易复发。

忌宜： 忌食辛辣刺激性饮食。

评介： 本方为湖南医学院《农村医生手册》中的方子，用于口疮有实热证者，疗效较好，遇到有如上述证象患者，可以选用。

方二　五味消毒饮合清瘟败毒饮加减

出处： 五味消毒饮出自清代吴谦《医宗金鉴》，清瘟败毒饮出自清代余师愚《疫疹一得》，加减方见北京医学院编写《中医临证基础》。

组成： 金银花 15g，蒲公英 20g，紫花地丁 15g，栀子 9g，桔梗 9g，竹叶 9g，生地黄 15g，玄参 12g，丹皮 10g，黄芩 9g，茯苓 15g，陈皮 8g。

用法： 水煎服，日 1 剂，分 2 ～ 3 次服。宜饭后服。

治法： 清热解毒，凉血渗湿。

证象： 口疮，上焦火盛，热毒熏蒸，急性感染性口炎，发热，口渴，牙龈及口腔黏膜充血水肿，并见糜烂溃疡，疼痛，口臭流涎，舌红苔黄，脉数。

评介： 本加减方为北京医学院《中医临证基础》中的方剂，五味消毒饮和清瘟败毒饮原本就是清热解毒、消痈散疮的名方，现经过药物加减，提高了疗效，遇到上述口疮口炎患者，可选用之。

方三　青黛散

出处： 清代沈金鳌《杂病源流犀烛》。

组成： 青黛 2g，芒硝 2g，滑石 2g，石膏 2g，黄柏 9g，牛黄 1g，硼砂 1g，冰片 0.5g。

用法： 共研细末，外用，撒敷患处。

治法： 清热解毒，消肿止痛。

证象： 口舌生疮，口腔炎，口黏膜溃疡，咽喉肿痛等。

评介： 本方为古代传统外用方，在治疗口疮时，配合口服清热解毒汤剂，外用撒敷本方，效果会更好。

263. 牙龈出血

方一　牙龈出血中药方

出处：上海《工人医生手册》编写组编《工人医生手册》。

组成：生地黄 12g，玄参 12g，麦冬 12g，小蓟 12g，侧柏叶 15g，鲜茅根 30g，生石膏 15g，赤芍 10g。

用法：水煎服，日 1 剂，分 3 次服。饭后。

治法：滋阴清热，凉血止血。

证象：牙龈出血（齿衄），胃经实热或肾经虚火上炎所致，多在牙缝内渗血，牙微痛。

评介：本方为上海《工人医生手册》中的方剂，专用于治疗牙龈炎或牙周炎等病所致的牙龈出血。方中诸药清胃热，抑肾火，止血功能较好，对牙龈出血患者，可选用之。

方二　小蓟散

出处：清代吴谦《医宗金鉴》。

组成：小蓟、百草霜、炒蒲黄、制香附各 15g。

用法：共研细末，外用，每用少许擦牙，后以淡盐水或温茶水漱口，一日数次。

治法：凉血止血，散瘀止痛。

证象：牙龈出血，牙龈肿痛。

评介：本方为传统古方，为外用治疗牙龈出血而设，可以配合口服汤剂，提高疗效。

264. 小儿手足口病

加味泻黄散

出处：泻黄散出自宋代《小儿药证直诀》，加味方为张俊庭主编《中国中医特治新法大全》载浙江俞友根方。

组成：藿香 8g，焦山栀 10g，生石膏 15g（先煎），防风 6g，生甘草 5g（以上为泻黄散），板蓝根 10g，金银花 10g，连翘 10g，炒牛蒡子 10g，防风 6g，川黄连 2g。

淋巴结肿大者加夏枯草 10g；扁桃体肿大者加薄荷（后下）5g。

用法： 水煎服，日 1 剂，分 2 次服。3 剂为 1 个疗程。

治法： 疏风化湿，清热解毒。

证象： 小儿手足口病，发病急，低烧，口痛，厌食，手足口腔有小疱疹小溃疡，5 岁以下小儿多发，易传染。

评介： 本方为《中国中医特治新法大全》中浙江省上虞市痔科医院俞友根医师提供的方剂。根据临床报告，曾治疗 58 例手足口病患儿，服药 4 ～ 10 剂，全部治愈。该病与中医"口痱""口疮""湿毒"病相近似。俞氏认为该病是由于幼儿肌腠疏薄，卫外不固，风热湿入侵所致。方方诸药合用，疏风化湿，清热解毒，药证合拍，功效确切，可以选用。

十一、肿瘤

　　肿瘤疾病种类很多，本书只介绍 16 种。中医对肿瘤的认识源远流长，自古到今历代医家都有肿瘤的记载，中医民间中草药书及名医方书都有肿瘤的治疗。对肿瘤的治疗必须强调早期治疗、综合治疗和整体观念。中医药治疗必须与手术治疗、化学药物治疗、放射治疗等结合起来方能取得良好效果。

265. 鼻咽癌

方一 中药治疗方

出处：上海市肿瘤医院编写小组《肿瘤的防治》。

组成：辛夷 12g，苍耳子 12g，白芷 3g，川芎 3g，淡黄芩 3g，连翘 12g，蒲公英 12g，牡蛎 60g，夏枯草 12g，半枝莲 30g，蜀羊泉 15g。

用法：水煎服，日 1 剂。另吞服木鳖子 0.3g 和全蝎 1.5g。分 2～3 次服。

治法：清热解毒，通窍软坚，散结抗癌。

证象：鼻咽癌，鼻衄，鼻塞，耳鸣，听力减退，头痛，出现颈淋巴结转移时有颈部肿块。

评介：本方为上海市肿瘤医院编写的《肿瘤的防治》中的方剂，专用于治疗鼻咽癌，治疗时应在放射治疗、化学药物治疗等的同时配合进行。

方二 鼻咽癌内服方

出处：天津市人民医院编写小组编《肿瘤临床手册》。

组成：龙葵 24g，白花蛇舌草 24g，野菊花 12g，紫草 15g，山豆根 10g，薏苡仁 15g，金银花 24g，麦冬 12g，生地黄 12g，甘草 9g。

用法：水煎服，日 1 剂，分 3 次服。宜饭后服。

治法：清热解毒，化湿祛痰。

证象：鼻咽癌。

评介：本方为天津市人民医院编写的《肿瘤临床手册》中的方剂，用于治疗鼻咽癌。据应用本方的医院报告，服此方的患者存活年限有所延长。

266. 食管癌

方一 中药方剂

出处：上海市肿瘤医院编写小组《肿瘤的防治》。

组成：石见穿 30g，半枝莲 30g，急性子 30g，红枣 5 枚。

胸痛者加全瓜蒌 10g，薤白头 9g，橘核 9g；便闭者加牛膝 10g，生大黄 5g；痰多者加生半夏 5g，生南星 5g，生姜 2 片；吞咽困难较重者加硇砂 1g（冲服）。

用法：水煎服，日 1 剂，分 3 次服。宜饭后服。

治法：破瘀抗癌，解毒散结。

证象：食管癌（噎膈），进食时胸骨后有不适，持续性吞咽时有异物感，进食时有食物在某一部位停滞的感觉，吞咽困难，反胃，体重减轻等。

评介：本方为上海市肿瘤医院编写的《肿瘤的防治》中的方剂，专用于治疗食管癌。此病的早期发现有利于提高治疗效果，在进行放射治疗、化学药物等治疗的同时，配合服用本方治疗，有利于提高治愈率。

方二　食管癌内服方

出处：天津市人民医院编写小组编《肿瘤临床手册》。

组成：炒苏子 9g，乌药 6g，焦槟榔 9g，青皮 9g，三棱 9g，莪术 9g，当归 15g，吴茱萸 5g，生牡蛎 15g，清半夏 9g，干蟾 12g，生姜 9g，甘草 5g。

用法：水煎服，日 1 剂，分 3 次服。饭后。同服全蝎酒少许为引。

治法：理气化湿，软坚散结。

证象：食管癌（噎膈）。

评介：本方为天津市人民医院编写的《肿瘤临床手册》中的方剂，主治食管癌，据应用本方的医院疗效报告称，一般服 20 剂后，疼痛消失，连服 200 余剂者，疗效显著。

方三　六神丸

出处：李世文等主编《古方今用》。

组成：珍珠粉 4.5g，牛黄 4.5g，麝香 4.5g，冰片 3g，蟾酥 3g，雄黄 3g。

用法：共为细末，酒化蟾酥与药末为丸，百草霜为衣。有售中成药，每服 10 粒，温开水送服，每日 1～3 次。

治法：清热解毒，消肿止痛。

证象：食管癌，贲门癌，咽喉肿痛，痈疡疔疮等。

评介：本方是中医古方，流传已久，有市售中成药，多有效果，其作用能对生长迅速的肿瘤细胞具有抑制作用。临床遇到食管癌等病，可以选用。

267. 甲状腺癌

方一　中药治疗方

出处： 上海市肿瘤医院编写小组《肿瘤的防治》。

组成： 蛇六谷 12g，蛇莓 15g，夏枯草 30g，象贝母 10g，黄药子 12g，海藻 12g，昆布 12g，玄参 12g，地龙 12g。

用法： 水煎服，日1剂，分2～3次服。宜饭后服。

治法： 理气化痰，活血化瘀，消瘿散结。

证象： 甲状腺癌，甲状腺肿瘤，颈前区摸到无痛肿块，可随吞咽上下移动，随着病情发展，结节逐渐增大，质硬，表面凹凸不平，活动度减少，并出现呼吸困难、吞咽不畅等压迫性症状。

评介： 本方为上海市肿瘤医院编写的《肿瘤的防治》中的方剂，专用于甲状腺肿瘤、甲状腺癌的治疗。对这种患者可在进行手术治疗、放射治疗的同时，配合服用本方，以期提高疗效。

方二　甲状腺癌方

出处： 天津市人民医院编写小组编《肿瘤临床手册》。

组成： 海藻、海螺、海蛤粉、海螵蛸、昆布、龙胆草、青木香各等分。

用法： 共研细末，炼蜜为丸，每丸9g，日服1～2丸。

治法： 消痰散结，理气消肿。

证象： 甲状腺癌。

忌宜： 本方忌与甘草同用。

评介： 本方为天津市人民医院编《肿瘤临床手册》中收集的方剂。治疗甲状腺癌例数不多，据报告有一定疗效，可以选用，配合治疗。

268. 喉肿瘤

方一　中药治疗方

出处： 上海市肿瘤医院编写小组《肿瘤的防治》。

组成： 龙葵 500g，白英 500g，蛇莓 250g，野荞麦根 300g，七叶一枝花 300g，灯笼草 250g。

喉痛者加板蓝根 300g，山豆根 300g；喉部溃烂者加蒲公英 300g，地丁草 300g；咳嗽者加象贝母 250g，杏仁 250g；咳血者加白茅根 300g，赤芍 200g。

用法：上方分 10 份，每天 1 份，水煎服，分 2 次服。宜饭后服。

治法：清热润喉，活血化痰。

证象：喉癌，声音嘶哑，吞咽疼痛，咳嗽，痰中带血，气急，吞咽不利，颈部肿块等。

评介：本方为上海市肿瘤医院编写的《肿瘤的防治》中的方剂，专用于喉癌的治疗。配合手术及放射等疗法，可提高疗效。

方二　消瘤碧玉散

出处：清代吴谦《医宗金鉴》。

组成：硼砂 10g，冰片 1g，胆矾 1g。

用法：共研细末，外用，蘸点患处。

治法：消瘤散结。

证象：喉部肿瘤，稍突起，质坚有触痛，妨碍饮食，发病缓慢。

评介：本方为古典名方，功用消痰散结，外用蘸点或吹撒患处，治疗喉肿瘤等病患，有一定疗效。

269. 胃癌

方一　降逆理中汤

出处：刘茂才主编《现代疑难病中医治疗精粹》载伍耀衡、刘伟胜方。

组成：吉林红参 12g（另炖），干姜 9g，白术 12g，薏苡仁 30g，菝葜 30g，吴茱萸 9g，陈皮 9g，法半夏 15g，苦参 20g。

呕吐频频者加丁香 3g，白豆蔻 5g；纳少腹胀者加大腹皮 9g，枳壳 6g，山楂 9g；上腹肿块日见增大者加鳖甲 15g，黄药子 5g。

用法：水煎服，日 1 剂，分 3 次服。

治法：温中散寒，解毒散结。

证象：胃癌，脾胃虚寒，朝食暮吐或暮食朝吐，口淡纳呆，喜温喜按，体重减轻，大便溏薄，上腹可触及包块，舌淡苔白滑，脉沉细无力。

评介：本方为广东省中医院主任医师的自拟经验方，来自临床实践，对脾胃虚寒型的胃癌患者有较好疗效，可以选用。原作者认为，胃癌之为病，是与癌毒这种特殊病邪有关，所以在辨证分型治疗中选用大量抗癌解毒、清热利湿的白花蛇舌草、半枝莲、菝葜、苦参、薏苡仁等很有必要。

方二　上海地区常用方

出处：上海市肿瘤医院编写小组《肿瘤的防治》。

组成：龙葵 48g，白英 48g，蛇莓 24g，石见穿 24g，半枝莲 24g。

呕吐者加旋覆花 10g，代赭石 10g，半夏 9g，生姜 2 片；胃痛者加延胡索 10g，香附 10g，乌药 5g；便血者加地榆炭 10g，仙鹤草 10g，白及 10g；便秘者加火麻仁 10g，瓜蒌仁 10g；食欲不佳加焦六神曲 10g，鸡内金 10g，炒谷芽 10g。

用法：水煎服，日 1 剂，分 2～3 次服。

治法：清热解毒，活血消肿。

证象：胃癌，上腹饱胀，胃脘疼痛，食欲减退，呕吐呕血，贫血消瘦，吞咽困难，腹块腹痛，有长期胃病史。

评介：本方为上海市肿瘤医院编写的《肿瘤的防治》中的方剂，专用于胃癌患者的治疗。此病的治疗须中西医结合，用中药汤剂配合治疗，方能取得良好效果。

方三　治贲门癌方

出处：天津市人民医院编写小组编《肿瘤临床手册》。

组成：姜半夏 9g，姜竹茹 9g，黄连 3g，煅瓦楞 30g，生鸡内金 6g，公丁香 9g，沉香曲 12g，广木香 9g，川楝子 9g，延胡索 12g，五灵脂 6g，蒲黄 6g，砂仁 3g，草蔻仁 3g，大小蓟各 12g，生大黄 12g（后下），太子参 12g。

用法：水煎服，日 1 剂，分 2～3 次服。

治法：清热理气，活血散结。

证象：胃癌，贲门癌，消瘦，乏力，上腹胀满不适，胃区疼痛，食欲不振，偶有呕血或柏油便。

评介：本方为天津市人民医院编《肿瘤临床手册》中的方剂，可治疗胃贲门癌。据提供本方的医院报告，有一定疗效，可以加减使用。

270. 肝癌

方一　肝癌中药方

出处：上海市肿瘤医院编写小组《肿瘤的防治》。

组成：当归 10g，丹参 12g，红花 9g，半枝莲 30g，石燕 30g，漏芦 15g，薏苡仁 15g，八月札 6g，白芍 6g，陈皮 6g，生瓦楞子 30g。

有黄疸者加茵陈 20g，生栀子 12；肝痛者加川楝子 10g，延胡索 10g；腹胀者加枳实 10g，厚朴 10g，木香 8g；腹水者加车前子 30g，黑白丑各 15g，徐长卿 30g。

用法：水煎服，日 1 剂，分 2 次温服。

治法：清热解毒，健脾化湿，活血化瘀。

证象：肝癌，右上腹或中上腹胀痛、刺痛，食欲不好，消瘦乏力，肝脏进行性肿大，腹水，黄疸，肝掌，蜘蛛痣，有肝硬化或慢性肝炎等病史。

评介：本方为上海市肿瘤医院编写的《肿瘤的防治》中的方剂，主治肝癌。肝癌的治疗应该采取包括手术在内的综合措施，方能争取达到满意的疗效。

方二　消积丹加减

出处：甘肃省新医药学研究所主编《中医内科学讲义》。

组成：三棱 9g，莪术 9g，延胡索 9g，郁金 9g，柴胡 15g，山慈菇 12g，桃仁 9g，红花 9g，制乳香 5g，制没药 5g，土鳖虫 7 只，炙鳖甲 15g，白芷 15g，参三七粉 3g（分两次冲服）。（消积丹原方见甘肃省《中医内科学讲义》方剂索引）

用法：水煎服，日 1 剂，分 2 次温服。宜饭后服。

治法：行气活血，化瘀软坚。

证象：肝癌，气滞血瘀型，胁下痞硬，疼痛较重，如刺如割，食减体瘦，面色青黑，舌有瘀斑苔黄，脉弦涩。

评介：本方为甘肃省新医药学研究所主编《中医内科学讲义》中的方剂，治疗气滞血瘀型肝癌较好，如遇到这种肝癌患者，可以选用。

271. 肺癌

方一　中药应用方

出处：上海市肿瘤医院编写小组《肿瘤的防治》。

组成：党参 10g，薏苡仁 30g，桔梗 6g，陈皮 6g，半夏 9g，橘叶 9g，象贝 9g，蜂房 15g，生甘草 5g。

痰多者加竹沥 9g，杏仁 9g；咳嗽者加枇杷叶 10g，天竺子 9g；咳血者加白茅根 30g，茜草 15g，侧柏叶 12g，藕节 15g；胸痛者加全瓜蒌 10g，薤白头 9g，延胡索 9g。

用法：水煎服，日 1 剂，分 2 次服。

治法：益气化痰，活血去瘀。

证象：肺癌，经常咳嗽，血痰，胸痛，气急，发热等，患者大都有长期吸烟史或家族肿瘤病史。

评介：本方为上海市肿瘤医院编写的《肿瘤的防治》中的方剂，加减治疗肺癌患者，可减缓症状，再配合其他治疗措施，有望提高治愈率。

方二　治肺癌参考资料方

出处：天津市人民医院编写小组编《肿瘤临床手册》。

组成：南沙参 12g，北沙参 12g，天门冬 9g，百部 12g，寸麦冬 9g，鱼腥草 30g，生薏苡仁 30g，山海螺 30g，夏枯草 15g，金银花 30g，白毛藤 30g，干蟾皮 9g，葶苈子 15g，白花蛇舌草 30g，生牡蛎 30g，天龙皮（蜈蚣皮）15 片（分 3 次服）。

用法：水煎服，日 1 剂，分 3 次服。

治法：养阴润肺，清热解毒。

证象：肺癌。

评介：本方为天津市人民医院临床总结治疗肺癌的参考方剂，功效全面，药味较多，有一定的治疗作用，可以选用。

272. 膀胱癌

方一 中药治疗方

出处：上海市肿瘤医院编写小组《肿瘤的防治》。

组成：白花蛇舌草 30g，白英 30g，蛇莓 15g，金钱草 30g，土茯苓 30g，薏苡仁根 30g。

小便刺痛者加萹蓄 15g，木通 6g，甘草梢 6g；小便不利者加车前草 12g，泽泻 12g；血尿者加血见愁 10g，大蓟炭 10g，生地黄 15g。

用法：水煎服，日 1 剂，分 2 次服。

治法：清热，解毒，利湿。

证象：膀胱癌，肉眼血尿，排尿不利或阻塞，尿频尿急，会阴疼痛，腰酸腰痛等。

评介：本方为上海市肿瘤医院编写的《肿瘤的防治》中的方剂，专治膀胱癌患者。治疗时应配合手术治疗、放射治疗、化学药物治疗等综合措施。

方二 膀胱癌参考方

出处：天津市人民医院编写小组编《肿瘤临床手册》。

组成：生地黄 12g，知母 12g，黄柏 12g，木馒头 15g，蒲黄炭 12g，半枝莲 30g，七叶一枝花 30g，大小蓟各 12g，车前子 30g，象牙屑 12g，蒲公英 30g。

用法：水煎服，日 1 剂，分 2 次服。

治法：清热利湿，解毒抗癌。

证象：膀胱癌。

评介：本方为天津市人民医院编《肿瘤临床手册》中的参考方剂。据称经上海几家医院应用治疗膀胱癌疗效观察，有一定疗效，可以选用。

273. 结肠与直肠癌

方一 中草药治疗方

出处：上海市肿瘤医院编写小组《肿瘤的防治》。

组成：白花蛇舌草 30g，白英 30g，龙葵 30g，红藤 15g，蒲公英 15g，槐角 15g，半枝莲 30g，忍冬藤 30g，地榆 15g，败酱草 30g。

便血者加槐花炭、侧柏炭各 15g；里急后重、下腹痛者加木香、赤芍各 9g，黄连 5g；大便不通者加瓜蒌仁、皂角子各 10g，大黄 6g。

用法：水煎服，日 1 剂，分 2 次服。宜饭前服。

治法：清肠解毒，理气化湿。

证象：结肠癌，直肠癌，大便带血及黏液，腹胀不适，腹痛及压痛，贫血乏力，体重减轻等。

评介：本方为上海市肿瘤医院编《肿瘤的防治》中的方剂，出自正规专业医院，来自临床实践总结，用药合理得当，遇到这类肿瘤患者，可以参考选用。

方二　直肠癌参考方

出处：天津市人民医院编写小组编《肿瘤临床手册》。

组成：党参 10g，白花蛇舌草 30g，八月札 15g，红藤 30g，败酱草 30g，炮山甲 15g，紫丹参 30g，白毛藤 30g，木馒头 30g，生牡蛎 30g，乌蔹莓 30g，瓜蒌仁 30g，生枳实 12g，地榆炭 12g，金刚刺 30g。

用法：水煎服，日 1 剂，分 2～3 次服。宜饭前服。

治法：清热解毒，软坚消癥。

证象：直肠癌，大便习惯改变，粪便带血，里急后重，黏液样大便，腹部疼痛等。

评介：本方为天津市人民医院编《肿瘤临床手册》中的方剂。本方出自上海著名医院，治疗直肠癌作用全面，有一定疗效，可以用于直肠癌患者，有助于治疗。

274. 乳腺癌

方一　中医治疗方

出处：上海市肿瘤医院编写小组《肿瘤的防治》。

组成：蒲公英 15g，白英 15g，龙葵 15g，紫草根 15g，全瓜蒌 12g，夏枯草 30g，山甲片 15g，王不留行 12g，橘皮 9g，橘叶 9g，山慈菇 9g，象贝母 9g。

肝气郁结者加柴胡 5g，炒薄荷 5g；痰湿较重者加海藻 15g，昆布 15g；疼痛者加乌药 9g, 延胡索 9g, 川楝子 9g, 香附 9g; 溃破者加金银花 9g, 紫花地丁 9g。可结合吞服全蝎粉 2g, 橘核粉 2g, 每天 1 次。

用法: 水煎服, 日 1 剂, 分 3 次服。宜饭后服。

治法: 解郁化痰, 理气散结。

证象: 乳腺癌, 乳房肿块, 质地坚硬, 胸闷不适, 局部疼痛, 随着肿瘤发展可出现乳头内缩, 皮肤变粗增厚, 呈橘皮样, 身体渐瘦, 舌淡苔薄白, 脉弦滑或沉细。

评介: 本方为上海市肿瘤医院编《肿瘤的防治》中的方剂, 用于治疗乳腺癌, 用药得当, 加减全面, 为肿瘤医院常规处方, 可以选用。

方二 化癌汤合白花蛇舌草、半边莲

出处: 化癌汤出自清代顾世澄《疡医大全》, 加味方见刘茂才主编《现代疑难病中医治疗精粹》。

出处: 党参 30g, 黄芪 30g, 忍冬藤 30g, 当归 15g, 白术 12g, 茜草根 12g, 白芥子 12g, 茯苓 15g (以上为化癌汤原方), 白花蛇舌草 30g, 半边莲 30g。

热毒过盛者加紫花地丁 20g, 蒲公英 30g; 脓液多者加白芷 10g, 穿山甲 10g; 疼痛难忍者加三七粉 3g (冲服), 全蝎 6g, 延胡索 10g。

用法: 水煎服, 日 1 剂, 分 3 次服。宜饭后服。

治法: 扶正解毒。

证象: 乳腺炎, 毒蕴溃烂型, 癌肿破溃, 血水淋漓, 臭秽不堪, 色紫剧痛, 饮食不佳, 身体消瘦, 舌红苔薄黄, 脉弦数。

评介: 本方为广东省中医院郑华明医师提供, 主治毒蕴溃烂型乳腺癌。原文中指出乳腺癌的治疗方法有外科治疗、放射治疗、化学药物治疗、内分泌治疗及中药治疗等, 近年来多主张综合治疗。毒蕴溃烂乳腺癌多属毒邪较盛, 正不压邪, 此时采用扶正益气, 固本疗法, 至为重要。

275. 乳癖

方一 乳癖灵

出处:《中国中医药报》社主编《中国当代名医名方录》载顾乃强方。

组成: 淫羊藿 12g, 鹿角 9g, 制香附 9g, 益母草 30g, 山慈菇 9g, 生山

楂 15g。

用法：水煎服，日 1 剂，分早晚 2 次服。

治法：调摄冲任，理气活血，消块止痛。

证象：乳腺增生病，乳腺纤维腺瘤，乳癖症。

评介：本方为上海市名中医、主任医师、全国中医外科乳腺病专业委员会主任委员顾乃强经验方。顾氏治疗乳癖的学术观点是：治癖先治肝，气调癖自平，冲任病之本，治癖调冲任，癖由痰瘀凝，荟结重化瘀，乳鲥肝火盛，火旺血离经。临床遇到上述证象患者，当选用之。

方二　乳癖立消汤

出处：张俊庭主编《中国中医特治新法大全》载辽宁省东港市第二医院王殿维方。

组成：全瓜蒌、金银花、香附、枳实、陈皮各 20g，当归、柴胡、皂角刺、赤芍、连翘、穿山甲各 15g，川芎、乳香、没药、甘草各 10g。

用法：水煎服，加黄酒少许为引，日 1 剂，日服 2 次。宜饭后服。

治法：疏肝行气，破瘀散结。

证象：乳癖（乳腺增生病），肿块坚硬，或痛或不痛，乳房胀痛，或有月经不调。

评介：本方为辽宁东港市第二医院王殿维医师经验方。治以疏肝理气，破积散结，用于乳癖症的治疗。据临床疗效观察报告，治愈率较高，可以选用。该病与乳痈（急性乳腺炎）不同，后者有明显的红、肿、热、痛，应予区别。

276. 子宫颈癌

方一　疏肝清胃丸加味

出处：疏肝清胃丸及加味均见于湖北中医学院主编《妇产科学》。

组成：夏枯草 12g，金银花 12g，连翘 12g，蒲公英 15g，漏芦 10g，橘叶 10g，菊花 10g，川贝母 10g，紫花地丁 12g，山慈菇 15g，白芷 10g，瓜蒌仁 12g，乳香 6g，没药 6g，陈皮 8g，茜草 12g，两头尖 3g（以上为疏肝清胃丸），七叶一枝花 15g，白花蛇舌草 15g，土茯苓 20g。

用法：作汤剂，水煎服，日 1 剂，分 3 次服。

治法：清热利湿，解毒散结。

证象：子宫颈癌，湿毒下注型，带下增多，色黄如脓，或赤白相间，伴有秽臭，腹痛胸闷，纳差，低热，口干苦，舌质红苔黄腻，脉滑数。

评介：本方为传统古方，经过现代加味之后更加强化了清热利湿、解毒散结的作用，治疗湿毒下注型子宫颈癌效果较好。此病目前还是以手术治疗及放射治疗为主，中药治疗也有一定疗效，可以配合使用。

方二　常用中医方

出处：上海市肿瘤医院编写小组《肿瘤的防治》。

组成：党参10g，白术10g，丹参12g，山药12g，甘草3g，漏芦12g，石燕30g，瓦楞子30g，半枝莲30g。

出血多者加蒲黄炭12g，茜草炭12g，地榆炭12g，乌贼骨粉12g；白带多者加山药15g，湘莲12g；黄带多者加苍术10g，黄柏9g，土茯苓15g；腹痛者加乌药9g，延胡索12g；气虚者加黄芪15g，党参15g；阴虚者加生地黄15g，玄参15g。

用法：水煎服，日1剂，分2次服。

治法：健脾益气，行血疏肝，解毒散结。

证象：子宫颈癌，白带增多，或有腥臭味，阴道不规则流血，后期有臀部及延至大腿内侧疼痛等。

评介：本方为上海市肿瘤医院编《肿瘤的防治》中的方剂，专治子宫肌瘤，目前比较常用。用时辨证加减，并需配合手术治疗、放射治疗等措施，以求提高疗效。

277. 子宫肌瘤

方一　桂枝茯苓丸加味

出处：桂枝茯苓丸出自汉代张仲景《金匮要略》，加味方见湖北中医学院主编《妇产科学》。

组成：桂枝9g，茯苓15g，桃仁10g，赤芍10g，丹皮10g（以上为桂枝茯苓丸原方），鳖甲15g，生牡蛎15g。

用法：作汤剂，水煎服，日1剂，分2次服。

治法：通阳健脾，活血化瘀，消积软坚。

证象：子宫肌瘤，血瘀偏寒者，月经不调，痛经，经期延长，白带增多，下腹部肿块等。

评介： 本方为湖北中医学院主编《妇产科学》中的方剂，作为教材中治疗子宫肌瘤的规范处方，用于血瘀偏寒者为宜。用时需要临证加减，遇到此病患者，可以选用。

方二　香棱丸加味

出处： 香棱丸出自宋代严用和《济生方》，加味方见湖北中医学院主编《妇产科学》。

组成： 木香 12g，丁香 12g，枳壳 9g，三棱 9g，莪术 9g，青皮 9g，川楝子 9g，小茴香 5g（以上为香棱丸原方），海藻 10g，昆布 10g，橘核 10g，夏枯草 10g。

用法： 水煎服，日 1 剂，分 2 次服。

治法： 疏肝行气，活血化瘀，散热消积。

证象： 子宫肌瘤，血瘀气滞者，月经失调，痛经，白带增多，下腹部肿块等。

评介： 本方为湖北中医学院主编《妇产科学》中的方剂，作为治疗子宫肌瘤规范处方。用于血瘀而偏气滞者为宜，临床遇到此病此证患者，可以加减用之。

278. 白血病

方一　养阴清热方

出处： 上海市肿瘤医院编写小组《肿瘤的防治》。

组成： 水牛角 50g，鳖甲 20g，沙参 30g，生地黄 30g，银柴胡 15g，青蒿 10g，龟板 30g。

用法： 水煎服，日 1 剂，分 3 次服。

治法： 养阴清热。

证象： 白血病，阴虚型，潮热盗汗，骨蒸心烦，腰酸腿困，手足心热，口干鼻衄，紫癜，舌红少苔，脉细数，血象白细胞总数增加（幼稚型白细胞增多）。

评介： 本方为上海市肿瘤医院编《肿瘤的防治》书中提出的治疗阴虚型白血病的重点方剂。应用时需要辨证施治，再配合症状选加必要药物，以求更好疗效。

方二　当归芦荟丸

出处： 天津市人民医院编写小组编《肿瘤临床手册》。

组成： 当归、黄柏、龙胆草、栀子、黄芩各30g，芦荟、青黛、大黄各15g，木香9g。

用法： 共研细末，炼蜜为丸，每丸重6g。每次1丸，1日3次，如患者能耐受，可逐渐增加到每日6～9丸。

治法： 清肝泻热，理气解郁

证象： 白血病，慢性粒细胞性白血病，肝胆实热，发热多汗，烦躁乏力，头晕目眩，体重减轻等，白细胞计数增高。

评介： 本方为天津市人民医院编写的《肿瘤临床手册》中的方剂，用于白血病肝胆实热型者较好。有如表现上述证象患者，可加减用之。

方三　玉女煎

出处： 明代张景岳《景岳全书》。

组成： 石膏15g，熟地黄15g，麦冬10g，知母6g，牛膝6g。

用法： 水煎服，日1剂，分2次服。

治法： 滋肾阴，清胃热。

证象： 阴虚胃热，烦热口渴，头痛牙疼，吐血衄血，及白血病相关病证。

评介： 本方为经典古方，名为玉女者玉女代表水，属阴，即滋肾水、清阳明之意。根据本方的治法和证象，有些中医内科学资料载，如《实用中医内科学》(1985年)中说可用玉女煎治疗白血病。故对某些证型白血病可加减应用。

方四　白血病中医辨证方

出处： 崔玲等主编《中西医结合内科学》。

组成： 犀角6g（或水牛角30g），生地黄20g，丹皮15g，玄参20g，生石膏30g，地骨皮10g，龟板15g，鳖甲15g，大青叶10g，金银花20g，黄芪30g，当归10g，芦荟10g。

用法： 水煎服，日1剂，分3次服。

治法： 清热解毒，凉血止血。

证象： 白血病，热毒入血，发热心悸，齿衄鼻衄，咯血便血，皮肤瘀斑，舌红绛，脉细数。

评介： 本方为《中西医结合内科学》中的经验方，可用于热毒入血型白血病患者，有如是证象者，应用有一定疗效。

方五　八珍汤合活络效灵丹加减

出处： 八珍汤出自明代薛己《正体类要》，活络效灵丹出自张锡纯《医学衷中参西录》，加减方见甘肃省新医药学研究所主编《中医内科学讲义》。

组成： 党参 12g，白术 10g，茯苓 12g，甘草 9g，当归 12g，白芍 15g，生地黄 12g（以上为八珍汤减川芎），丹参 30g，乳香 5g，没药 5g（后三味为加当归为活络效灵丹），太子参 30g，人参须 15g，炙鳖甲 12g，三棱 9g，莪术 9g，红花 5g。

白细胞高者加雄黄 6 分（分 2 次冲服），牛黄 3 分（冲服），白花蛇舌草 30g；白细胞低者加西洋参 15g，黄芪 30g；出血者加三七粉 6g（分 2 次冲服），茜草 10g，乌贼骨 15g；贫血者加龟板胶 6g，鹿角胶 6g；感染者加金银花 12g，连翘 12g。

用法： 水煎服，日 1 剂，分 3 次服。

治法： 活络祛瘀，益气调血，攻补兼施。

证象： 白血病，瘀血型，肝脾显著肿大，胸胁满闷，胸骨压痛明显，腹痛大便黑色，妇女或有痛经，月经不调，舌紫暗少苔，脉细滑。

评介： 本方为甘肃省新医药学研究所主编《中医内科学讲义》中的方剂，主要治疗瘀血型白血病。书中称，白血病为正气内虚，正虚邪盛，虚中夹实之证，所以治法上需气血阴阳双补，化瘀散结，攻补兼施，方能奏效。遇见上述证象患者，可以选用。

方六　兰州方

出处： 鄢卫东、陈成主编《陇上中医传承集》载裴正学方。

组成： 山萸肉、山药、熟地黄、丹皮、茯苓、泽泻、北沙参、太子参、人参须、党参、麦冬、五味子、白芍、桂枝、浮小麦、生姜、大枣、甘草。（剂量根据常规和患者病情酌定）

用法： 水煎服，日 1 剂，分 2～3 次服。

治法： 扶正培本，养血祛邪，增强免疫。

证象： 急性白血病，白细胞减少等。

评介：本方为甘肃省名中医、主任医师、教授、博士生导师裴正学拟定的经验方。曾因治愈一例急性白血病患者，在1973年苏州全国血液病学术会议上交流，将之称为"兰州方"。本方为六味地黄丸加味，以扶正培本为主，实验研究表明，本方可增强人体免疫功能，保护骨髓，促进血细胞生长。如遇这种患者，可以作为基本方加减用之。

279. 脑肿瘤

中草药治疗方

出处：上海市肿瘤医院编写小组编《肿瘤的防治》。

组成：七叶一枝花30g，薏苡仁根50g，苍耳草50g，钩藤20g，蛇六谷30g，火鱼草50g。

头痛者加全蝎6g，僵蚕10g，石决明15g；呕吐者加姜半夏6g，旋覆花10g，代赭石15g；视物不清者加决明子12g，墨旱莲12g。

用法：水煎服，日1剂，分2次服。连服10天为1个疗程。

治法：活血散结，清热解毒。

证象：脑肿瘤，头痛，呕吐，视觉障碍，偶有癫痫发作或瘫痪，或有智力迟钝、性格改变等。

评介：本方为上海市肿瘤医院编《肿瘤的防治》中的方剂，中医中草药治疗脑部肿瘤，目前虽然在开展应用，但效果总不理想，仅作配合手术治疗、放射治疗，以及术后维持保养治疗用。

280. 淋巴性肉瘤

淋巴性肉瘤中药方

出处：天津市人民医院编写小组编《肿瘤临床手册》载天津市中医医院方。

组成：郁金10g，白术10g，茯苓12g，白芍10g，五灵脂9g，鸡内金9g，柴胡9g，红花9g，枳壳9g，丹参30g，生牡蛎30g，鳖甲15g，木香6g，砂仁6g，甘草5g。

用法：水煎服，日1剂，分2次服。

治法： 活血化瘀，软坚散结。

证象： 淋巴性肉瘤，淋巴结肿大，肝脾肿大，不规则发热，或出现贫血等。

评介： 本方为天津市中医医院提供的方剂，专门治疗淋巴性肉瘤。据称服用40余剂后肝脾明显缩小，服用100余剂后淋巴结也缩小，可供参考。淋巴性肉瘤属恶性肿瘤，目前治疗方法有中草药治疗、放射治疗、化学药物治疗和手术治疗，治疗前必须根据全身情况和病灶范围，全面掌握病情，权衡利弊，决定治疗方式。

附 录 一

兹将《笔花医镜》中"五脏六腑证治药队"一段附录于后。《笔花医镜》是清代著名中医江笔花（亦名江涵暾）1824 年撰写的中医论著，由上海科学技术出版社出版（1958 年 10 月第一版）。是编著者阅读的大量中医古籍中发现的非常重要而又很实用的部分，故录在此，供读者参考应用。

五脏六腑证治药队

心部药队

心体属火，位南方，色现赤，得血以养之，方能运慧思，用才智。心无表症，皆属于里。

补心猛将：（猛将者勇猛之士也，主要和得力药物之意。下同）北五味。次将：枣仁、柏子仁、远志、丹参、龙眼、麦冬、当归、白芍、茯神。

泻心猛将：石菖蒲、黄连、木通、朱砂、犀角。次将：山栀仁、连翘心、通草、车前子、竹卷心、灯心、莲子心。

肝部药队

肝与胆相附，东方木也，色属青，其性刚，赖血以养，最易动气作痛，其风又能上至巅顶而痛于头，于妇人为尤甚。肝无表症，皆属于里。

补肝猛将：枸杞、北五味、乌梅。次将：山茱萸、菟丝子、何首乌、当归、白芍、沙苑蒺藜、鳖甲、龙骨、牡蛎、木瓜。

泻肝猛将：郁金、桃仁、青皮、莪术、沉香。次将：香附、木香、延胡索、柴胡、山栀、川芎、川楝子、赤芍、瓜蒌皮、白蒺藜、佛手、钩藤。

凉肝猛将：龙胆草、胡黄连。次将：羚羊角、夏枯草、石决明、青蒿、菊花。

温肝猛将：肉桂、桂枝、吴茱萸、细辛、胡椒、骨碎补。次将：菟丝子、艾叶、山茱萸、茴香。

脾部药队

脾属土，中央黄色，后天之本也，下受命门之火，以蒸化谷食，上输谷食之液，以灌溉脏腑，故人生存活之原，独脾土之功为最大。脾无表症，皆属于里。

补脾猛将：白术、黄精。次将：山药、扁豆、苡仁、大枣、炙甘草。

泻脾猛将：枳实、莱菔子。次将：神曲、麦芽、山楂、枳壳、厚朴、大腹皮、使君子、白芷、鸡内金、陈皮、槟榔。

凉脾猛将：大黄、黄芩、瓜蒌霜。次将：黄柏、山栀、知母、银花、武夷茶。

温脾猛将：附子、干姜、巴豆、肉豆蔻、草果、苍术、胡椒。次将：木香、煨姜、乌药、藿香、益智仁、砂仁、白蔻仁、芜荑、焦谷芽，川椒。

肺部药队

肺主气，属西方而色白，其形如华盖，为诸阳之首，凡声之出入、气之呼吸，自肺司之。其性娇嫩，故与火为仇，其体属金而畏燥故遇寒亦咳。然肺气之衰旺，关乎寿命之短长，全恃肾水充足，不使虚火烁金，则长保清宁之体，而寿臻永固。肺有里症，亦有表症。

补肺猛将：黄芪、人参。次将：党参、沙参、百合、燕窝、阿胶、怀山药、诃子、麦冬、冰糖。

泻肺猛将：葶苈、麻黄、白芥子、桔梗、升麻、胆星。次将：苏子、牛蒡子、杏仁、前胡、紫菀、桑白皮、僵蚕、竹茹、贝母。

凉肺猛将：石膏、黄芩、竹沥、马兜铃、山慈菇。次将：西洋参、玄参、山栀、花粉、天冬、地骨皮、知母、麦冬、薄荷、海石。

温肺猛将：麻黄、天南星、北五味。次将：苏梗、款冬花、制半夏、生姜。

肾部药队

肾者，天一之水，先天之本也，位北方故黑。其体常虚，处腰左右，介其中者，有命门火蒸化谷食，名曰真阳。肾水充足，自多诞育，享大寿。肾无表症，皆属于里，肾无实症。

补肾猛将：熟地、枸杞、淫羊藿、北五味。次将：生地、巴戟天、首乌、杜仲、龟板、女贞、绿豆皮、海参。

泻肾猛将：猪苓。次将：泽泻、知母、赤茯苓、薏苡仁。

凉肾猛将：朴硝、元明粉、苦参。次将：生地、丹皮、知母、滑石。

温肾猛将：破故纸、鹿茸、鹿角胶。次将：山茱萸、菟丝子、大茴香、艾叶。

胃部药队

胃属中土，司受化谷食，经云，得谷者昌，失谷则亡，其能受与否，生死系焉。其性与脾同，而畏木侮。胃为阳明，有经有腑，故有表症。

补胃猛将：白术、黄芪、大枣。次将：扁豆、山药、炙甘草、桂圆、红枣。

泻胃猛将：石菖蒲、枳实、雷丸、白芥子、莱菔子、神曲。次将：苏梗、枳壳、蔓荆子、麦芽。

凉胃猛将：石膏、犀角。次将：花粉、葛根、香薷、石斛、萆薢、知母、芦根、竹叶。

温胃猛将：干姜、高良姜、益智仁、肉豆蔻、草果、丁香、木香、胡椒、辛夷。次将：藿香、砂仁、白蔻仁、半夏、乌药、煨姜、厚朴、川椒。

膀胱部药队

膀胱者州都之官，津液藏焉，气化则能出矣。然肾气足则化，肾气不足则不化。入气不化，则水归大肠而为泄泻；出气不化，则闭塞下焦而为癃肿。膀胱为太阳腑，有表症。

补膀胱药即补肾之药。

泻膀胱猛将：羌活、麻黄、防己、木通、葶苈、猪苓。次将：独活、防风、蒲黄、川楝子、前胡、藁本、泽泻、葱。

凉膀胱猛将：甘遂、龙胆草。次将：车前子、茵陈、海金沙、黄柏。

温膀胱猛将：吴茱萸。次将：乌药、茴香。

胆部药队

胆者清虚之府，半表半里之交，与肝为表里。气血足则胆气壮，气血虚则胆气怯。胆受邪即阴阳交战，而寒热往来。其担事之力犹中正之官，不偏不倚，决断出焉。胆有表症。

补胆猛将：乌梅。次将：枣仁。

泻胆猛将：桔梗、青皮。次将：柴胡、香附、秦艽、川芎。

凉胆猛将：龙胆草。次将：青蒿、槐实。

温胆猛将：肉桂、细辛。次将：山茱萸。

大肠部药队

大肠者肾阴之窍，传道之官，受事于脾胃，而与肺经相表里。故肺气虚则肠若坠，而气为之陷。肠液少则肺亦燥而鼻为之干，其呼吸甚密迩也。下通谷道，为诸脏泄气之门，启闭一失职，而诸脏闭矣。大肠无表症，皆属于里。

补大肠猛将：淫羊藿、罂粟壳。次将：诃子肉、百合。

泻大肠猛将：大黄、桃仁、雷丸、麻仁、升麻、紫草。次将：秦艽、旋覆花、郁李仁、杏仁、大腹皮、白芷、梨汁。

凉大肠猛将：黄芩、黄柏。次将：地榆、槐实、知母、连翘。

温大肠猛将：胡椒、破故纸、枸杞。次将：当归。

小肠部药队

小肠者受盛之官，化物出焉。此处秘别清浊，俾水液注入膀胱，滓秽流入大肠，是腑中之有鉴别者，故与心相表里。小肠无表症，皆属于里。

补小肠猛将：生地。

泻小肠猛将：木通。次将：瞿麦、海金沙、川楝子、苡仁、赤芍、赤茯苓、灯草。

三焦部药队

三焦者人生三元之气，脏腑空处是也。上焦心肺居之，中焦脾胃居之，下焦肝肾膀胱大小肠居之。其气总领脏腑营卫经络，内外左右上下之气。三焦通则竟体调和，斯其职已。三焦之病属于脏腑，并无另立病名。

补三焦猛将：淫羊藿、黄芪。

泻三焦猛将：青皮、木香。次将：柴胡、香附。

温三焦次将：乌药、白豆蔻、胡桃。

凉三焦次将：山栀、麦冬、黄柏、地骨皮、青蒿、连翘。

至此，五脏六腑证治药队已足。药队末尾还提出，心包络者，代君行事，臣使之官，喜乐出焉。言包络之病即心部之病也，不必更言心包络矣。

附 录 二

　　兹将《寿世保元》卷一中的"气血论"附录于后。《寿世保元》是明代龚廷贤公元1615年撰著成书的经典医学名著。第一版由上海第二军医大学出版社2006年6月点校发行。本书遵照《黄帝内经》之本旨，学者宜熟读细研，则知病之本原，治之易难，预后康复。故而指导临床用方，胸有成竹也。

血气论

　　人生之初，具此阴阳，则亦具此血气。所以得全性命者，气与血也。血气者，乃人生之根本乎。气取诸阳，血取诸阴。血为荣，荣行脉中，滋荣之义也。气为卫，卫行脉外，护卫之意也。人受谷气于胃，胃为水谷之海，灌溉经络，长养百骸而五脏六腑皆取其气。故清者为荣，浊者为卫，荣卫二气周流不息，一日一气，脉行五十度，平旦复秒于气口，阴阳相贯，血荣气卫，常相流通，何病之有？一室碍焉则百病由此而生。

　　且气之为病，发为寒热、喜怒忧思、积痞、疝瘕癥癖，上为头旋，中为胸膈，下为脐间动气。或喘促，或咳噫，聚则中满，逆则足寒。凡此诸疾，气使然也。血之为病，妄行则吐衄，衰涸则虚劳。蓄之在上其人亡，蓄之在下其人狂。逢寒则筋不荣而挛急，夹热则毒内瘀而发黄，在小便为淋痛，在大便为肠风，妇人月事进退、漏下崩中，病症非一，凡此诸疾皆血使之也。夫血者，譬如水也。气者，譬如风也。风行水上，有血气之象焉。盖气者，血之帅也。气行则血行，气止则血止，气温则血滑，气寒则血凝。气有一息之不运，则血有一息之不行。故人之一身，调气为上，调血次之，先阳后阴也。血有败瘀滞泥诸经，壅遏气之道路，经所谓去其血而后调之，不可不通其变矣。

　　然调气之剂以之调血而两得，调血之剂以之调气则乖张。如木香、官桂、细辛、厚朴、乌药、香附、三棱、莪术之类，治气可也，治血亦可也。若当归、地黄辈施之血证则可，然其性缠滞，有亏胃气，胃气亏则五脏六腑之气亦馁矣。善用药者，必以助胃药助之。凡治病，当识本末。如呕吐痰涎，胃虚不食以致发热，若以凉剂退热，则胃气愈虚，热亦不退，宜先助胃止吐为本，其热自退。纵然不退，但得胃气已正，旋与解热。又有伤寒大热，累用寒凉疏转，其热不退，但与调和胃气，自然安愈。

　　心为血之主，肝为血之藏，肺为气之主，肾为气之藏。只知血之出于心而不知血之纳于肝，知气之出于肺而不知气之纳于肾，往往用药南辕北辙矣。假如血痢，以五苓、门冬等剂行其心，巴豆、大黄逐其积，其病犹存者，血之所藏无以养也，必佐以芎、归，则病自止。假如喘嗽，以枳壳、桔梗、紫苏、桂、姜、橘等剂调其气，以南星、半夏、细辛豁其痰，而终不升降者，气之所藏无以收也。必佐以补骨脂辈，则气归原矣。病有标本，治有先后，纲举而目张矣。噫！此传心至妙之法，敢不与卫生（医者）君子共之。

主要参考书目

汉代张仲景《伤寒论》

汉代张仲景《金匮要略》

汉代华佗《中藏经》

唐代孙思邈《千金要方》

唐代王焘《外台秘要》

唐代李绛《兵部手集方》

宋代陈师文等《太平惠民和剂局方》

宋代严用和《济生方》

宋代陈言《三因极一病证方论》

宋代陈自明《妇人大全良方》

宋代钱乙《小儿药证直诀》

南宋许叔微《普济本事方》

南宋杨仁斋《仁斋直指方》

南宋杨倓《杨氏家藏方》

金代李东垣《脾胃论》

金代李东垣《医学发明》

金代李东垣《兰室秘藏》

金代李东垣《内外伤辨惑论》

金代刘完素《宣明论方》

金代刘完素《河间六书》

金代刘完素《保命集》

元代危亦林《世医得效方》

元代罗天益《卫生宝鉴》

元代朱震亨《丹溪心法》

元代王好古《此事难知》

元代葛可久《十药神书》

明代张景岳《景岳全书》

明代龚廷贤《寿世保元》

明代龚廷贤《万病回春》

明代王肯堂《证治准绳》

明代朱橚等《普济方》

明代薛己《内科择要》

明代薛己《正体类要》

明代徐用诚《玉机微义》

明代李中梓《医宗必读》

明代吴有性《温疫论》

明代龚信《古今医鉴》

明代万全《痘疹世医心法》

明代万表《万氏家抄方》

明代洪基《摄生秘剖》

明代李健斋《医学入门》

明代徐春甫《古今医统》

明代傅仁宇《审视瑶函》

明代彭用光《体仁汇编》

明代陈实功《外科正宗》

明代吴崑《医方考》

明代叶文龄《医学统旨》

明代陶华《伤寒六书》

明代张时彻《摄生众妙方》

明代董宿《奇效良方》

明代武之望《济阴纲目》

明代秦景明《症因脉治》

清代吴鞠通《温病条辨》

清代陈修园《时方歌括》

清代王孟英《温热经纬》

清代汪昂《医方集解》

清代林珮琴《类证治裁》

清代董西园《医级》

清代顾世澄《疡医大全》

清代钱秀昌《伤科补要》

清代高秉钧《疡科心得集》

清代程国彭《医学心悟》

清代王清任《医林改错》

清代吴谦等《医宗金鉴》

清代陈士铎《辨证录》

清代徐大椿《兰台轨范》

清代谢元庆《良方集腋》

清代张秉成《成方便读》

清代鲍相璈《验方新编》

清代凌晓五《饲鹤亭集方》

清代魏之琇《柳州医话》

清代尤在泾《金匮翼》

清代冯兆张《冯氏锦囊秘录》

清代沈金鳌《杂病源流犀烛》

清代王士雄《霍乱论》

清代王维德《外科全生集》

清代张璐《张氏医通》

清代杨乘六《医宗己任编》

清代俞根初《通俗伤寒论》

清代余师愚《疫疹一得》

清代江笔花《笔花医镜》

清代石寿棠《医原》

清代沈尧封《女科辑要》

清代叶桂《叶天士女科》

清代傅山《傅青主女科》

清代张锡纯《医学衷中参西录》

古代朝鲜医书《医方类聚》

当代谢观等编《中国医学大辞典》

《中国中医药报》社主编《中国当代名医名方录》

胡光慈编著《杂病证治新义》（1958 年）

王季午主编高等医学院校教材《传染病学》（1961 年）

四川医学院精神病学教研组《精神病学》（1962 年）

上海中医学院主编《中医外科学讲义》（1964 年）

上海中医学院主编《中医伤科学讲义》（1964 年）

上海中医学院等编《赤脚医生手册》（1969 年）

甘肃省卫生局编《中医药简易方选》（1969 年）

中医研究院主编《常见病验方研究参考资料》（1970 年）

上海工人医生手册编写组编《工人医生手册》（1970 年）

山西省中医研究所等编《中医方药手册》（1970 年）

宁夏回族自治区中医学校编《常见病验方选编》（1971 年）

上海市肿瘤医院编写小组《肿瘤的防治》（1971 年）

湖南医学院主编《农村医生手册》（1971 年）

甘肃省卫生局主编《新编中医入门》（1971 年）

安徽省卫生局编《安徽单验方选集》（1972 年）

广东省中医院编著《中医临床新编》（1972 年）

秦伯未等合著《中医临证备要》（1973 年）

广东中医学院主编《方剂学》（1974 年）

湖北中医学院主编《妇产科学》（1974 年）

天津市人民医院编写小组《肿瘤临床手册》（1974 年）

安徽中医学院编《中医临床手册》（1974 年）

天津市中医医院编著《中医内科》（1975 年）

中山医学院编写组编《中药临床应用》（1975 年）

天津市南开医院皮肤科编《中西医结合治疗常见皮肤病》（1976 年）

北京医学院编写组《中医临证基础》（1976 年）

甘肃省新医药学研究所主编《中医内科学讲义》（1976 年）

中医研究院等主编《简明中医辞典》（1979 年）

李聪甫著《李聪甫医案》（1979 年）

上海中医学院主编《内科学》（1980 年）

成都中医学院编《中医内科学》（1980 年）

上海中医学院编《程门雪医案》（1982 年）

成都中医学院编《李斯炽医案》（1983 年）

浙江中医学院编《魏长春临床经验选辑》（1984 年）

方药中等主编《实用中医内科学》（1985 年）

刘耀三著《脏腑证治新编》（1988 年）

罗元恺著《罗元恺医集》（1990 年）

刘东亮主编《内科难治病的中医治疗》（1994 年）

陈潮祖著《中医治法与方剂》（1995 年）

刘茂才主编《现代疑难病中医治疗精粹》（1996 年）

崔玲等主编《中西医结合内科学》（1996 年）

张俊庭主编《中国中医特治新法大全》（1996 年）

黄煌主编《方药新悟》（1999 年）

侯宗德等主编《中西医结合方法与疑难病治疗》（2002 年）

李经纬等主编《中医大辞典》（2005 年）

于增瑞等编著《不育不孕证治掣要》（2007 年）

国家药典委员会编《中华人民共和国药典》（2010 年）

鄢卫东、陈成主编《陇上中医传承集》（2010 年）

广东省第二中医院广东省中医研究所编《专病专方手册》（2010 年）

卢祥之著《百治百验效方集》（2013 年）

膳书堂文化主编《中华名医名方大全》（2014 年）

卢祥之、谢海洲主编《历代中医得效方全书》（2015 年）

李世文、康满珍主编《古方今用》（2015 年）